金宝善在渝文集

伍林生 伍力 ○主编

图书在版编目（CIP）数据

金宝善在渝文集 / 伍林生，伍力主编. -- 重庆：
重庆出版社，2024. 12. -- ISBN 978-7-229-19047-7
I . R-53
中国国家版本馆CIP数据核字第2024UV8420号

金宝善在渝文集
JINBAOSHAN ZAI YU WENJI

伍林生　伍　力　编

总策划：郭　宜　　郑文武
责任编辑：彭　景
责任校对：刘小燕
装帧设计：王芳甜　　李南江

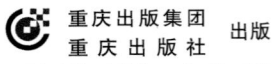

重庆出版集团
重庆出版社　出版

重庆市南岸区南滨路162号1幢　邮编：400061　http://www.cqph.com
重庆出版社艺术设计有限公司制版
重庆天旭印务有限责任公司印刷
重庆出版集团图书发行有限公司发行
E-MAIL:fxchu@cqph.com　邮购电话：023-61520678
全国新华书店经销

开本：787mm×1092mm　1/16　印张：25.75　字数：470千
2024年12月第1版　2024年12月第1次印刷
ISBN 978-7-229-19047-7
定价：108.00元

如有印装质量问题，请向本集团图书发行有限公司调换：023-61520678

版权所有　　侵权必究

《巴渝文库》编纂委员会

(以姓氏笔画为序)

主　　　任	张　鸣
副　主　任	郑向东
成　　　员	任　竞　刘　旗　刘文海　米加德　李　鹏　吴玉荣 张发钧　陈兴芜　陈昌明　饶帮华　祝轻舟　龚建海 程武彦　詹成志　潘　勇

《巴渝文库》专家委员会

(以姓氏笔画为序)

学术牵头人	蓝锡麟　黎小龙
成　　员	马　强　王志昆　王增炟　白九江　刘兴亮　刘明华 刘重来　李禹阶　李彭元　杨恩芳　杨清明　吴玉荣 何　兵　邹后曦　张　文　张　瑾　张凤琦　张守广 张荣祥　周　勇　周安平　周晓风　胡道修　段　渝 唐润明　曹文富　龚义龙　常云平　韩云波　程地宇 傅德岷　舒大刚　曾代伟　温相勇　蓝　勇　熊　笃 熊宪光　滕新才　潘　洵　薛新力

《巴渝文库》办公室
(以姓氏笔画为序)

王志昆　艾智科　刘向东　杜芝明　李远毅　别必亮　张　进
张　瑜　张永洋　张荣祥　陈晓阳　周安平　郎吉才　袁佳红
黄　璜　曹　璐　温相勇

总序

蓝锡麟

两百多万字的《巴渝文献总目》即将出版发行。它标志着经过六年多的精准设计、切实论证和辛勤推进，业已明确写入《重庆市国民经济和社会发展第十三个五年规划》的《巴渝文库》编纂出版工程，取得了第一个硕重的成果。它也预示着，依托这部前所未有的大书已摸清和呈现的巴渝文献的厚实家底，对于巴渝文化的挖掘、阐释、传承和弘扬，都有可能进入一个崭新的阶段。

《巴渝文库》是一套以发掘梳理、编纂出版巴渝文献为主轴，对巴渝历史、巴渝人文、巴渝风物等进行广泛汇通、深入探究和当代解读，以供今人和后人充分了解巴渝文化、准确认知巴渝文化，有利于存史、传箴、资治、扬德、励志、育才的大型丛书。整套丛书都将遵循整理、研究、求实、适用的编纂方针，运用系统、发展、开放、创新的文化理念，力求能如宋人张载所倡导的"为天地立心，为生民立命，为往圣继绝学，为万世开太平"那样，对厘清巴渝文化文脉，光大巴渝文化精华，作出当代文化视野所能达致的应有贡献。

其间有三个关键词，亦即"巴渝""文化"和"巴渝文化"。

"巴渝"称谓由来甚早。西汉司马相如的《上林赋》中，即有"巴渝宋蔡，淮南于遮"的表述，桓宽的《盐铁论·刺权篇》也有"鸣鼓巴渝，交作于堂下"的说法。西晋郭璞曾为《上林赋》作注，指认"巴西阆中有渝水，傈人居其上，皆刚勇好舞，汉高祖募取以平三秦，后使乐府习之，因名巴渝舞也"。从前后《汉书》至新旧《唐书》，以及《三巴记》《华阳国志》等典籍中，都能见到"巴渝乐""巴渝舞"的记载。据之不难判定，"巴渝"是一个地域历史概念，它泛指的是先秦巴国、秦汉巴郡辖境所及，中有渝水贯注的广大区域。当今重庆市，即为其间一个至关重要的组成部分，并且堪称主体部分。

关于"文化"的界说，古今中外逾百种，我们只取在当今中国学界比较通用的一种。马克思在《1844年经济学哲学手稿》里指出："动物只生产自己本身，而人则再生产整个自然界。"因此，"自然的人化"，亦即人类超越本能的、有意识地作用于自然界和社会的一切创造性活动及其物质、精神产品，就是广义的文化。在广义涵蕴上，文化与文明大体上相当。广义文化的技术体系和价值体系建构两极，两极又经由语言和社会结构组成文化统一体。其中的价值体系，即与特定族群的生产方式和生活方式相适应，构成以语言为符号传播的价值观念和行为准则，通常被称为观念形态，就是狭义的文化。文字作为语言的主要记载符号，累代相积地记录、传播和保存人类文明的各种成果，则形成文献。文献直属于狭义文化，具有知识性特征，但同时又是广义文化的价值结晶。《巴渝文库》的"文"即专指文献，整部丛书都将遵循以上认知从文献伸及文化。

将"巴渝"和"文化"两个概念和合为一，标举出"巴渝文化"特指概念，乃是20世纪中后期发生的事。肇其端，《说文月刊》1941年10月在上海，1942年8月在重庆，先后发表了卫聚贤的《巴蜀文化》一文，并以"巴蜀文化专号"名义合计发表了25篇文章，破天荒地揭橥了巴蜀文化的基本内涵。从20世纪50年代到90年代，以成渝两地的学者群作为主体，也吸引了全国学界一些人的关注和参与，对巴蜀文化的创新探究逐步深化、丰富和拓展，并由"巴蜀文化"总体维度向"巴蜀文明""巴渝文化"两个向度切分、提升和演进。在此基础上，以1989年11月重庆博物馆编辑、重庆出版社出版第一辑《巴渝文化》首树旗帜，经1993年秋在渝召开"首届全国巴渝文化学术研讨会"激扬波澜，到1999年第四辑《巴渝文化》结集面世，确证了"巴渝文化"这一地域历史文化概念的提出和形成距今已达三十多年，并已获得全国学界的广泛认同。黎小龙所撰《"巴蜀文化""巴渝文化"概念及其基本内涵的形成与嬗变》一文，对其沿革、流变及因果考镜翔实，梳理通达，足可供而今而后一切关注巴渝文化的人溯源知流，辨伪识真。

从中不难看出，巴蜀文化与巴渝文化不是并列关系，而是种属关系，彼此间有同有异，可合可分。用系统论的观点考察种属，自古及今，巴蜀文化都是与荆楚文化、吴越文化同一层级的长江流域一大地域历史文化，巴渝文化则是巴蜀文化的一个重要分支。自先秦迄于两汉，巴渝文化几近巴文化的同义语，与蜀文化共融而成巴蜀文化。魏晋南北朝以降，跟巴渝相对应的行政区划迭有变更，仅言巴渝渐次不能遍及巴，但是，在巴渝文化的核心区、主体圈和辐射面以内，巴文化与蜀文化的兼容性和互补性，或者一言以蔽之曰同质性，仍然不可移易地存在，任何时势下都毋庸置疑。而与之同时，大自然的伟力所造就的巴渝山水地质地貌，又以不以任何人的个人意志为转移的超然势能，对于生息其间的历代住民的生产方式和生活方式施予重大影响，从而决定了巴人与蜀人的观念取向和行为取向不尽一致，各有特色。再加上巴渝地区周边四向，东之楚、南之黔、北之秦以及更广远的中原地区的文化都会与之相互交流、渗透和浸润，巴渝文化之于巴蜀文化具有某些异质性，更加不可避免。既有同质性，又有异质性，就构成了巴渝文化的特质性。以此为根基，在尊重巴蜀文化对巴渝文化的统摄地位的前提下，将巴渝文化切分出来重新观照，合情合理，势在必然。

周边四向其他文化与巴渝文化交相作用，影响之大首推蜀文化自不待言，但对楚文化也不容忽视。《华阳国志·巴志》有言："江州以东，滨江山险，其人半楚，姿态敦厚。垫江以西，土地平敞，精敏轻疾。上下殊俗，情性不同。"正是这种交互性的生动写照。就地缘结构和族群渊源而言，理当毫不含糊地说，巴渝文化地域恰是巴蜀文化圈与荆楚文化圈的边缘交叉地域。既边缘，又交叉，正负两端效应都有。正面的效应，主要体现在有利于生成巴渝文化的开放、包容、多元、多样上。而负面的效应，则集中反映在距离两大文化圈的核心地区比较远，无论在广义层面，还是在狭义层面，巴渝文化的演进发展都难免于相对滞后。负面效应贯穿先秦以至魏晋南北朝时期，直至唐宋才有根本的改观。

地域历史的客观进程即是巴渝文化的理论基石。当第四辑《巴渝文化》出版面世时，全国学界已对巴渝文化概念及其基本内涵取得不少积极的研究成果，认为巴渝文化是指以今重庆为中心，辐射川东、鄂西、湘西这一广大地区内，从夏商直至明清时期的物质文化和精神文化的总和，已然成为趋近共识的地域历史文化界说。《巴渝文库》自设计伊始，便认同这一界说，并将其贯彻编纂全过程。但在时空界线上略有调整，编纂出版的主要内容从有文物佐证和文字记载的上古时期开始，直至1949年9月30日为止，举凡曾对今重庆市以及周边相关的历代巴渝地区的历史进程产生过影响，具备文献价值，能够体现巴渝文化的基本内涵的各种信息记录，尤其是得到自古及今广泛认同的代表性著述，都在尽可能搜集、录入和整理、推介之列，当今学人对于巴渝历史、巴渝人文、巴渝风物等的研究性著述也将与之相辅相成。一定意义上，它也可以叫《重庆文库》，然而不忘文化初始，不忘文化由来，还是《巴渝文库》体现顺理成章。

须当明确指出，《巴渝文库》瞩目的历代文献，并非一概出自巴渝本籍人士的手笔。因为一切文化得以生成和发展，注定都是在其滋生的热土上曾经生息过的所有人，有所发现、有所创造的共生结果，决不应该分本籍或外籍。对巴渝文化而言，珍重和恪守这一理念尤关紧要。唐宋时期和民国年间，无疑是巴渝文化最辉煌的两大时段，非巴渝籍人士在这两大时段确曾有的发现和创造，明显超过了巴渝本籍人士，排斥他们便会自损巴渝文化。所以我们对于文献的收取原则，是不分彼此，一视同仁，尊重历史，敬畏前贤。只不过，有惩于诸多发掘限制，时下文本还做不到应收尽收，只能做到尽可能收。拾遗补阙之功，容当俟诸后昆。

还需要强调一点，那就是作为观念形态狭义的文化，在其生成和发展的过程中，必然会受到一定时空的自然条件和社会条件，尤其是后者中的经济、政治等广义文化要素的多层多样性的制约和支配。无论是共时态还是历时态，都因之而决定，不同的地域文化会存在不平衡性和可变动性。但文化并不是经济和政治的单相式仆从，它也有自身的构成品质和运行规律。一方面，文化的发展与经济、政治的发展并不一定同步，通常呈现出相对滞后性和相对稳定性，而在特定的社会异动中又有可能凸显超前。另一方面，不管处于哪种状态下，文化都对经济、政治等具有能动性的反作用，特别是反映优秀传统或先进理念的价值观念和行为准则，对整个社会多维度的、广场域的渗透影响十分巨大。除此而外，任何文化强势区域的产生和延续，都决然离不开文化贤良和学术精英的引领开拓。这一切，在巴渝文化的演进流程中都有长足的映现，而巴渝文献正是巴渝文化行进路线图的历史风貌长卷。

从这一长卷可以清晰地指认，巴渝文献为形，巴渝文化为神，从先秦迄于民国三千多年以来，历代先人所创造的巴渝地域历史文化，的确是源远流长，根深叶茂，绚丽多姿，历久弥新。尽管文献并不能够代替文物、风俗之类对于文化具有的载记功能和传扬作用，但它作为最重要的传承形态，如今荟萃于一体，分明已经展示出了巴渝文化的四个行进阶段。

第一个阶段，起自先秦，结于魏晋南北朝。这一阶段长达千余年，前大半段恰为上古巴国、两汉巴郡的存在时期，因而正是巴渝文化的初始时期；后小半段则为三国蜀汉以降，多族群的十几个纷争政权先后交替分治时期，因而从文化看只是初始时期的迟缓延伸。巴国虽曾强盛过，却如《华阳国志·巴志》所记，在鲁哀公十八年（前477年）以后，"楚主夏盟，秦擅西土，巴国分远，故于盟会希"，沦落为一个无足道的僻远弱国。政治上的边缘化，加之经济上的山林渔猎文明、山地农耕文明相交错，生产力低下，严重地桎梏了文化的根苗茁壮生长。其间最大的亮点，在于巴、楚共建而成的巫、神、辞、谣相融合的三峡文化，泽被后世，长久不衰。两汉四百年大致延其续，在史志、诗文等层面上时见踪影，但表现得相当零散，远不及以成都为中心的蜀文化在辞赋、史传等领域都蔚为大观。魏晋南北朝三百多年，社会大动荡，生产大倒退，文化生态极为恶劣，反倒陷入了裹足不前之状。较之西向蜀文化和东向楚文化，这一阶段的巴渝文化，明显地处于后发展态势。

第二个阶段，涵盖了隋唐、五代、两宋，近七百年。其中的前三百余年国家统一，带动了巴渝地区经济社会恢复良性发展，后三百多年虽然重现政治上的分合争斗，但文化驱动空前自觉，合起来给巴渝文化注入了生机。特别是科举、仕宦、贬谪、游历诸多因素，促成了包括李白、"三苏"在内，尤其是杜甫、白居易、刘禹锡、黄庭坚、陆游、范成大等文学巨擘寓迹巴渝，直接催生出两大辉煌。一是形成了以"夔州诗"为品牌的诗歌胜境，流誉峡江，彪炳汗青，进入了唐宋两代中华诗歌顶级殿堂。二是发掘出了巴渝本土始于齐梁的民歌"竹枝词"，创造性转化为文人"竹枝词"，由唐宋至于明清，不仅传播到全中国的众多民族，而且传播到全球五大洲。与之相仿佛，宋代理学大师周敦颐、程颐先后流寓巴渝，也将经学、理学以及兴学施教之风传播到巴渝，迄及明清仍见光扬。在这两大场域内，中华诗歌界和哲学界，渐次有了巴渝本土文人如李远、冯时行、度正、阳枋等的身影和行迹。尽管只是局部范围的异军突起，卓尔不群，但这种文化突破，却比1189年重庆升府得名，进而将原先只有行政、军事功能的本城建成一座兼具行政、军事、经济、文化、交通等多功能的城市要早得多。尽有理由说，这个阶段显示着巴渝文化振起突升。

第三个阶段，贯通元明清，六百多年。在这一时期，中华民族国家的族群结构和版图结构最终底定，四川省内成渝之间的统属格局趋于稳固，经济社会发展进入了新的里程，巴渝文化也因之而拓宽领域沉稳地成长。特别是明清两代大量移民进入巴渝地区，晚清重庆开埠，带来新技术和新思想，对促进经济和文化繁荣起了大作用。本地区文化名人前驱后继，文学如邹智、张佳胤、傅作楫、周煌、李惺、李士棻、钟云舫，史学如张森楷，经学如来知德，佛学如破山海明，书画如龚晴皋，成就和影响都超越了一时一地，邹容宣传民主主义革命思想更是领异于时代。外籍的文化名人，诸如杨慎、曹学佺、王士祯、王尔鉴、李调元、张问陶、赵熙等，亦有多向的不俗建树。尽管除邹容一响绝尘之外，缺少了足以与唐宋高标相比并的全国一流性高峰，但认定这一阶段巴渝文化构筑起了有如地理学上所谓中山水准的文化高地，还是并不过分的。

第四个阶段，从1912年民国成立开始，到1949年9月30日国共易帜为止，不足四十年。虽然极短暂，社会历史的风云激荡却是亘古无二，重庆在抗日战争时期成为全中国的战时首都更是空前绝后。由辛亥革命到五四运动，重庆的思想、政治精英已经站在全川前列，家国情怀、革命意识已经在巴渝地区强势愤张。至抗战首都期间，数不胜数的全国一流的文化贤良和学术精英会聚到了当时重庆和周边地区，势所必至地全方位、大纵深推动文化迅猛突进，从而将重庆打造成了那个时期全中国最大最高的文化高地，其间还耸出不少全国性的文化高峰。其先其中其后，巴渝本籍的文化先进也竞相奋起，各展风骚，如卢作孚、任鸿隽、刘雪庵就在他们所致力的文化领域高扬过旗帜，潘大逵、杨庶堪、吴芳吉、张锡畴、何其芳、李寿民等也声逾夔门，成就不凡。毫无疑问，这是巴渝文化凸显鼎盛、最为辉煌的一个阶段，前无古人，后世也难以企及。包括大量文献在内，它所留下的极其丰厚的思想、价值和精神遗产，永远都是巴渝文化最珍贵的富集宝藏。

由文献反观文化，概略勾勒出巴渝文化的四个生成、流变、发展阶段，指定会有助于今之巴渝住民和后之巴渝住民如实了解巴渝文化，切实增进对于本土文化的自知之明、自信之气和自强之力，从而做到不忘本来，吸收外来，面向未来，更加自觉地传承和弘扬巴渝文化，不懈地推动巴渝文化在新的语境中创造性转化，创新性发展。对于非巴渝籍人士，同样也有认识意义。《巴渝文献总目》没有按照这四个阶段划段分卷，而是依从学界通例分成"古代卷"和"民国卷"，与如此分段并不抵牾。四分着眼于细密，两分着眼于大观，各有所长，相得益彰。

《巴渝文献总目》作为《巴渝文库》起始发凡的第一部大书，基本的编纂目的在于摸清文献家底，这一目的已然达到。但它展现的主要是数量。反观文化，数量承载的多半还是文化总体的支撑基座的长度和宽度，而并不是足以代表那种文化的品格和力量的厚度和高度。文化的品格和力量蕴含在创造性发现、创新性发展，浸透着质量，亦即思想、价值和精神的精华当中，任何文化形态均无所例外。因此，几乎与编纂《巴渝文献总目》同时起步，我们业已着手披沙拣金，精心遴选优秀文献，分门别类，钩玄提要，以编撰出第二部大书，亦即《巴渝文献要目提要》。明年或后年，当《巴渝文献要目提要》也编成出版以后，两部大书合为双璧，就将对传承和弘扬巴渝文亿，持续地生发出别的文化样式所不可替代的指南工具书作用。即便只编辑出版这样两部大书，《巴渝文库》工程便建立了历代前人未建之功，足可以便利当代，嘉惠后人，恒久存传。

《巴渝文库》的期成目标，远非仅编辑出版上述两部大书而已。按既定设计，今后十年内外，还将以"文献""新探"两大编的架构形式，分三步走，继续推进，争取总体量达到300种左右。"文献"编拟称《历代巴渝文献集成》，旨在对著作类和单篇类中优秀的，或者有某种代表性的文献进行抉取、整理、注疏、翻印、选编或辑存，使之更适合古为今用，预计180种左右。"新探"编拟称《历代巴渝文化研究》，旨在延请本土学人和外地学人，在文献基础上，对巴渝历史、巴渝人文、巴渝风物等作出创造性研究和创新性诠释，逐步地产生出著述成果120种左右。与其相对应，第一步为基础性工作，即在配套完成两部大书的同时，至迟于2017年四季度前，确定"文献"编的所有子项目和项目承担人。第二步再用三至五年时间，集中精力推进"文献"编的分项编辑出版，力争基本完成，并至迟于2020年四季度前，确定"新探"编的所有子项目和项目承担人。第三步另用五年或者略多一点时间，完成"新探"编，力争2027年前后能竟全功。全过程都要坚持责任至上、质量第一原则，确保慎始慎终，以达致善始善终。能否如愿以偿，有待多方协力。

总而言之，编辑出版《巴渝文库》是一项重大文化建设工程，需要所有参与者自始至终切实做到有抱负，有担当，攻坚克难，精益求精，前赴后继地为之不懈努力，不竟全功，决不止息。它也体现着党委意向和政府行为，对把重庆建设成为长江上游的文化高地具有不容低估的深远意义，因而也需要党委和政府高屋建瓴，贯穿全程地给予更多关切和支持。它还具备了公益指向，因而尽可能地争取社会各界关注和支持，同样不可或缺。事关立心铸魂，必须不辱使命，前无愧怍于先人，后无愧怍于来者。初心长在，同怀勉之！

2016年12月16日于淡水轩

凡例

　　《巴渝文库》是一套以发掘梳理、编纂出版巴渝文献为主轴，对巴渝历史、巴渝人文、巴渝风物等进行广泛汇通、深入探究和当代解读，以供今人和后人充分了解巴渝文化、准确认知巴渝文化，有利于存史、传箴、资治、扬德、励志、育才的大型丛书。整套丛书都将遵循整理、研究、求实、适用的编纂方针，运用系统、发展、开放、创新的文化理念，力求能如宋人张载所倡导的"为天地立心，为生民立命，为往圣继绝学，为万世开太平"那样，对厘清巴渝文化文脉，光大巴渝文化精华，作出当代文化视野所能达致的应有贡献。

一、收录原则

1. 内容范围

①凡是与巴渝历史文化直接相关的著作文献，无论时代、地域，原则上都全面收录；

②其他著作之中若有完整章（节）内容涉及巴渝的，原则上也收入本《文库》；全国性地理总志中的巴渝文献，收入本《文库》；

③巴渝籍人士（包括在巴渝出生的外籍人士）的著作，收入本《文库》；

④寓居巴渝的人士所撰写的其他代表性著作，按情况酌定收录，力求做到博观约取、去芜存菁。

2. 地域范围

古代，以秦汉时期的巴郡、晋《华阳国志》所载"三巴"为限；民国，原则上以重庆直辖（1997年）后的行政区划为基础，参酌民国时期的行政建制适当张弛。

3. 时间范围

古代，原则上沿用中国传统断代，即上溯有文字记载、有文物佐证的先秦时期，下迄1911年12月31日；民国，收录范围为1912年1月1日至1949年9月30日。

4. 代表性与重点性

《巴渝文库》以"代表性论著"为主，即能反映巴渝地区历史发展脉络、对巴渝地区历史进程产生过影响、能够体现地域文化基本内涵、得到古今广泛认同且具有文献价值的代表性论著。

《巴渝文库》突出了巴渝地区历史进程中的"重点"，即重大历史节点、重大历史阶段、重大历史事件、重要历史人物。就古代、民国两个阶段而言，结合巴渝地区历史进程和历史文献实际，突出了民国特别是抗战时期重庆的历史地位。

二、收录规模

为了全面、系统展示巴渝文化，《巴渝文库》初步收录了哲学宗教、政治法律、军事、经济、文化科学教育、语言文学艺术、历史与地理、地球科学、医药卫生、交通运输、市政与乡村建设、名人名家文集、方志碑刻报刊等方面论著约300余种。

其中，古代与民国的数量大致相同。根据重要性、内容丰富程度与相关性等，"一种"可能是单独一个项目，也可能是同"类"的几个或多个项目，尤以民国体现最为明显。

三、整理原则

《巴渝文库》体现"以人系文""以事系文"的整理原则，以整理、辑录、点校为主，原则上不影印出版，部分具有重要价值、十分珍贵、古今广泛认同、流传少的论著,酌情影印出版。

每一个项目有一个"前言"。"前言",包括文献著者生平事迹、文献主要内容与价值,陈述版本源流,说明底本、主校本、参校本的情况等。文献内容重行编次的,有说明编排原则及有关情况介绍。

前言

一

"国人体格之衰弱,向有病夫之讥,人类能言之。惟其衰弱之程度究竟如何,则有待于统计数字之报告。据调查一般学童之有体格缺点者,百人中在90以上。近来某三省壮丁检查之报告,无重症体格缺点者,甲等不过8%,乙等不过30%,此外均有重症体格缺点,实为最严重之问题。各种传染病,在国内流行情形,至为可惊。"

"由于体格之衰弱,疾病之繁多,一般死亡率特高,平均人寿亦较他国为短,据专家估计,我国平均人寿约为30岁,仅及英美等国之半数。"

"卫生教育是一切卫生工作的基础,其目的在使人人不但知道并且理解和实行卫生的原则。"[①]抗战初期任卫生署副署长的金宝善,在西迁重庆后,主持建立了汉、渝、宜检验所,对长江上游传染病进行防控,奔走于湖南、贵州、广西,在滇缅公路上建立流动检疫站,在云南蒙自设立检疫所,以控制东南亚地区流行病的传入。1941年任卫生署署长时,金宝善将后方的医疗人才力量组织起来,组建卫生站、医疗队、抗疟队等,在交通要道设置医疗防疫队和公路卫生站,医疗防疫队采取流动方式往来巡回于交通沿线,并协助军医署成立防疟队及流动输血队;公路卫生站设在黔桂、滇黔、川滇、川黔、成渝、川康、川陕等公路线上,每隔一百里设立一站,抗战结束后,公路卫生站改设为县卫生

[①] 金宝善:《祝中华健康杂志诞生并论吾国民族健康之梗概》,《中华健康杂志》1940年第2卷第1期第4—7页。

医疗机关。鉴于药品奇缺，卫生署在重庆成立战时药品经理委员会，增设西北及第一制药厂，开始制售西药，极大缓解了抗战后方药品匮乏状况，对大后方的抗战，做出了特殊的贡献。

金宝善（1893—1984），浙江绍兴道墟镇人，我国著名公共卫生学家、中国预防医学奠基人之一。金宝善自幼学习刻苦，成绩优异，1910年考入南京水师学堂，1911年以优异成绩考取日本千叶医科学校，官费留学，主修内科学，1916年进入东京帝国大学专攻传染病学和生物制品的制造技术。1919年学成归国，在中央防疫处任技师，同时在北京医科专门学校（北京医科大学前身）讲授传染病学，并在军医学校讲授防疫学。1920—1921年，东三省肺鼠疫，负责长春—沈阳一线防疫工作直到疫情平息。1926—1927年，在美国约翰·霍普金斯大学公共卫生学院进修，并获得公共卫生硕士学位。1927年夏回国组建杭州市卫生局并任局长，1928年夏任中央防疫处处长，1928年秋任卫生部保健司司长，1929年主持制定了《海关检疫条例》，建立全国海港总检疫处，1932年中央卫生设施实验处成立（后改称中央卫生实验处），任副处长，主持工作。1935年主持建立了蒙绥防疫处，侧重兽疫调查和疫用血清的制造。1937年在兰州建立西北防疫处，专门制造各种人畜用的生物制品，推动了青海、宁夏、新疆、陕西及四川北部防疫事业的发展。

二

中国近代医药卫生事业，肇始于西方传教士。

传教士，一般指西方国家中一部分传播基督教的人士。虽然任何宗教都可能送出传教士，一般传教士这个词是特指基督教的宣教师。因为《马太福音》里耶稣讲："这天国的福音要传遍天下，对万民作见证，然后末期才来到。"欧洲传教士为了打开传教之路，很注意用欧洲存在高度发达的文明来改变打击中国人中国中心的文化观。在明代，欧洲传教士向中国输入宗教和科学，传播科学并不比宗教少，因为中国人需要科学知识，只谈宗教不能得到士大夫的尊信。

清代康熙前期也有传教士，但是他们很少谈科学（除一些天文历法）。

自雍正年始，中国政府禁止天主教在华传播，传教士除少数在朝廷供职者可获豁免外，皆被逐离中国；而国人若信奉天主教，亦会被处极刑。这些禁令自然亦对日后来华的基督教生效。

鸦片战争以后，传教及各种关联的活动和建置，都已成为不平等条约保护下的合法行为。从长远的角度看，将传教工作系于不平等条约之上，传教受到政治力量的保护，所造成的祸患及种下的仇恨却又是难以胜数的。它为日后中国教会的生根成长，预留了一块极坏的土壤；基督教始终给国人以洋教的附生的印象，无法嫁接入中国文化中。更不幸的是，它遗下了无穷的口实，让国人误解及指责基督教是帝国主义侵略中国的工具。客观地讲，传教士在中国赈灾救荒、修堤筑坝，治理水患，保护了无数乡民的生命和财产安全，而且在医药卫生和科学、教育方面，堪称贡献巨大，是传统中国社会进入近代化的重要推手之一。

早在明穆宗隆庆三年，天主教澳门区主教卡内罗在澳门创立了仁慈会，设立圣拉菲尔医院，该院为来华的外国人看病，也为周围华人诊治。

清代中晚期建立的部分医院：

名称	现名	创建者
上海仁济医馆	（后改仁济医院）	洛克哈特（英国伦敦会委派）
广州金利埠医院		合信（英国伦敦会委派）
北京通县潞河医院	北京潞河医院	美国基督教公理会
汉口仁济医院		英国伦敦会
沈阳盛京施医院		英国教会
杭州广济医院		英国教会
山东共和医院	山东医科大学附院	英国浸礼教会
天津驮夫医院		
北京同仁医院	北京同仁医院	美国卫礼公会
山东德州博济医院		美国基督教公理会
北京道济医院	北京市第六医院	美国基督教长老会

续表

名称	现名	创建者
河南安阳广生医院	安阳市医院	加拿大基督教会
河南沁阳恩赐医院	沁阳医院	加拿大与英国教会合办
南京鼓楼医院	南京鼓楼医院	美国十个教会联合创办
成都男医院		加拿大联合会
成都妇孺医院		加拿大联合会
河南汲县惠民医院	河南新乡医学院附院	加拿大与英国教会合办
北京天主教施药局	法国天主教	
长沙雅礼医院	湖南医科大学附院	美国基督教雅礼会
内城官办医院		满清政府
外城官办医院		满清政府
北京协和医院	北京协和医院	英美加三国教会联办
成都华西协合大学医院	成都华西医大附院	英美加三国教会联办

民国以后，随着时代的进步，医院数量显著增加。当时规模较大、较有名气的医院有：北京协和医院、上海华山医院（上海医学院附院）、广州博济医院、长沙的湘雅医院、汉口协和医院以及抗战时期成都的联合医院（由华西、齐鲁、金陵、燕京等大学联合创办）等。它们的药房也是较出色的。为满足医疗和教育的需要，辛亥革命后，我国政府创建了一些医学院和医院，如民国初年创建的浙江省立医药专科学校和江苏私立南通医学院，上海有几所医学院校也于此时建立。至全国解放时，全国高等药学机构主要有：国防医学院药学系（原军医学校药科）、浙江医学院药学系（原为浙江医药专科学校药科）、齐鲁大学药学系、华西协合大学药学系、上海中法大学药科、国立药专、上海医学院药科、北京大学医学院药学系、沈阳医学院药学系等。

三

"卫生事业之重要，久为世人所公认，关系民族之强弱，国家之盛衰。""抗战重要阶段，地方行政之最关重要者，莫如办理兵役，抽训壮丁，安插难民，流亡诸事。而诸事之需要，卫生防疫，实最殷切。如未能为适宜之措施，俱足以削弱抗战实力，影响地方安宁。"并举例说，传染病死亡人数占全体死亡人数百分比，澳大利亚最低，仅为9%；欧美主要国家均低于20%，唯独中国达41.4%，居世界之首。每年每千人口之死亡人数，欧美主要国家均低于15%，新西兰最低，仅为8.7%，而我国则高达30%。最令人不安的是各国产妇死亡率，每千产妇之死亡人数，欧美主要国家处于2.7%至6.9%，中国则高达15%。

金宝善尤其关心学校卫生教育，他认为，要让学生达到"身心最高健康之目标"，"必须特别注重学校卫生之实施。欧美先进各国，对于学校卫生各种工作，莫不殚精竭虑，研究实施，良以近代教育，既系以学生整个生活为标准，健康为生活之第一要素，学校卫生实为增进青年健康之唯一途径也"。

民国初年，中国普通市民的卫生条件极差，死亡率极高。"照许多专家根据许多地方局部的调查结果，估计至少要有30‰，即我们中国人每年每一千个人，要死30个人，这个数目和欧美各国比较起来真是相差太多了。英、美、德、法这些卫生状况良好国家，近年的死亡率，约15‰，比我们要少一半。据生命统计学家的意见，认为这个数目，是一个合理的估计，照这个标准算起来，我国全国每年要多死675万人，这个数目，比起现在世界各战场每年战死的士兵的总数量要多，岂不可惊！"所以，改善医疗条件，增加医疗设施，成为战时首都的重要举措。据统计，当时在重庆市区内，较为有名的医院有：宽仁医院（临江路、曾家岩）、中央医院（金汤街）、市民医院（金汤街）、永济医院（张家花园）、平民医院（民生路）、仁济医院（民族路玄坛庙）、德济女医院（天主堂街）、武汉疗养院（李子坝）、重庆红十字会医院（黄桷垭）、中国红十字会重庆时疫医院（沙坪坝）、仁爱堂医院（天灯街）。

针对广大农村，在金宝善的领导下组建的卫生站、医疗队、抗疟队等，发挥了非常重要的作用。金宝善特别指出：

我国因卫生设施，尚未普及，各种传染病，仍时有流行，每当大流行之时，动辄死亡数10万人，常见有若干人民，相聚待毙，若干人民，不事生计，近年以来，因政府之特别注意，似渐减少，而偏僻农村之中，仍如往昔，现值抗战紧张时期，军民移动频繁，尤易增加相互传染之机会，我们从事是项工作的同志，应运用现有设备及力量，以谋是项问题之解决，如利用保甲保学之组织，而得疫情报告，以谋传染病之早期发现；如利用乡村警察之设施，去协助种痘，改善环境卫生，及宣传防疫常识，以谋减少传染病感染之机会；如利用现有之一切公私医疗组织之力量，去加强预防检疫及隔离治疗之准备，以应万一之急需，处此非常之时期，即应以非常之方法，去完成这种非常紧要之事业。①

本书收集了金宝善在重庆时期发表的全部作品，其中，值得特别注意的是下列预防医学的著作：

①《战时地方卫生行政概要》，中央训练团党政训练班讲演录，1940年3月第1版；②《学校卫生教育》，中央训练团党政训练班讲演录，1940年10月第1版；③《卫生行政》，中央训练委员会内政部印行，1942年1月第1版；④《学生营养卫生问题》，中央训练团党政训练班讲演录，1942年11月第1版；⑤《战时军民营养问题》，中央训练团党政训练班编印，1943年3月第1版；⑥《实施新县制与卫生建设》，中央训练团党政高级训练班编印，1943年6月第1版。

中央训练团党政训练班于1940年12月在重庆浮图关开办，团长蒋介石、教育长王东原，下设教导、政训、总务、警卫各处。这是原国民党党、政、军较高级的短期训练机构，每期四周，县、团级以上的党政军负责人轮流调训，当时称之为精神教育。训练班每期设一个大队，辖四个中队，中队下设三个分队，每分队设三个班。大队长一般由调训的军长担任，中队长由师长或副军长担任，分队长由师长或团长担任，班长由团长或其他具有军事知识的专员、县长担任。中央训练团党政训练班毕业生通讯处，设在重庆南温泉，由中央党部组织部控制。中央训练团还分期设有若干训练班，调训人员多系专业人员，如学校校长、科技人员、新闻工作者、翻译人员及其他专业人员等，党政训练班

---

① 金宝善：《我国于抗战胜利在望中应积极实施农村卫生》，《公医》1945年第1卷第3期。

共办了 31 期，于 1944 年春结束。

《战时地方卫生行政概要》为金宝善在中央训练团党政训练班的讲演稿，全书分为绪言、国人健康情形、地方卫生行政机构之树立及其工作、中央工作事项、人员及经费。书后附统计图表：全国各地人口统计表、全国各大城市中小学生体格缺点统计表、各国传染病死亡比较图、各国死亡率比较图、各国婴儿死亡率比较图、各国产妇死亡率比较图、各国寿命预测比较图、历年医事人员登记人数累计表、省县卫生行政机构、卫生署附属机关一览表。

《学校卫生教育》为金宝善在中央训练团党政训练班的讲演稿。全书分为引言，过去办理情形包括沿革、行政组织、工作范围及概况，今后推行办法。书后附表、附录。

《卫生行政》由中央训练委员会（内政部）印行，为县各级干部人员训练教材。该教材主要分为四章：第一章为卫生行政之意义、效果及国民健康之现状；第二章分别叙述我国各级卫生机关（中央卫生机关、省级卫生机关、市卫生机关、县卫生机关）之沿革及组织职掌；第三章分别从意义、重要性及实施三个方面，详细叙述了卫生工作；第四章指出我国县卫生行政存在的问题。书后附录 4 个：《卫生署组织法》《省卫生处组织大纲》《县各级卫生组织大纲》《县卫生工作实施纲领》。

《学生营养卫生问题》为金宝善在中央训练团党政高级训练班上的讲话。主要内容为探讨在抗战期间学生营养卫生问题。首先，从食物之意义如人体机构之运转、原动力，人体内原动力之来源、人体构成之化学元素、人体构成之来源、人体机构如何能以协合状态下运转进行探讨；其次，分析了正常人营养素之日常量；再次，指出战时与平时学生之膳食营养状况；最后，为学生营养之学点与改进之关键。书后附录：杂粮食品之制法、中学生冬季食谱。

《战时军民营养问题》是金宝善在中央训练团党政训练班的演讲稿。主要内容为抗战时期，全国人民受到经济压迫、物价的影响，直接或间接蒙受营养不良的苦楚。该书是针对全国军民营养问题演讲辑录而成，拟向全国军民灌输饮食及营养的科学观念。全书分为人类如何能以生长繁殖与工作、正常人营养素之日需量、战时与平时军民之膳食营养状况、营养之缺点与改进之管见等 4 章，主要内容包括：生命之来源、细胞之化学组成、营养素之来源、供给热能、构成与修补身体之组织、生理之调节热量不足，与蛋白质不足、矿质不足、维生素不足的补救。书后附录：杂粮食品之制法、军队食谱、家庭食谱及中学生食谱。

《实施新县制与卫生建设》为金宝善在中央训练团党政高级训练班上的讲话。全书正文包括推行地方自治与卫生工作、国民健康及医药缺乏情形、实施新县制中之县卫生建设、实施新卫生行政组织之优点、推进县卫生建设之原则、推进县卫生建设之问题等六方面。书后附表：全国各大城市中小学校学生体格缺点统计表、各国婴儿死亡率比较图、各国产妇死亡率比较图、各国寿命预测比较图。

在社会从传统向现代转型的民国时期，作为一名专家型的卫生行政领导，在抗战时期，金宝善对中国的卫生事业，做出过一定贡献。

1948年，金宝善旅居美国，担任联合国善后救济总署儿童急救基金会医学总顾问，并成为世界卫生组织的发起人之一。1951年3月回到祖国。金宝善回国后，先后在卫生部和北京医学院等部门任职，提出了"卫生工作应以预防为主"的思想。其间，还撰写了《中华民国医药卫生史料》《中国近代卫生事业》等书籍，为新中国的卫生事业做出了应有的贡献[①]。

[①] 越言主编：《城市密码》，西泠印社出版社2016年版，第183页。

编辑说明

1. 整理采用横排简体，对原书目次、记述顺序一般不做变动，仅依据横排方式及内容需要，对原书版式做必要调整，并根据内容层次加以分段。文章以事件为序进行编排。

2. 正文中通假字、别字、异体字，根据情况修改，原文中医学专业术语不改。

3. 在整理过程中原文中模糊字，用■表示，一个■代表一个模糊字，如可能为某字则在■后以（）中标注；原文缺字用□表示，缺几个字就用几个□，则脚注标注；如原文有通用字，修改后用脚注备注。

4. 竖排文献："见左"补做"见左（下）"，"见上"补做"见上（下）"。

5. 维生素甲、乙、丙、丁即维生素A、B、C、D，以此类推。

目录

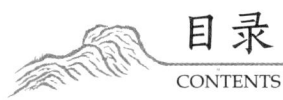

总序◎1

凡例◎1

前言◎1

编辑说明◎1

上 编

战时地方卫生行政概要◎3

战时军民营养问题◎22

学校卫生教育◎75

学生营养卫生问题◎104

卫生行政◎136

实施新县制与卫生建设◎187

下 编

长期抗战与防疫◎205

我国学校卫生教育过去办理情形及今后推进

办法◎208

实施县各级组织纲要与卫生事业◎219

药物自给之重要◎226

我国之公共卫生◎228

我国战时卫生设施之概况◎236

民族之保健◎249

进展中之边疆卫生◎253

我国卫生行政的回顾与前瞻◎258

夏令卫生◎268

我国于抗战胜利在望中应积极实施农村卫生◎273

向儿童福利工作同志谈儿童健康◎278

推行公医制度人员之职责及其应有之精神◎281

"公医"之使命◎284

青年卫生◎287

儿童保健与建国前途◎296

营养改进运动之基础理论◎300

国民营养◎304

新运与军队营养问题◎310

营养改进运动的要旨◎314

改进我国军队营养研究的集述◎316

改进国民营养的初步办法◎318

调查与研究营养卫生问题◎321

卫生署批一件◎348

祝中华健康杂志诞生并论吾国民族健康之梗概◎349

中华医学会第五届大会开幕词◎355

卫生署公函◎360

劝勉二十九年（1940）医药院校毕业生应征服务书◎363

公共卫生月刊复刊◎365

交　　闻◎366

卫生署函本院征调毕业生七名◎368

发刊词◎369

卫生署训令◎370

后方之医药问题◎371

祝《药报》出版◎373

我所希望于实验卫生者◎374

中华医学会筹募百万基金启事◎376

全国皆将士　父母天下心◎377

结语◎378

上 编

战时地方卫生行政概要

金宝善在中央训练团党政训练班讲演
民国二十九年（1940）三月印

一、绪言

卫生事业之重要，久为世人所公认，关系民族之强弱，国家之盛衰，至深且巨。吾国办理卫政，为时不过十年，虽经政府多方促进，已渐有基础，然以吾夫百年强种之大计，实尚辽远。军兴以来，救护工作之竭蹶，医疗防疫之困难，无不在暴露专门人员之缺乏，卫生设施之未周。

丁兹抗战重要阶段，地方行政之最关重要者，莫如办理兵役，抽训壮丁，安置难民、流亡诸事。而诸事之需要，卫生防疫，实最殷切。如未能为适宜之措施，俱足以削弱抗战实力，影响地方安宁。彼以侵略为业之敌寇，尚有感于国民体格之衰退，特设厚生省以司卫政。吾号称病夫之邦，讵可不急起直追，以谋自强乎？矧夫战后之生聚教训，莫不有待于卫生行政之深入民间。所谓百年战争，正赖于此也。爰将吾国一般人民健康情形如以检讨，并于战时地方卫生行政应有之机构及工作之实施，制为方案，俾为设施者取问焉。

二、国人健康情形

国人体格之衰弱为人人所熟知。惟其程度如何，则有待于统计数字之报告。据调查，学童之有体格缺点者百人中在 90 以上（见附录表1）。近来浙皖赣三省壮丁检查之报告，无重症体格缺点者甲等不过 8%，乙等不过 30%，此外均有重症体格缺点，其实为严重问题。各种传染病在国内流行情形，至为可惊。民国二十一年（1932）霍乱流行患者达 10 万人，死亡 3 万人。民国二十七年（1938）霍乱再度流行，据调查估计，患者亦在 10 万人以上。他如伤寒、赤痢、白喉、麻疹、天花之发现，几遍全国。又江北一带之黑热病，长江下游一带住血虫病①，西南各省之恶性疟疾（俗称瘴气），江浙两省蚕桑区域之钩虫病，广东等省之麻风病，患者均在百万以上。肺痨病之蔓延，尤为可畏。北平一地之调查，每年 10 万人中死于此病者约为 300 人，占各种死亡原因之第 1 位。以此推算，全国每年死于肺痨者至少在 120 万以上。而病者之人数当更数倍于此。花柳病之蔓延，亦极普遍，据南京市卫生事务所检查产妇患梅毒者，占全体产妇 18%；贵阳市卫生事务所检查产妇患梅毒者，竟占半数以上，可见一斑。上述各种传染病均可以预防医学防制之。欧美各国数十年来，成效可观，霍乱、天花等几已绝迹，其因传染病而死者，仅占全体死亡人数 10%；而我国则占 40% 以上（见附录图1）。

死亡率及婴儿死亡率，可作为测度卫生状况之指数。我国现时之死亡率，据估计约为 30‰，即每年每千人口须死亡 30 人。而在欧美各国平均仅为 15‰（见附录图2）。我国每年每千人须多死 15 人。可称为超格死亡。社会经济之损失，为数至巨。婴儿死亡率（未满一岁者），据估计约为 200‰，较欧美各国约

---

① 住血虫病：日本血吸虫亦称血吸虫或住血虫，我国流行的血吸虫病为日本血吸虫病，是日本血吸虫寄生在门静脉系统所引起的疾病。由皮肤接触含尾蚴的疫水而感染，主要病变为肝脏与结肠由虫卵引起的肉芽肿。急性期有发热、肝肿大与压痛伴腹泻或排脓血便及血中嗜酸性粒细胞显著增多；慢性期以肝脾肿大为主；晚期则以门静脉周围纤维化病变为主，发展为门静脉高压症、巨脾与腹水。

高 4 倍（见附录图 3）。又产妇死亡率我国约为 15‰，较欧美各国约高 3 倍（见附录图 4）。

由于体格之衰弱，疾病之繁多，一般死亡率特高，平均人寿亦较他国为短，据专家估计我国平均人寿，约为 30 岁，仅及英美等国之半数（见附录图 5）。人寿既短，服务社会之期间亦少，而国家遂蒙巨大之损失。

关于人民享受医药之情形，据南京市生命统计联合办事处调查，在京市区每百人死亡约有 40 人未经任何医治；在乡区则每百人约有 70 人未经任何医治。以此推及一般县乡人民患病能享受医疗救济者，恐十不及一。在抗战期内，接近战区民众辗转播迁，颠沛流离，其由于营养不足或衣食不周而致易感疾病；由于饮水食品之不洁，而致伤寒、霍乱疾病之传播；由于虱类丛生，而致回归热、斑疹、伤寒之流行；由于露宿蚊嘬，而致疟疾之传染；复以舟车劳苦，行旅艰难，而伤亡愈多。凡此种种情形，无不急待医药卫生之普遍设施以救济之。此地方卫生工作之未可一日缓图者也。

三、地方卫生行政机构之树立及其工作

吾人了然于国人健康之程度，尤以合格壮丁之缺乏，不禁为我民族前途忧虑。起衰复兴之方，惟有普遍卫生设施，推广医药救济，以适合当前之迫切需要。举其要旨如次：

（一）确立地方卫生行政机构之体系

省县卫生行政机关，及其所属与应联络工作之各机关，为推动地方卫生工作之枢纽，必须确立其体系，如臂使指，不可或缺，其统属如左（下）：

1. 省卫生处

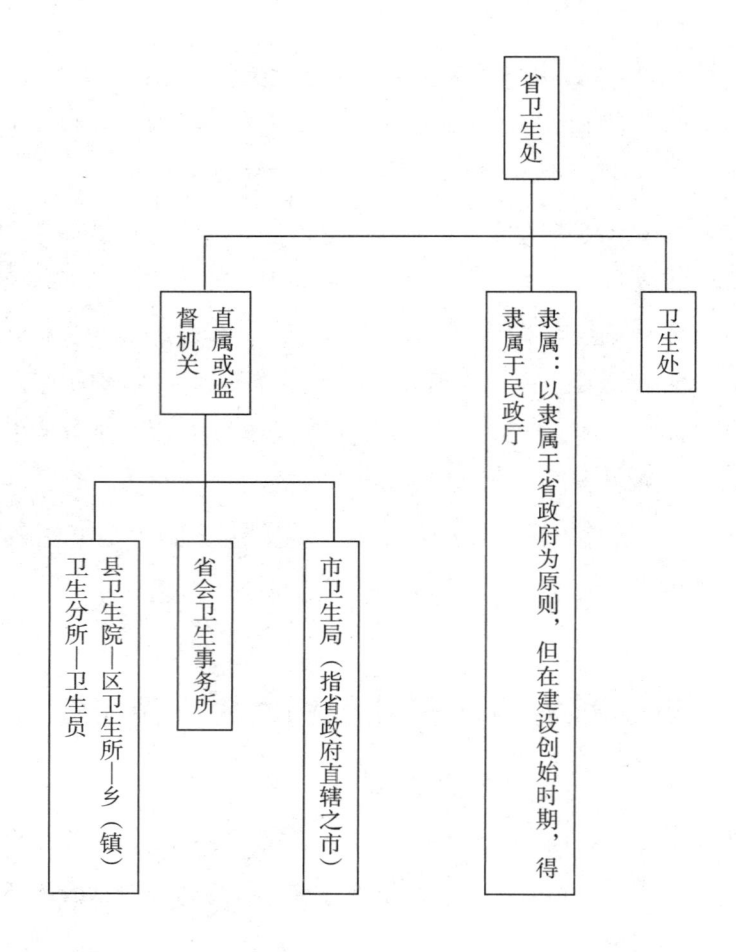

```
                    ┌─────────┐
                    │ 省卫生处 │
                    └────┬────┘
              ┌──────────┴──────────┐
         ┌────┴─────┐          ┌────┴────┐
         │直属或监督机关│          │隶属：以隶属于省政府为原则，但在建设创始时期，得隶属于民政厅│
         └────┬─────┘          └─────────┘
    ┌────────┼────────┐
 ┌──┴──┐  ┌──┴──┐  ┌──┴──┐
 │市卫生局│  │省会卫生│  │县卫生院│
 │(指省政 │  │事务所 │  │—区卫生│
 │府直辖 │  │      │  │所—乡(镇)│
 │之市) │  │      │  │卫生分所│
 │      │  │      │  │—卫生员│
 └─────┘  └─────┘  └─────┘
```

隶属：以隶属于省政府为原则，但在建设创始时期，得隶属于民政厅

2. 附属机关

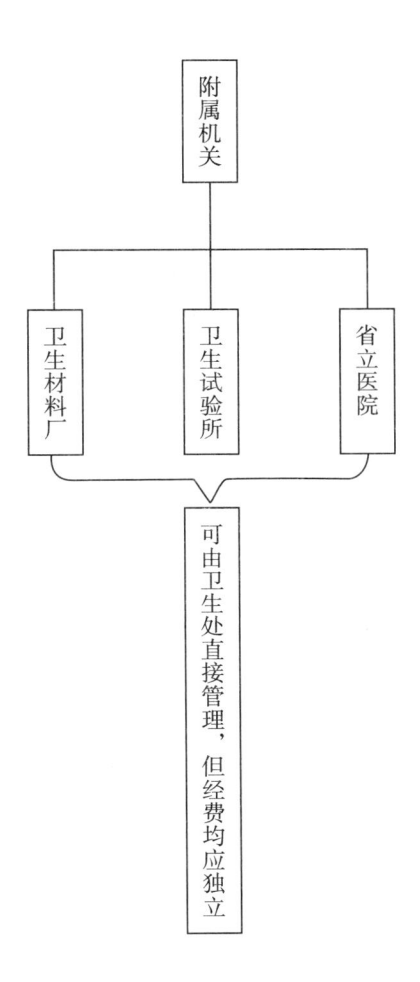

```
              ┌──────┐
              │附属机关│
              └───┬──┘
        ┌─────────┼─────────┐
    ┌───┴──┐  ┌──┴───┐  ┌──┴───┐
    │卫生材料厂│  │卫生试验所│  │省立医院│
    └───┬──┘  └──┬───┘  └──┬───┘
        └─────────┼─────────┘
              ┌───┴───────────┐
              │可由卫生处直接管理，│
              │但经费均应独立    │
              └───────────────┘
```

3. 联络机关

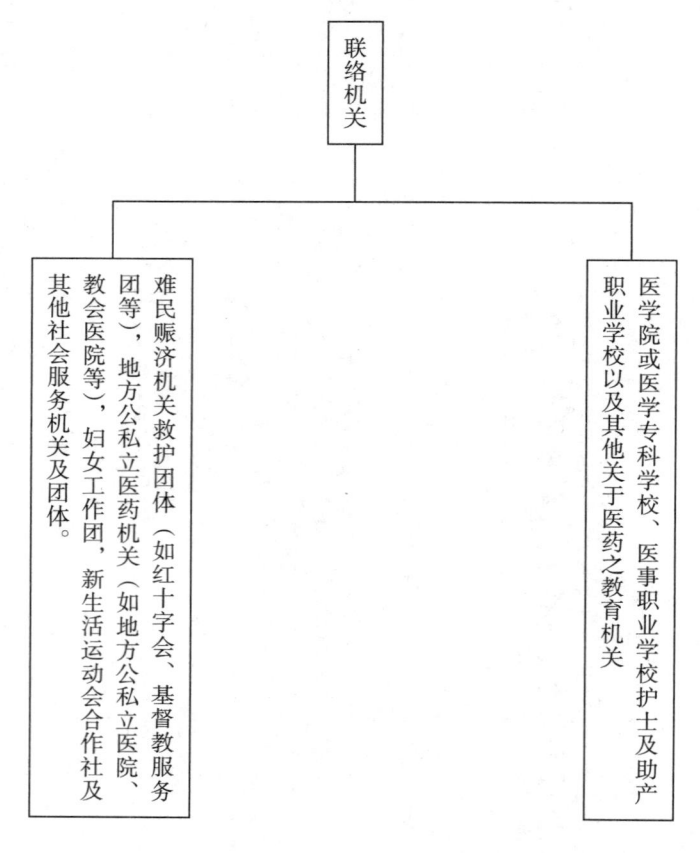

```
                    ┌─────────┐
                    │联络机关 │
                    └────┬────┘
            ┌────────────┴────────────┐
            │                         │
  难民赈济机关救护团体（如红          医学院或医学专科学校、
  十字会、基督教服务团等），          医事职业学校以及其他
  地方公私立医药机关（如地            关于医药之教育机关
  方公私立医院、教会医院              职业学校护士及助产
  等），妇女工作团，新生
  活运动会合作社及其他社
  会服务机关及团体
```

（二）省县卫生行政机关工作大纲

1. 医疗救济——门诊，巡回诊疗，急救救护（如翻车、空袭时受伤之急救等）住院治疗，急救药箱之设置（如学校、区署、联保办事处设急救药箱，并授以急救技能）。

2. 防疫——传染病报告，检验（应普遍设置简易之检验设备）检疫，隔离治疗（住院或在家隔离），消毒（病人排泄物及被病毒沾污物件之消毒等），接种牛痘，施行霍乱、伤寒、白喉及其他预防注射，防治霍乱、痢疾、疟疾，预防花柳病及驱除地方特殊病症，如麻疯病①、住血虫病、钩虫病、黑热病、甲状

---

① "麻疯病"同"麻风病"，是由麻风杆菌引起的一种慢性传染病，主要病变在皮肤和周围神经。临床表现为麻木性皮肤损害，神经粗大，严重者甚至肢端残废。

腺肿等。

3. 环境卫生——饮水改良（水井简易改造、沙滤池及简易饮水管之敷设，疫症流行时水用漂白粉消毒，公共茶缸及开水供给等），厕所改善（简易公共厕所之建设、露天粪坑之加盖等），协助难民收容所及难童保育院等之清洁卫生（坑厕厨房之改善及住室之清洁等），灭虱（灭虱站之设置，并合办公共浴室及理发室，同时施行疥疮等皮肤病之治疗，种痘及预防注射），污水沟渠之疏通，清凉饮料之管理等。

4. 妇婴卫生——改良接生（如推行新式助产、设置平民产院、本地妇女之助产训练等），妇婴卫生宣传及教育（如成人班授以个人卫生急救医药常识及家庭常识、儿童班授以卫生习惯及救护常识等）。妇孺健康及营养之指导（如疾病缺点之诊治、不良习惯之矫正、饮食物之注意等）。

5. 学校卫生及民众卫生教育——关于民众卫生教育者，如利用乡镇赶集赶场日期举办卫生展览，与新生活运动会等合办卫生运动，张贴标语，举行民众卫生讲演，利用报纸宣传等。关于学校卫生者，如学生健康检查、体格缺点之矫治（暂以砂眼[①]、皮肤病、营养三项为主）。卫生习惯之养成，环境卫生之改善（以防蚊、防蝇、饮食清洁为主）。急救训练，简易治疗（以使用简易治疗药箱为原则），普设运动场等。

6. 壮丁健康——重要疾病之治疗，体弱有病者之诊察，急救训练等。

7. 卫生器材及药品之贮备——抗战期内，卫生器材及药品，因货少价昂，运输困难，不易获效，故必须拨发专款，预先购备，或就地制造，以应急需。

8. 其他——初级卫生之训练（种痘、急救、利用急救药箱、报告传染病、报告生死、改良井厕、推行新生活清洁运动、如为女性更授以助产技能）以及社会服务工作之推行（如设置公共食堂、公共浴堂、制售豆浆等其所需经费以自给自立为原则）等。

[①] "砂眼"同"沙眼"，由沙眼衣原体引起的一种慢性传染性结膜角膜炎。因其在睑结膜表面形成粗糙不平的外观，形似沙粒，故名沙眼。本病病变过程早期结膜有浸润如乳头、滤泡增生，同时发生角膜血管翳；晚期由于受累的睑结膜发生瘢痕，以致眼睑内翻畸形，加重角膜的损害，可严重影响视力甚至造成失明。

（三）举办时应注意之各点

1. 确立制度——实施地方卫生机关制度，制定统一标准（如各项工作之详细办法、器药种类、医院诊所布置、房屋建筑图样、各项应用表格、简要公文程式等）。

2. 注意实地工作——节省行政手续，多用专门技术人员，于开始办理时，省机关人员应赴各县与县机关人员会同组织，组织成立后应当有专门人员前往实地考察辅导推进。县机关人员应赴各乡镇实地考察，帮同办理。

3. 优待医务人员——中央机关及省县机关应对医务人员予以技术人员之待遇，俾得安心工作。各医务人员亦应勤勉从公，不得无故辞退。

4. 注意工作效率——机关长官应随时稽核下属之工作效率，在可能范围内，本机关与附属机关应合署办公，统支经费，俾得节省行政经费，多做实地工作。

5. 选定工作对象——在抗战期内各项工作之实施，应多注意壮丁、难民、儿童及工人（路矿工等）之集中地点。

（四）战时工作之适应

在战区各省县其原已设立之卫生机关及其附属机关均应继续办理。其联络机关亦仍应切实取得联络，尤须注意于（与）难民赈济机关、救护团体、教会医院等之合作。

战时地方卫生工作以医疗、救护、防疫为最急要。为适应此项需要并与战时环境配合起见，应设置具有流动性之卫生队若干队，在抗战期间派赴各地巡回工作。抗战完毕后即可固定于适宜地点，使成为永久之县乡卫生正规组织之基础。卫生队之办法要点如次：

1. 卫生队之组织可有本队及分队。其编制本队与县卫生院相当，分队与卫生所相当。

2. 卫生队系流动性质。本队及分队随工作之需要可再分为小队且可分可合。

3. 卫生队应于（与）赈济委员会之难民运输站取得密切联络，在运输难民时随站工作。

4. 卫生队之驻在地如改变为游击区域时，得随游击部队进退工作。

5. 队中所有工作人员均须受军事训练，并特予以精神训练。

6. 房屋及一切应用装备，只求能切实用，不妨因陋就简，随地利用，装置药品之器材箱件，及个人行李，均以轻便为必要之条件。

7. 工作方面应注重巡回医疗、急救救护、急救药箱之普遍设置，及其使用人之训练。临时防疫，种痘、霍乱、伤寒预防注射，防疟、灭虱站及简明公共浴场之设置，疥疮治疗，饮水消毒，厕所之简易改善，接生产妇与儿童健康之指导，儿童保育之协助。卫生救护知识之宣传等，其他凡卫生院所所能办之工作，依环境情形能举办者，应尽量办之。

（五）边远地方之设施

在边远地方应视地方财力、人力所及之范围，次第创立各级卫生行政机构。如因人才、经济，两感缺乏，则可于省会及重要地点创办卫生院。如已成立之西康卫生院及蒙古卫生院，以及计划中拟设立之康定卫生院、新疆卫生院等。其工作之主要应如次：

1. 医疗设施——门诊、急救、住院（病床40），巡回卫生队，尤注意于花柳病之防治。

2. 卫生工作——传染病之防治及检验、种痘、沙眼及重要皮肤病之防治，助产，保育婴儿，环境清洁、灭虱、公共浴场、学校卫生宣传等。

同时，由卫生院选送本地或在外求学之青年优秀子弟入医学教育机关，研习医学。并在当地招收青年男女授以简要切实之卫生医学技能，任为助理人员，深入乡区，推行种痘、急救救护、简易治疗、新式助产以及饮水厕所之改良，衣食住行之清洁习惯等，以为将来建设公医制度之张本。

四、中央协作事业

（一）训练卫生人员

1. 卫生署公共卫生人员训练所——本所现在贵阳。训练医师、工程师、护士、助产士、卫生稽查等，并与各省卫生处及医学教育机关联络，筹设训练分所及训练班。

2. 中央医院——现在贵阳及重庆两处。除协助国立贵阳医学院及湘雅医学院教授高年级生外，招收各地医师，予以内科、外科、眼耳鼻喉科、妇产科等临症医学之进修。

3. 内政（军政）部战时卫生人员联合训练所——轮流调训现在前后方服务之军医看护，并训练救护人员，如中国红十字会救护队员及地方卫生机关工作人员之救护训练等。

（二）技术辅导

卫生署卫生实验处之技术人员，或派赴各省辅助地方政府创设省县卫生机关；或派赴特种疾病之流行地域，调查研究，以资防治；或制定各项卫生工作，如生命统计、妇婴卫生、学校卫生、工厂卫生等实施办法，派员参加主管机关，次第从事创办；或化验药品加以研究，以辅导制药事业之发达；制造卫生教育用具，以供学校民众灌输卫生知识之应用。

（三）战时医疗药材之储备

设有战时医疗药品经理委员会，卫生用具修造厂，麻醉药品经理处，中央药物研究所及各项应用药品之试制。

（四）医疗防疫

设有医疗防疫队（包括防疫检验队及卫生工程队）防疫医院、公路卫生站、检疫所、中央防疫处、西北防疫处、蒙绥防疫处、蒙古卫生院及西康卫生院等。

五、人员及经费

卫生建设事业所最感困难者，厥为专门人员及经费之不足，而人员为尤难。

中央虽设有公共卫生人员训练所及战时卫生人员联合训练所，大量造就专材，无如幅员辽阔，需才至多，究属供不应求。各省县卫生机关设立后，应与各医学院、护士学校、助产学校、医事职业学校等取得联络，培养所需人员。边疆省份，如能就地取材，予以授训机会，留为桑梓服务，优其俸给，加以保障，则于发展地方卫生事业，尤其坚固不拔之基础矣。至卫生事业所需之经费，省卫生处，省立医院，卫生试验所，卫生材料厂，以及省会卫生所（局）等均为必要树立之机关。其经常费连同事业费须以省预算岁出 5% 为准则。至各县卫生院所需经费，以各地方已办理者之经费，约需如次：

（一）开办费

	（甲种）	（乙种）
建筑费	20,000 元	10,000 元
设备费	5,000 元	3,000 元

（附注）在建筑费未能筹足之前，可利用旧有屋宇，加以修缮。修缮费拟定约 1,000 元，故加设备费在内，（甲）总计需 6,000 元；（乙）总计需 4,000 元，即可开办。

（二）经常费

依据地方经济情形，与工作实施需要酌量规定。其数额标准，每月约定 800 元至 2,000 元。其分配之百分率，拟定如次（指卫生院而言）：

薪　金	60%
办公费	10%
购　置	20%
其　他	10%

（三）卫生事业费

此项经费预算，专为推广乡镇及农村卫生工作。即举办卫生所卫生分所及保卫生员（院）之用（卫生院除外）。其数额可按本年地方经费情形及工作计划，依照各单位经费标准酌定之。关于卫生所之单位经费标准，开办费约定

400元至800元，经常费约定每月300元至500元，卫生分所开办费约定300元至400元，经常费约定每月50元至100元，保卫生员（院）开办费50元，经常费约定每月2至5元。如今年拟办卫生所及卫生分所若干所，则卫生事业费，可按上述标准编列预算。又如设置巡回卫生队，亦应预先规定单位经费标准，以利次第设施。

附录　统计图表

表1　全国各大城市中小学校学生体格缺点统计表

缺点种类	检查人数	有缺点人数	缺点百分率（%）
沙眼	234,303	113,534	48.5
齿病	235,921	88,590	37.6
扁桃腺肿大	237,961	53,871	22.6
淋巴腺肿大	148,391	23,136	15.6
营养不良	236,063	34,543	14.6
视力障碍	207,885	25,215	12.1
包茎	110,565	11,945	10.8
皮肤疾患	204,828	19,341	9.4
其他耳病	198,261	13,516	6.8
贫血	41,061	2,769	6.7
听力障碍	177,594	10,582	6.0
其他眼病	136,987	6,803	5.0
鼻病	125,664	3,080	2.5
呼吸系病	219,401	3,920	1.8
其他疾病	150,664	2,195	1.5
循环系病	231,873	3,095	1.3
疝气	111,316	1,228	1.1
整形外科病	151,830	1,577	1.0
脾病	98,512	719	0.7

续表

缺点种类	检查人数	有缺点人数	缺点百分率（%）
甲状腺肿大	121,298	741	0.6
辨色力失常	19,003	80	0.4

[民国十八年（1929）至二十七年（1938）]

附记：本表系根据南京、上海、北平、青岛、威海卫、杭州、苏州、吴兴、长沙、福州、镇江、开封、重庆、成都、广州、南昌、贵阳、昆明各处学生体格检查报告编制。

学生体格完全而无缺点者每百人不满十人。

表2　全国各地人口统计表
全国总计 479,084,651

江苏省	36,469,321	辽宁省	15,253,694
浙江省	21,230,749	吉林省	7,354,459
安徽省	23,354,188	黑龙江省	3,751,109
江西省	15,804,623	热河省	2,184,723
湖北省	25,515,855	察哈尔省	2,035,957
湖南省	28,293,735	绥远省	2,083,693
四川省	52,706,210	宁夏省	978,391
西康省	968,187	新疆省	4,360,020
河北省	28,644,437	南京市	1,019,148
山东省	38,099,741	上海市	3,726,757
山西省	11,601,026	北平市	1,550,561
河南省	34,289,848	天津市	1,217,646
陕西省	9,779,924	青岛市	514,769
甘肃省	6,716,405	西宁市	205,894
青海省	1,196,054	威海卫行政区	222,247
福建省	11,755,625	东省特别区	679,678
广东省	32,452,811	西藏	3,722,011
广西省	13,385,215	蒙古	6,160,106
云南省	12,042,157	旅外侨民	7,838,888
贵州省	9,918,794		

根据战时内务行政应用统计专刊第一种户口统计［民国二十七年（1938）出版］

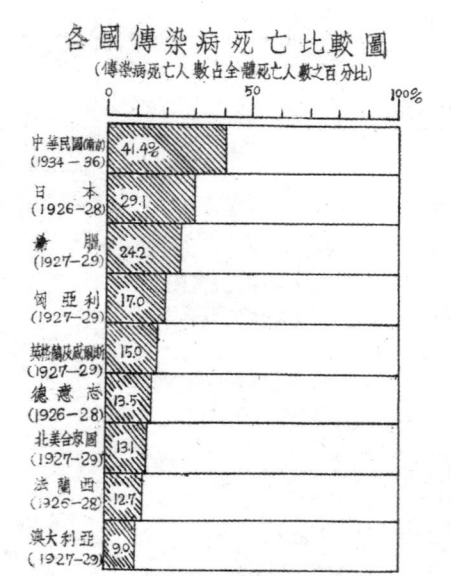

图1　各国传染病死亡比较图

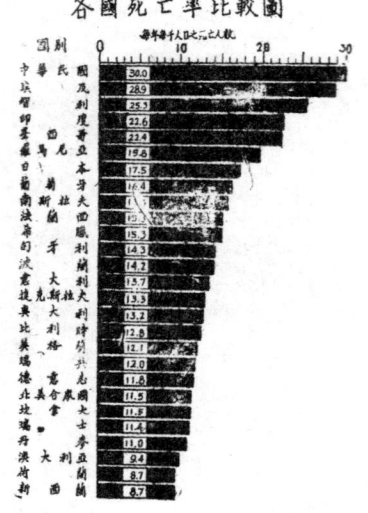

图2　各国死亡率比较图

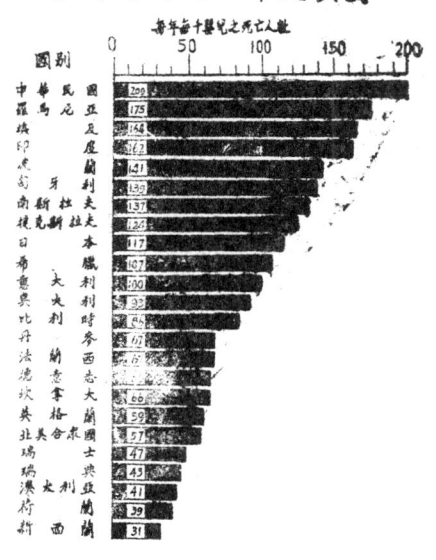

图3　各国婴儿死亡率比较图

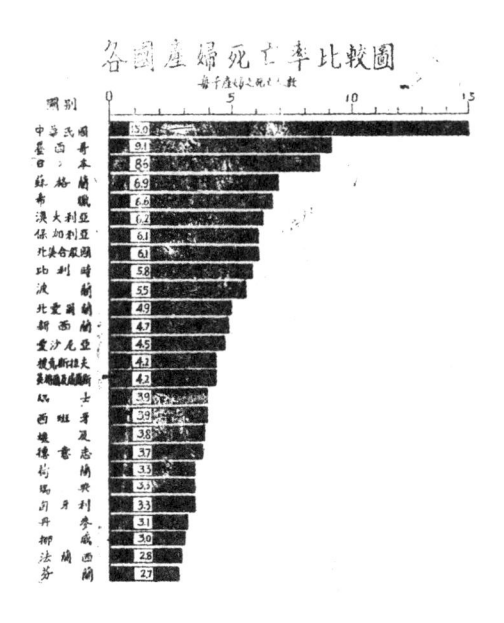

图4　各国产妇死亡率比较图

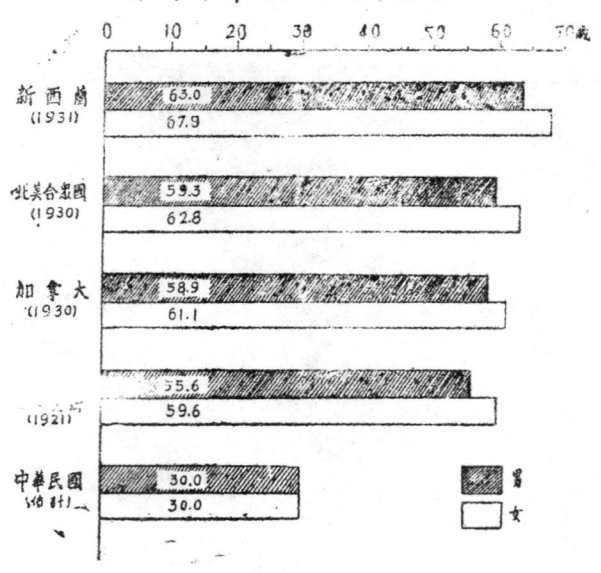

图 5　各国寿命预测比较图

表 3　历年医事人员登记人数累计表

年份	医师	药师	牙医师	护士	助产士	药剂士	总计
十八年（1929）	918	92	—	—	385	12	1,407
十九年（1930）	1,800	135	—	—	635	65	2,665
二十年（1931）	2,395	167	—	—	939	198	3,699
二十一年（1932）	3,040	180	—	—	1,242	241	4,703
二十二年（1933）	4,951	219	—	—	1,730	493	7,393
二十三年（1934）	6,643	277	—	—	2,155	839	9,914
二十四年（1935）	7,881	380	—	—	2,617	1,434	12,312

续表

年份	医师	药师	牙医师	护士	助产士	药剂士	总计
二十五年（1936）	8,822	489	119	575	3,174	2,263	15,442
二十六年（1937）	9,584	591	258	4,658	3,694	2,279	21,064
二十七年（1938）	9,819	618	286	4,905	3,861	2,363	21,852
二十八年（1939）十二月份止	10,086	650	293	5,002	3,961	3,012	23,904

［自民国十八年（1929）起至二十八年（1939）十二月底止］

表4　省县卫生行政机构

省卫生处	隶属:省政府或民政厅 职掌:掌理全省卫生行政及技术事务 直属或监督机关:省会卫生事务所及各县卫生院 附属机关:省立医院,卫生试验所,卫生材料厂等
县卫生院	隶属:县政府并受省卫生处之指导监督。 职掌: 1.拟具全县卫生事业计划。 2.承办全县卫生行政事务。 3.造报全县卫生事业概算及计算。 4.指导并协助各卫生所及卫生分所之技术及设施事项。 5.训练初级卫生人员。 6.实施医疗工作(设病床20至40并设门诊部)。 7.推行种痘并办理关于传染病之预防及遏止事项。 8.办理全县学校卫生及妇婴卫生。 9.改善全县环境卫生及街道房屋之清洁事项。 10.管理全县医药事业。 11.办理全县生命统计。 12.研究及防治全县之地方病。 13.编制卫生宣传材料并推广民众卫生及急救知识。 14.办理其他有关卫生事项。 直隶机关:区卫生所及乡(镇)卫生分所。

续表

区卫生所	隶属：县卫生院 职掌：1.诊疗疾病。 2.传染病之处置隔离及报告。 3.推行种痘及预防注射并举行各种防疫运动。 4.改良水井处置垃圾扑灭蚊蝇及其他环境卫生之改善。 5.推行妇婴卫生办理安全助产。 6.办理学校卫生及卫生宣传。 7.办理生命统计。 8.指导并协助卫生分所办理各项卫生保健工作。 9.办理其他有关卫生事项。
乡(镇)卫生分所	隶属：区卫生所。 职掌：1.处理轻微疾病及急救。 2.推行安全助产及妇婴卫生。 3.助理学校卫生。 4.推行种痘预防注射及传染病紧急处置与报告。 5.调查及报告出生死亡。 6.改良水井处置垃圾扑灭蚊蝇及其他环境卫生之改善。 7.卫生宣传。
保卫生员	隶属：区卫生所并受乡(镇)卫生分所之指挥监督。 工作：1.检查道路沟渠厕所之清洁随时督率各家各户整理扫除。 2.为保儿童及成人种痘。 3.处理保学生壮丁及居民之损伤急救及各种轻微疾病。 4.有传染病发生时即飞报卫生分所。 5.调查本保各户之出生死亡。 6.利用时机宣传卫生意义。 7.介绍重症病人至附近卫生机关治疗。

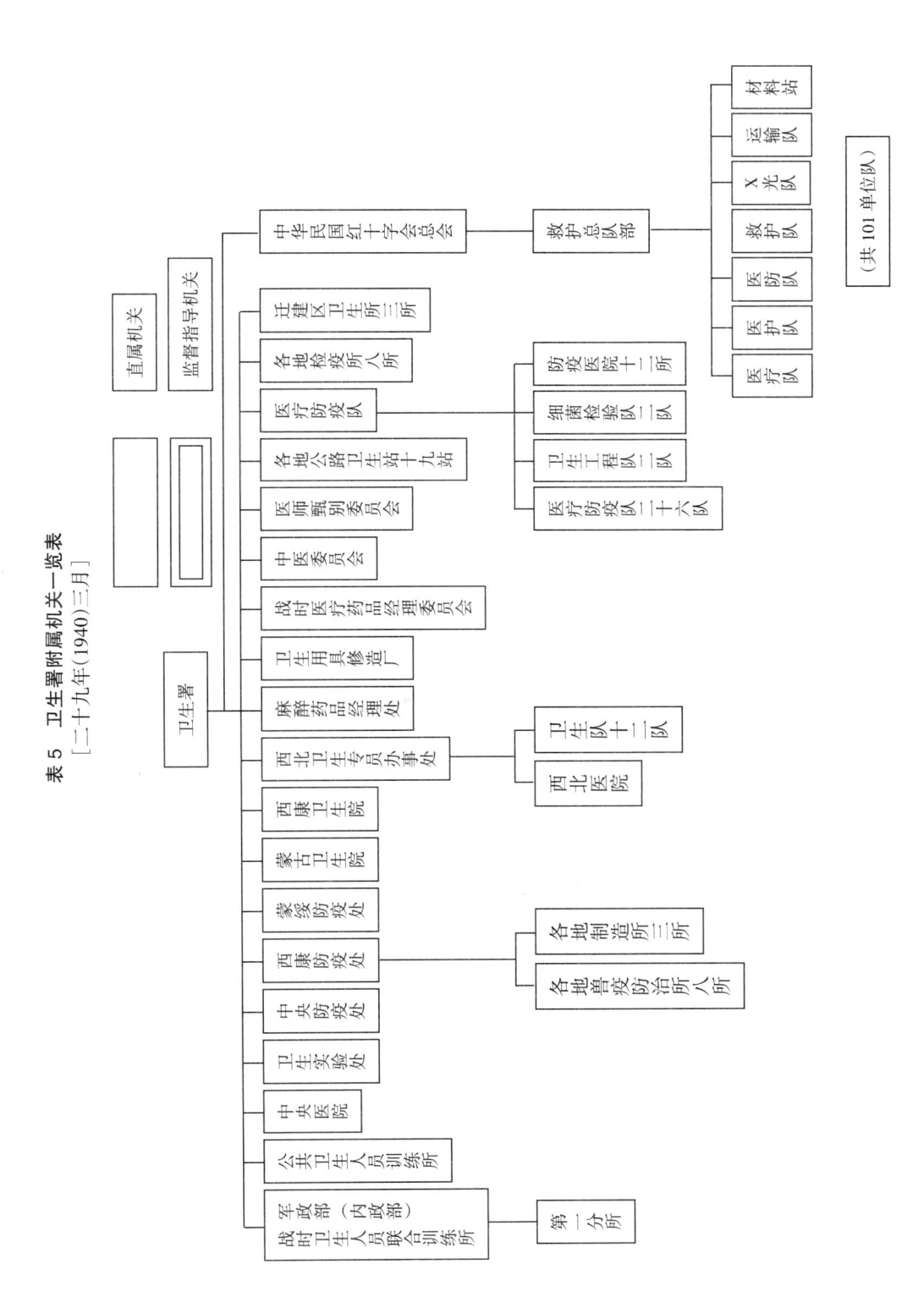

表5 卫生署附属机关一览表
[二十九年(1940)三月]

```
卫生署 ──┬── 监督指导机关 ──── 中华民国红十字会总会 ──── 救护总队部 ──┬── 医疗队
         │                                                              ├── 医护队
         │                                                              ├── 医防队
         │                                                              ├── 救护队
         │                                                              ├── X光队
         │                                                              ├── 运输队
         │                                                              └── 材料站
         │                                                              (共101单位队)
         │
         ├── 直属机关
         │
         └── 卫生署 ──┬── 迁建区卫生所三所
                     ├── 各地检疫所八所
                     ├── 医疗防疫队 ──┬── 防疫医院十二所
                     │               ├── 细菌检验队三队
                     │               ├── 卫生工程队三队
                     │               └── 医疗防疫队二十六队
                     ├── 各地公路卫生站十九站
                     ├── 医师甄别委员会
                     ├── 中医委员会
                     ├── 战时医疗药品经理委员会
                     ├── 卫生用具修造厂
                     ├── 麻醉药品经理处
                     ├── 西北卫生专员办事处 ──┬── 卫生队十二队
                     │                        └── 西北医院
                     ├── 西康卫生院
                     ├── 蒙古卫生院
                     ├── 蒙绥防疫处
                     ├── 西康防疫处 ──┬── 各地制造所三所
                     │                └── 各地兽疫防治所八所
                     ├── 中央防疫处
                     ├── 卫生实验处
                     ├── 中央医院
                     ├── 公共卫生人员训练所
                     └── 军政部(内政部)战时卫生人员联合训练所 ── 第一分所
```

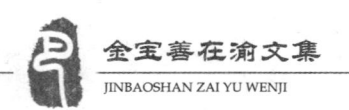

战时军民营养问题

金宝善在中央训练团党政训练班讲演
民国三十二年（1943）三月印

营养问题，在抗战以前，只为少数研究营养学者之问题，而非全社会一般人士之问题，在一般人之生活中，并未感觉有该项问题之存在。及抗战军兴以来，全国上下人等，皆受经济之压迫，物价高涨之影响，直接或间接蒙受营养不良之苦痛，即素不关心营养者，因而亦觉营养之重要，于是整个社会对于营养之观念，由不需要之态度，转为极急需要之动作，乃至街谈巷议者，泰半及于饮食之烦难。至于目前全国军民营养之实况如何？实为急待明了之问题，在未讨论本题之前，对于营养常识，颇有介绍之必要，以为改进营养之基础。兹就其要者摘述于下：

一、人类如何能以生长繁殖与工作

（一）生命之来源

宇宙间之万物，无论何种生物，最简单者如变形虫（阿米巴），最复杂者如人，其生命之由来皆自下列程序构成：自无结构而带电荷之电子与等数质子相吸引而结成原子，原子与相同或相异之原子结合成分子，分子与分子结合成分子团，分子团与分子团结合成细胞，而细胞与细胞组成各种组织与器官，组织与器官更进而结合成为最复杂之生物个体。变形虫为单细胞之生物，故可知生命起源于细胞。

（二）细胞之化学组成

细胞既为构成生物个体之基础，而赋有最简单之生命现象，所以研究单细胞之化学组成，即可推知最复杂生物之构成。细胞为细胞膜与原浆而成，其中含有蛋白质、脂肪、碳水化物、矿质、水与维生素等要素，此等物质成于氧、碳、氢、氮、钙、磷、钾、硫、钠、氯、镁、铁、碘、锰、铜等元素。单细胞如此，人体亦然，各原①素组成人体之百分比如下：

表1　人体之组成

原素	氧	碳	氢	氮	钙	磷	钾	硫	钠	氯	镁	铁	碘	锰	铜	钴	锌	矽	铅	其他
百分比（%）	65.0	18.0	10.0	3.0	2.0	1.1	0.35	0.25	0.15	0.15	0.05	0.004	0.0004	0.0003	0.00015	极微量	极微量	极微量	极微量	极微量

（三）营养素之功用与来源

上述各原素合成之物质皆称为营养素，在一切之食物中均有之，若按其主要功用之所在，可归纳为三类。

1. 供给热能

食物中含热能之高低，须视其中之碳水化合物、蛋白质、脂肪含量多少而定。此三物质于动植物体中均有之，但其含量各有不同，有含碳水化合物较丰而缺乏其他二者，有富于蛋白质与脂肪，而少其他一种者，有三物质之含量均低，而仅富有水分与纤维素者，所以各种食物供给之热能亦有高低之分。各种食物所发之热量，摘要分列于2至7表中。由表所示，可知正常成年人日需之热能（平均以2,400卡计）决不能完全取自一种食物，如每人每日食白菜40斤，以求得足量之热量，非仅为不可能之事实，且不经济，故必须混合选用食物，配成所需之热能量方为合理。（合理化膳食之支配，详见于附录中）

---

① "原素"同"元素"，后同。

表 2　富于碳水化物之食物

品名	蜂蜜	红枣	番薯	香蕉	洋芋	苹果
每1市斤①之发热量（卡）	1.565	1.460	470	370	365	250

表 3　富于脂肪之食物

品名	植物油	猪脂	肥猪肉	核桃	松仁	甜杏仁	榛子	葵花子
每1市斤之发热量（卡）	4,650	4,650	4,285	3,650	3,510	3,030	2,990	2,960

表 4　富于蛋白质之食物

品名	瘦猪肉	猪舌肉	瘦牛肉	面筋	鸡蛋白
每1市斤之发热量（卡）	1.705	900	740	485	245

表 5　富于蛋白质与脂肪之食物

品名	花生米	西瓜子	黄豆	鸡蛋黄	鸡蛋	鹅肉	牛肉
每1市斤之发热量（卡）	3,080	2,085	2,200	1,725	970	735	365

表 6　富于水分与纤维素之食物

品名	西瓜	菠菜	茭白	青辣椒	芹菜	黄瓜	藕	白萝卜	白菜	冬瓜
每1市斤之发热量（卡）	160	130	125	100	85	75	65	60	60	45

表 7　富于蛋白质与碳水化合(物)之食物

品名	白糖	莲子	米	藕粉	白面	绿豆	白糯米	干蚕豆	鲜豌豆粒	白蛤蜊	牡蛎
每1市斤之发热量（卡）	1,990	1,845	1,790	1,790	1,760	1,725	1,695	1,665	430	375	315

①市斤是我国古代重量度，简称斤。

2. 热能之功用

人体之结构系由细胞组成，故其机构之组成正如汽车之成于机轮焉，汽车赖汽油之燃烧推动机轮能以行驶，于行程之远近，可以正确计算其所需之油量。人体中之机构，如心脏之跳动，血液之循环，胸部呼吸之运动，内泌腺之分泌，胃肠之消化，肌肉之收缩等之工作，无不赖食物中所含碳水化合物、脂肪、蛋白质于体内起燃烧作用时，所生之热量供给。热能之形成工作，正如汽油之使汽车行驰。食物中所含之发热成分，于体内生成之热能量各个不同，每公分①之碳水化合物或每公分之蛋白质于完全燃烧后均能发生热能 4.0 卡，而每公分之脂肪则能生热能 9.0 卡。此等物质如何能在人体内燃烧后发生热能？盖自然界中之植物，当其吸收空气中之二氧化碳与土壤中之水与氮化物而合成碳水化合物、脂肪与蛋白质时，须吸收日光中之热，而藏于此等营养素中，故当其在体内燃烧时，又将其吸收之热放出，此热于体内可以维持正当组织与器官之基础工作（即基础代谢），在体外则形成各种动作与工作，其动作多而工作重者则需要热量亦多，动作少而工作轻者需热量亦少。发育之儿童、孕妇、乳母及病后休养期中之患者均需较高量之热能以造成其新组织。

3. 构成与修补身体之组织

构成与修补身体组织之营养素，除 93% 之氧、碳、氢三原素，系来自上述之发热物质外，其余者之主要来源如下：

（1）蛋白质

蛋白质为供给身体中氮原素之唯一来源，亦为组成生命之最主要基质。在碳水化合物与脂肪供给热能不足以维持日常需要时，蛋白质亦能发生热能以补充之。蛋白质经过消化分解为氨基酸，被吸收入血液之后，输送至组织细胞中构成组织蛋白质（细胞核与细胞浆），全身组织中，含蛋白质最高者为肌肉。肌肉中之蛋白质量约占其固体量 4/5。食物中之蛋白质能造成组织蛋白质量之高低，视蛋白质之完全性而异，含主要氨基酸多者为完全蛋白质，其造成组织蛋白质之量多，如奶类、卵类、肉类、黄豆与大多数之干果类之蛋白质是。含主

---

①公分：厘米的旧称，中国古代的度量衡现在叫市制，当引入西方度量衡时，按中国习惯加上公字。此处应为公克，即克。

要氨基酸少者为不完全蛋白质，其造成组织蛋白质之量亦少，如玉米、番薯中之蛋白质是。故在发育期中之儿童，若无充裕之完全蛋白质之供给，则难得充分之发育，不完全蛋白质供给之量虽充足，但不足以促其健全之发育，若将不完全蛋白质与完全蛋白质混合供给，则其造成组织蛋白质之量较其任何一种之蛋白质为高，此即谓之蛋白质之"互偿作用"也。动植物中蛋白质之含量高低不等，植物界中以黄豆内之含量为最高，且其品质亦为植物中优美者，故在此经济困难之秋，日常膳食中应多加利用。兹将日常食品中含蛋白质较丰者摘要列于下表：

表8 每八两(250公分)食物中蛋白质之含量

品名	大虾米	黄豆	花生米	绿豆	面筋	芝麻酱	瘦牛肉	猪肝	黄花鱼	豆腐干	田鸡腿	鸡蛋	白面	米	牛奶	小白菜
蛋白质(公分)	145.25	101.25	61.70	57.43	56.00	50.75	50.65	50.23	47.00	46.25	39.80	27.45	27.00	21.25	8.27	4.00

（2）矿质

食物中赋有发热能之营养素，已于前数段中分别检讨，矿物质为身体中无发热能之营养素，但为健康中所不可或少之要素，无论为生物之发育与组织之保持或为促进生理之调节均所必需。此等物质约占全体构成质4%，其中之最要者为钙、磷、钠、氯、镁、钾、铁与碘等。兹分别讨论于次：

①钙　钙质于吸收入血之后，至骨组织内与磷质化合，造成骨骼与牙齿。如果在发育期中之儿童，所摄取之钙质不足，或不见日光，或丁种维生素缺乏，甚易患发育迟缓，或婴儿软骨症。妇女于妊娠或哺乳期中，食物中缺乏钙质，轻者患手足抽搦症，重者患骨质软化病，四肢骨畸形，牙齿脱落，我国之俗语云"生一子脱一齿"即斯之谓也。在欧美各国膳食中之钙多赖牛奶，而牛奶在我国尚未能普遍生产，不足以大量供给，未能成为普通食物。故我国膳食中钙质之来源，须赖叶类菜与豆类之供给，至于植物中钙质之可利用率，若丁种维生素足用，除菠菜中者之可利用率甚低外，其他皆在90%以上。普通食物中钙质之含量摘要列下，以借参考。

表9　每八两(250公分)食物中钙之含量

品名	紫菜	红苋菜	荠菜	金花菜	豆腐	太古菜	榨菜	小白菜	鲜牛奶	塘鲤鱼	小花生	猪血	鲜豌豆粒	糙米	黄瓜	白米	洋芋	猪牛肉
钙(公分)	2.288	1.160	0.890	0.737	0.693	0.625	0.560	0.353	0.305	0.272	0.172	0.142	0.095	0.080	0.077	0.045	0.032	0.015

②磷质　磷与钙质之日需量虽不若蛋白质之多，但其重要性不亚于蛋白质，因其为构成细胞核与神经组织中之主要成分之一。磷质于体内与钙化合成为坚硬之骨质，以支持身体，造成牙齿，以咀嚼食物而利消化。食物中之磷质多为化合者，有与蛋白质化合，如乳中之酪蛋白质，蛋黄中之卵磷蛋白质是。有与脂肪化合，如蛋黄中之卵磷脂与骨髓中之脂肪是。谷类、水果及蔬菜中之磷，则多与碳水化合物化合。若婴儿、孕妇与乳母之食物中缺乏磷质，所得疾病与上述钙缺乏者相似。兹择日常食品中含磷较丰者数种列后：

表10　每八两(250公分)食物中磷质之含量

品名	米糠	黄豆	鸡蛋黄	花生	小麦	绿豆芽	猪肝	瘦牛肉	黄鱼	糙米	青苋菜	鲜牛乳	豌豆苗	鲜蚕豆粒	荠菜	小白菜	番茄	苹果、鸭梨
磷(公分)	4.378	1.578	1.330	0.950	0.958	0.775	0.709	0.582	0.380	0.285	0.277	0.225	0.205	0.198	0.170	0.073	0.028	0.018

③铁　铁为造成红血球中之血色素之主要成分，亦为组织细胞中成分之一，全体中之铁量虽不及1文钱之重，但其与人之生长及身体之发育与组织中之氧化作用均有重大之关系。初生之婴儿在未降生之前，其肝内所储藏之铁，足供其出生后数月之需，因人乳或牛乳中铁之含量，皆甚低，不足以维持婴儿日常之需，故久食牛乳，而不食其他补充食品者，多患贫血病。铁之最佳来源为蛋黄、肝及有色蔬菜。常用食品中铁之含量如下：

表11　每八两(250公分)食物中铁之含量

品名	紫菜	黄花菜	荠菜	红苋菜	菠菜	开阳	黄豆	蛋黄	羊肝	樱桃	小白菜	牛肉	豆腐	扁豆夹	整麦	南瓜	鲜牛乳
铁(公分)	0.4580	0.0607	0.0605	0.0587	0.0487	0.0328	0.0255	0.0175	0.0155	0.0147	0.0115	0.0099	0.0080	0.0055	0.0052	0.0028	0.0002

④硫与碘　硫为构造身体中组织蛋白质所需成分之一，亦为造成胰腺内泌素与组织内之麸氨基硫所必需者。若每日摄取之蛋白质量充足，则硫之供给自无缺乏之虑。碘为造成甲状腺内泌素必需之成分，若摄取量不足以供其日常需要时，则甲状腺肿大，称为鹅喉症或单纯性甲状腺肿。在我国沿海一带之人民，因食海产物较多，故无缺碘之症，距海较远之山岳地域，如甘肃、云南、贵州、广西、热河等省，均有因碘缺乏而得此症之报告。如果每人每月能食任何海产品（海带、发菜或紫菜等）一次，则碘缺乏即可避免。

⑤钙、钾、氯等　因动植物食品中此等原素之含量均甚丰富，故对此等无需特别注意，亦无缺乏之患，其他矿质因日常需要量甚微，无足特殊注意亦无不足之患。

（3）水　水为造成细胞中原浆之主要成分之一，因细胞为最小生命之单位，若无水则细胞不能工作，细胞不工作即无生命之现象，故水之重要由此可知矣。水占成人体重2/3，于肌肉、肝、肾及脑组织中含水最多。正常人体内之水分每日由大小便中及皮肤与呼吸等处之排出量约3至5公斤之多，所以每日每人除由日常膳食中所摄取之水量外，仍宜饮水1至2公斤，以维持体内水平衡，而促进健康。

4. 生理之调节

在医院中，曾见运动性共济失调之患者，其一切之动作，皆不能如其意志之管理，由此可知在正常人之身体中，神经与肌肉间动作之协和，极为密切。同时可以想象身体组织中由许多单位联合而成，且各个单位均各有其主要功用，彼此间亦有互助之功。如此复杂之机构，其所以能在协和状况下，行使其功用者，皆赖食物中各种营养素、矿质、水与维生素等调节之作用也。兹就要者简述于下：

（1）矿质

前述之矿质除具有构成与修补身体组织之作用外，尚有生理调节之功，如维持血液之中性与凝结性心脏跳动之韵律，神经与肌肉之应激机能等，均赖体液中有适量之钙、磷、镁、钠、钾等之存在，倘若此等矿质中之一或更多缺乏，则以上之作用将紊乱而失常态。

(2) 水

普通人多以为水无何重要，殊不知水之重要性远在上述各营养素功用之上。在前述之营养素中，任何一种完全断绝或极度缺乏，则生物之生命于1~2日中绝无丧失之危险，而水则不然，若完全缺水供给或体内水分极度丧失，则生命可于数日内丧亡。水除有造成细胞浆之作用外，尚可以管理体液中矿质之浓度，运输各种营养素由消化道至身体组织内，且可将新陈代谢产生之废物运送至泌尿系统、消化系统与呼吸系统及皮肤等处而排出体外。因水于体内之流动不息，可以将此组织或器官所造成之物质如内泌素送至彼组织，以发挥其作用或被利用，同时亦可以维持体温之恒定。所以每人每日若能喝水1~2公斤，即足以维持此等作用，而增健康。

(3) 维生素

维生素与内泌素虽需要量甚微，但其影响于生理作用之大，颇难忆想。维生素之种类繁多，然其中与人类健康关系最重要者约6种。兹摘要列后：

①甲种维生素　此素有促进发育、保护上皮系统与健全生殖系统之功，此素能溶于油内，故称之为溶脂性维生素。自然界中之有色（绿黄红等色）植物中含均有丰富之甲素前期质（萝卜红素）。动物能转化植物中之萝卜红素为甲素，如海鱼食海内之绿色植物，经过消化吸收之后，于肝内将萝卜红素转化为甲素，而储藏之。市面所售之鱼肝油即为海鱼肝之制品。若每日摄取之甲素不足，发育之儿童，其发育可以迟缓或停止，上皮系统变弱，易受细菌之侵袭，抵抗力亦减低。夜盲、干眼、皮肤角化、肺痨、肺炎、流产、龋齿诸病甚易罹及。以下所举之食物，若每日能采1~2种食之，则甲素之缺乏自易防止。

表12　每八两食品中甲素之含量（X 已经煮熟）

品名	鱼肝油	甘蓝菜X	菠菜X	红苋菜X	牛肝	小白菜	萝卜	杏	黄玉米	鸡蛋黄	奶油	胡萝卜	番薯（黄心）	四季豆粒X	鲜豌豆粒X	青辣椒	西红柿	西瓜
甲素(国际单位①)	74,750	49,000	25,750	25,000	17,500	15,000	11,875	9,179	7,750	5,750	5,250	5,250	4,250	1,800	1,775	1,500	1,400	500

①国际单位：是维生素的计量单位，因其化学成分不恒定或至今不能用理化方法检定其质量规格，往往采用生物实验方法并与标准品加以比较来检定其效价，经由国际协商规定出的标准单位，成为"国际单位"（IU）。

②乙种维生素　此素为促进发育及维持正当生殖与哺乳作用所不可少之要素。此素能溶于水中，故称为水溶性维生素。食物中之乙素在烹饪时较甲素易于毁坏，且大部在菜汤之中，倘若吃菜不喝汤，则乙素将大部损失，若烹饪时加碱，则乙素之毁坏更大。若日食乙素之量不足，则发育迟缓，或食欲减退，消化不良，记忆力薄弱，甚易发生精神病态。重者心脏肥大无力，脚气病将相继而起。此等缺乏病，于我国长江以南食米区域甚为普遍，故古称为江南病，自黄河以北，杂粮为主食之区域，则逐渐减少，至东北部几无一患者，故每日若能食糙米、粗面各1次，再酌采下列之食品1~2种，则脚气病甚易绝迹。

表13　每八两食品中乙素之含量

品名	米糠	猪腰子	黄豆	炒猪牛肉	粗面	豌豆粒	蛋黄	糙米	黄玉米	牛肝	菠菜	瘦牛肉	烤番薯	鸡蛋	四季豆荚
乙素（国际单位）	1400	850	607	424	325	267	200	200	187	120	67	57	55	50	28

③丙种维生素　此素为溶水性维生素之一种，于人体内不能制造，储藏量甚微，故日需之量，完全依赖食物所含丙素之供给，倘若摄取不足，则毛细管壁变脆，易于破裂，所以于皮下、肌肉、骨质、关节、牙龈、肠内等处，均易流血。骨质内之钙质，因此素不足，不能保留，故易变薄而脆，长骨易自折断，肋骨易弯曲。在第一次欧战期中（1918年至1922年）伦敦附近医院，发现因战争关系，儿童之膳食中丙素缺乏，因此儿童之骨折患者数目大增。饮食中丙素增加之后，则此数骤减。儿童之发育亦受其重大影响，但不若甲乙二素之显著。在我国膳食中摄取之有色蔬菜量不高，且为熟食，大量之丙素在不良之烹饪法之下均已毁坏，所以颇有缺乏之患。我国食品中丙素含量最高者，如沙田柚与广柑，最近王成发氏在川贵一带，发现一种野生玫瑰之果实，土名为刺梨，据化学分析其中含丙素较柚柑等尤为丰富。兹将常用食品中含丙素较丰者，摘录于下：

表 14　每八两食品中丙素之含量

品名	沙田柚汁	绿苋菜	青辣椒	广柑汁	蒜薹	豌豆苗	辣菜	包菜	洋芋	小白菜	白萝卜	藕	菠菜	西红柿	韭菜	青豌豆粒
丙素（公丝①）	337.5	174.5	152.4	140.0	132.5	130.0	123.7	110.7	78.7	67.7	59.5	59.5	56.0	54.5	48.5	45.7

注：上列蔬菜中丙素之含量皆为经过炒 1~5 分钟之结果。

④丁种维生素　此素为溶脂性之维生素，自然界中以鱼肝油中含此素为最丰，鸡蛋黄、奶油、肝及肥鱼次之，奶与有色蔬菜中又次之。幸而吾人之皮肤，受日光直接曝晒之后，则能自造此素，但日光与皮肤之间若为衣裳所掩盖，或为玻璃所间隔，则日光中之紫外光为其吸收，皮肤即不能制造此素。此素能增进肠之吸收钙与磷之作用，并使其能于骨质与牙齿中沉着，造成坚硬之组织。成年之后，此素能以维持骨骼与牙齿之健康并促进钙、磷之吸收。身体组织中能以储藏相当量之丁素，且能由身体传至胎婴，所以孕妇之膳食中此素宜特别丰富。倘若缺乏此素，则其骨骼中之钙、磷易被提出为胎婴所用，变转成为骨质转化病。若在婴儿发育期中，此素不足，则全身不得正常发育，骨骼不得坚硬，因而患婴儿软症。我国食品中含此素丰富者甚少，而全国全年（重庆雾季在外）日光充足，如能利用，则可补偿其不足。兹摘录数种含丁素之食品列下：

表 15　每八两食品中丁素之含量

品名	蚝油	鸡蛋黄	牛肝	猪肝	羊肝	牛奶
丁素（国际单位）	820	530	150	150	120	60

⑤戊种维生素　此乃抗不育之维生素，缺乏此素，在鼠类无论雌雄均失去生育能力，其他哺乳类动物大抵亦然，此素于麦胚芽、籽种、棉子油、肉、鸡蛋黄、蒿苣、苜蓿等均有之，因其分布之广，人类膳食中此素似难缺乏。

---

①公丝：公丝是一种不太常见的非法定长度计量单位，1 公丝=0.01 毫米。此处应为"公克"，即克。

⑥庚种维生素　此为抗癞皮症①之维生素，此素为乙素中之一种，故又称为第二号乙素，此素能耐热，经普通之热或高热并加压力，则甚难毁坏。此素能溶于水中且能储藏于人体之组织中。乳、卵、肉、青菜、萝卜、黄豆等均有此素。若每日摄取之量不足以维持正常需要时，则发现发脱、口疮、内障眼、肠胃消化功用紊乱、神经失常、皮肤露出部分呈现红班②，久之则有色素沉着，肌肉无力，不能任劳力工作。在发育期中之孩童，缺乏此素，则发育甚难完全。此症于我国抗战以前，甚少见之，自抗战以来，患者增多。常用食品中庚素之含量，摘要列后，以供参考。

表16　每八两食品中庚素之含量（X 已煮熟）

品名	烤牛肝	黄豆	青萝卜X	花生米	鸡蛋黄	甘蓝X	芥菜	全鸡蛋	烤瘦猪肉	瘦牛肉	鲜豌豆X	菠菜	西红柿
庚素（谢氏单位③）	2,750	2,174	700	500	476	400	350	300	274	248	236	224	44

⑦其他与人类有关之维生素　维生素K对于血之凝结关系甚大，若于初生之婴儿缺乏此素，则患流血症，甚或由脐常流血不止而死。幸而此素于肠内因细菌之作用能以生成，所以成人很少有缺乏此素者。此素于蛋黄、甘蓝、白菜、菠菜、苜蓿等之含量均甚丰富，但于根茎及籽种中皆含量甚微。此素之外，第六号乙素对于人之抗癞皮病亦有关系。

二、正常人营养素之日需量

综前述之营养素在人体中各有其作用，约而言之，可归纳为发热、构造与调节三种原料，此三类原料均为儿童与成人每日必需之营养素。营养素需要量

---

① 癞皮病，即烟酸缺乏，又名尼克酸缺乏病、粗皮病或陪拉格病，因人体缺乏尼克酸而引起，主要临床表现为皮疹、消化系统及神经系统症状。
② "班"同"斑"。
③ 谢氏单位，应为"国际单位"。

之多寡，则视年龄大小，工作轻重等而异。按每人每体重一公斤需要之营养素量，成人较低于儿童，合成人身体之内脏、器官、肌肤、骨骼等组织，皆已构造完成，每日仅需少量之构造原料，补偿其每日正常代谢之消耗量已足。儿童则不然，儿童之发育，正如大厦之奠基，奠基之后，须有大量之建筑材料如砖、石、木材、铁筋、水泥等之供给，方能造成完美之大厦。若建筑期中原料缺乏一种，不能成为完善大厦，如多种缺乏，则建筑势必中止，若不继续补充，则将无完成之日，即或勉强完成，亦将成为残缺之建筑，儿童之发育亦尤是也。今根据中华医学会营养委员会规定之最低需要标准及参考欧美标准，按我国各年龄之平均体重，制成以下各年龄营养素之日需表，以供参考。

表 17　国人每日需要之营养素量表

营养素需要量 年龄(岁)	1~5	6~10	11~15	16~18	18岁以上
热量(卡)	1,000~1,260	1,400~1,950	2,100~2,400	2,700~2,900	2,400
蛋白质(公分)	40~50	55~80	90~120	110~120	80
钙(公分)	体重每公斤每日需要45~60公丝	1.00	1.00	1.00	0.68
磷(公分)	体重每公斤每日需要60~70公丝	1.2~1.5	1.2~1.5	1.2~1.5	1.32
铁(公分)	0.0075	0.0075	0.0075	0.0120	0.0120
甲素(国际单位)	3,000~3,780	4,200~6,000	6,300~7,200	8,100~9,000	6,000
乙素(国际单位)	150~190	210~290	315~360	400~450	250
庚素(谢氏单位)	400	400	420~480	440~600	480
丙素(公丝)	25	35	45	45	50

三、战时与平时军民之膳食营养状况

综览我国过去与最近膳食调查之报告,其调查区域达 11 省之多,如辽、吉、黑、热、冀、豫、苏、闽、湘、粤、黔、川等省。被调查之人士包括军队、家庭、学校、工厂等范围。兹就各界人士于平时与战时平均每日摄取之营养素量分别检讨于后:

(一)军队之膳食

平时军队膳食之调查为数甚少,抗战以来之调查亦不甚多,仅就二者所得之平均值(见表 18)为今日讨论之根据。平时士兵每名每日平均能得热量 2,436 卡,抗战期中驻防部队与前线作战部队之平均值为 3,084 卡,战时较高于平时,然二者之值,均不及士兵之最低热量需要标准。按照中华医学会营养委员会之规定,一般人每日最低热量需要为 2,400 卡,而士兵每日须服劳役或操练 9 小时,每小时须另加 120 卡计算,则须加 1,100 卡,故士兵最低之需要应为 3,500 卡。据阿氏调查美国陆军每名每日用 3,851 卡,海军 4,998 卡。在英荷战役,英国陆军饮食供给为 3,908 卡。日俄战时,日本兵用 4,313 卡,俄兵用 4,891 卡。目前国军日用 3,084 卡殊嫌过低,故我国后方驻防军应日给 3,500 卡,作战部队应给 4,000 卡至 4,500 卡。详审士兵膳食中热量之来源,按百分计之,米占 88(88%),豆类占 3.4(3.4%),脂肪类占 1.5(1.5%),如是米量过高,豆脂类甚低,膳食支配失当,非仅为热量缺乏之因,亦为蛋白质、脂肪缺乏之因素。平时士兵每名每日平均得蛋白质 70 公分,及抗战军兴,士兵每人每日可得 73 公分,此量固较平时已有进步,但较最低需要标准 8 公分尚低,且其来源几完全为植物,尤以米为最,故其质之不佳可想而知矣。矿质之摄取量为钙 0.568 公分,磷 1.726 公分,铁 0.029 公分,与欧美标准相较,虽无不足,但其完全来自谷类与蔬菜类,且此类膳食中含丁素量甚微,摄取之量(钙、磷)是否能以利用,颇有问题。维生素之营养状况将于改进办法中讨论之。

表 18 平时与战时国军平均每日所得之营养素量之比较

	平时			平均	战时					平均
总热量（卡）	2,663	2,176	2,469	2,436	3,090	2,867	3,453	2,355	2,547	3,084
蛋白质（公分）	79.7	58.0	72.0	69.9	79.0	61.0	74.0	54.9	90.8 (X[①])	72.7
脂肪（公分）	49.1	14.0	12.0	25.0	17.7	17.0	14.0	18.6	54.0	20.9
碳水化物（公分）	458.6	453.0	550.0	487.2	613.0	578.0	596.0	463.6	465.6	530.1
钙（公分）					0.560	0.440	0.700	0.723	0.828	0.668
磷（公分）					1.710	2.444	3.040	1.096	1.654	1.726
铁（公分）					0.030	0.022	0.028	0.023	0.039	0.029
调查者	陆涤寰	苏植仁	军医必携		李廷安、郑集等	万昕等	沈同	王成发	王成发	
场所	潘阳	广东	江西		成都	赣黔湘粤	黔湘	福建	福建	
年代	1934	1935	1936		1939	1941	1940	1939		

（二）家庭之膳食

由以往与最近家庭膳食调查之报告观之，可知我国高级家庭，在承平时代每人每日平均可得营养素量之蛋白质 98 公分、脂肪 66 公分、碳水化物 354 公分，总发热量 2,781 卡，钙 0.678 公分、磷 3.2741 公分、铁 0.081 公分。在战时则蛋白质之摄取量为 76 公分、脂肪 91 公分、碳水化物 358 公分，总发热量 2,630 卡，钙 0.726 公分、磷 1.361 公分、铁 0.052 公分。前后相较，则战时膳食中蛋白质之摄取量较平时减低 22 公分，而与国人最低需要标准颇相近。且其蛋白质之来源虽动物性者较平时低 14%，但仍占 21%。植物性蛋白质中之豆类、蛋白质反较平时增高 13%，所以战时高级家庭膳食中蛋白质之质较优，其

---

① X 代表军官。

量尚足维持日常生活之需。若以总发热量论之，战时每人每日所得之量较平时 呈低 150 卡，但较最低需要尚高 230 卡，故其热量之摄取尚足应用。每日钙、磷、铁之摄取量与欧美标准比较，尚称符合，故亦无不足之虑。至于维生素之营养状况，在平时因乳、蛋、青菜、鱼等时或用之，故其甲乙素摄取量尚称足用。抗战以来，乳类断绝，而蛋与青菜、豆类用量较增，精白米又多改为糙米，所以甲乙素仍不成问题。因习尚熟食，青菜等经过不良之烹饪处理之后，其中大部丙素于煮菜汤中抛弃，另一部毁坏于煮时过久，实得之量甚微，故丙素之摄取殊嫌不足。平战时膳食中之丁素，虽微感不足，但因日光充足，甚可代偿丁素之作用。

中级家庭之膳食，在平时平均每人每日能摄取蛋白质 85 公分、总发热量 2,698 卡、钙 0.590 公分、磷 1.591 公分、铁 0.045 公分。及抗战以来，蛋白质减低至 75 公分、总发热量为 2,775 卡、钙 0.897 公分、磷 1.510 公分、铁 0.045 公分。平战相比，除蛋白质战时较平时低 10 公分，据最近研究之结果，其量虽距国人最低需要标准尚少 5 公分，若以其维持成人每日氮质之平衡，尚称充裕。其他总热量与矿质之摄取均无甚大出入，故可足应用。至于维生素之情况，除甲素之摄取量不如高级家庭外，其他如乙、丙、丁诸素均与其有相似之状况。

表 19 平时与战时家庭膳食中蛋白质与发热量来源分配之比较表

	高级				中级			
	平时		战时		平时		战时	
	发热量	蛋白质	发热量	蛋白质	发热量	蛋白质	发热量	蛋白质
谷类	66.2	48.3	54.6	51.3	73.5	63.5	68.0	55.5
豆类及其制品	2.9	5.4	4.5	15.1	3.8	9.3	13.6	17.9
蔬菜及水果	3.4	5.3	5.7	7.2	4.4	7.0	4.8	12.5
肉乳蛋类	14.4	35.2	23.1	21.1	8.3	18.1	9.0	10.3
油脂类	9.3		8.1		6.5		3.0	
杂品类	3.8	5.8	4.0	5.3	3.5	2.1	1.6	3.8

表20 平时与战时家庭膳食中每日每人所得营养素量比较表

家庭级	高级			中级								
	平时		平均	战时	平时				平均	战时		平均
发热量（卡）	2,378	3,184	2,781	2,630	2,901	2,544	2,870	2,462	2,894	2,471	2,742	2,698	2,766	2,785	2,775
蛋白质（公分）	86.5	20.1	98.3	76.4	86.1	87.0	94.5	80.0	86.8	78.0	84.0	85.2	71.5	79.0	75.3
脂肪（公分）	58.5	73.4	65.9	91.1	52.6	54.0	58.8	57.2	78.6	21.0	47.0	52.7	29.8	70.6	50.2
碳水化物（公分）	357	351	354	358	521	427	285	397	446	492	493	437	421	438	430
钙（公分）		0.679	0.679	0.726	0.327	0.519	0.635	0.761	0.709			0.590	0.900	0.895	0.897
磷（公分）		3.274	3.274	1.361	1.130	1.024	3.223	1.312	1.266			1.591	1.459	1.562	1.511
铁（公分）		0.081	0.081	0.052	0.015	0.015	0.764	0.056	0.064			0.045	0.038	0.051	0.045
调查时期	1934	1935		1941	1928	1935	1935	1935	同左	1925	1928		1937	1941	
调查地点	潘阳	成都		重庆	北平	上海	南京	辽宁		华北	北平		福建	重庆	
调查者	陆涤寰	郑集		王成发等	吴宪等	朱振钧	郑集等	王成发		窦维廉	陶孟和		王成发	王成发等	

(三) 工人之膳食

现在所讨论之工人膳食，完全以工厂内之工人为对象，其工作之性质较轻于码头搬运工人、石工、木铁工等。在平时工厂内之膳食，平均每人每日可得发热量为 2,946 卡，战时则为 2,540 卡，若按中华医学会营养委员会之规定，此类工人，每工作 1 小时，须于 2,400 卡之外，另加 75 卡，每日若工作 8 小时计算，每日需要 3,000 卡方能维持其正常生活，故平时热量之摄取尚可敷用，而战时热量之供给殊感不足。蛋白质之摄取状况，在平时每人每日平均可得 80 公分，若以蛋白质来源之百分比论之，谷类占 74.8%，豆类占 12.4%，蔬菜占 5.6%，肉类占 6.2%。战时则得蛋白质 77.7 公分，与平时相差甚微，亦与国人最低需要标准相近，且其蛋白质之来自谷类者，较平时低 26%，豆类高 17%，肉类高 10%，菜类相同，于是可知战时工人膳食中蛋白质之量足以维持日常之需，其质远胜于平时。矿质之摄取状况，在平时平均每人每日可得钙 0.531 公分，磷 1.047 公分，铁 0.023 公分。战时所得之量与平时相似，故平战时每日钙磷之摄取量均感欠缺。维生素之营养状况，因为谷类与蔬菜、豆等为其膳食之主要组成质，鱼卵等几等于零，故其每日摄取之甲、丙、丁三种维生素均感不足，乙素是否足用亦颇有问题。

表 21　平时与战时工人膳食中蛋白质与发热量来源分配之比较表（以百分比计算）

时代	平时		战时	
	热量	蛋白质	热量	蛋白质
谷类	84.6	74.8	81.5	48.4
豆类及其制品	4.6	12.4	6.7	22.8
蔬菜及水果	2.6	5.6	2.2	5.0
肉类	4.0	6.2	8.8	22.6
油脂类	3.5		0.6	
杂品类	0.7	0.9	0.1	0.2

表22 平时与战时工人膳食中每日每人可得之营养素量比较表

	平时									平均	战时		平均
总热量（卡）	3,141	2,889	3,008	2,913	3,008	2,490	2,660	2,837	3,568	2,946	2,455	2,626	2,540
蛋白质（公分）	92.3	92.1	67.0	88.0	82.0	62.0	64.0	65.0	109.0	80.2	78.0	77.1	77.6
脂肪（公分）	18.8	35.2	27.0	49.0	49.0	49.0	47.0	49.0	41.0	40.4	56.5	22.4	39.5
碳水化物（公分）	653	551	605	531	560	452	498	463	668	553	463	529	496
钙（公分）	0.278	0.267				0.775	0.661	0.577		0.531	0.630	0.623	0.626
磷（公分）	0.958	1.236				1.058	0.918	1.065		1.047	1.204	0.984	1.094
铁（公分）	0.012	0.017				0.031	0.030	0.028		0.023	0.045	0.038	0.041
调查时期	1928	1928	1931	1931	1936	1936		1934			1939	1940	
调查地点	北平		长沙	上海	上海	上海	上海		潘阳		福建	贵州	
调查者	吴宪等		泊惠耳	陶孟和等	蔡正雅	伊博恩	李维鏣		陆涤寰		王成发	王成发	

（四）学生之膳食

今日所讨论之学生营养问题之范围，仅就以往与最近大中学生膳食调查之报告，摘要分述于后：

1. 中学生膳食之营养状况

在中学时代之学生，其年龄多在12至18岁之间，正在发育期中。其生理心理之建设与卫生习惯之养成，皆须适当之处理，营养素之供给量尤须充裕，乃能正常发育。苟于此期中，营养缺乏或运动及心理失调，则其身心之发育，必蒙不良影响，直接妨碍其个人前途，间接贻害民族之健康。按报告之结果，在承平时代，中学生每日每人平均摄取热量 2,931 卡，与前列之每日需要标准 2,900 卡符合，故无不足之虑。自抗战以来，则降至 2,259 卡，此量较最低标准低约 65 公卡（卡），故今日学生膳食中之热量已感不足。蛋白质之摄取状况，在平时每人每日能得蛋白质 92.6 公分，此值固较成人之需要（80 公分）为高，但较中学生之需要量（90 至 120 公分）尚嫌稍低。自抗战以来，关于中学生膳食调查之报告尚少，据卫生署中央卫生实验院最近之调查与成都之报告，平均每人每日仅能得蛋白质 53.6 公分，较平时低 39.0 公分，较最低需要约低 1 倍，由是可知其蛋白质量之不足矣。且其蛋白质之来源，以百分计之，谷类占 66%，豆类居 20.5%，蔬菜类占 6%，肉类占 6.5%，其质之恶劣由是可知矣。以如此恶劣之蛋白质供给正当发育之青年学生，殊嫌其质太劣，其量又低，故今日中学生膳食中蛋白质之不足，甚为严重，亟应注意者也。矿质中与营养最关重要当推钙、磷、铁三者，成人每日需要钙 0.68 公分，中学生则需要 1 公分。我国平时中学生平均每人每日摄取钙 0.665 公分，战时则为 0.528 公分，故我国中学生膳食中之钙量，无论在平时或战时均感严重缺乏。磷之需要量，成人每日为 1.32 公分，中学生则需要 1.20 至 1.50 公分。平时中学生每日平均可得 1.135 公分，尚嫌不足。抗战以来，膳食中之磷量平均为 1.375 公分，亦有不足之嫌。在平时与战时中学生膳食中铁之供给量，皆在 12 公丝以上，似应足用，然据此次赤血球[1]与血色素之测定结果，约半数以上之中学生均患贫血。其缺乏之因是否由于烹菜炊饭弃汤之结果，正在研究证实期中。至于维生素之营养状况，卵乳类及其制品于我国中学生，膳食中间无地位，卵类虽为农村副产，但非中学生之日常食品，即或有之为量亦微，故可知膳食中之甲丁二维生素之来源仅为有色蔬菜，蔬菜之食用量，每因季节与地域不同，在我国北部及东北部，冬季时间甚长占全年 1/3，在此期内之学生多无足量之叶类蔬菜食用。而我国中部、东南部及西南部，全年蔬菜盈野，即于冬季尤不稍减，其全年膳食中之蔬菜用量，应较多于北部，故其甲素之缺乏，亦不若北方之严重，北方尤以冬季为甚。及抗战以来，中学生膳食中之蔬菜量占食物总量 14.4%，较诸战前之平

---

[1] 赤血球，即红血球，是在常规化验中英文常缩写为 RBC，是血液中为数最多的一类血细胞，同时也是脊椎动物体内通过血液运送氧气的最主要的媒介，同时还存在免疫功能。

均值为低，故甲素之缺乏应较战前严重。至于学生中是否有夜盲症之发现，颇值注意，因尚无报告，故难推测，其真实情况须待研究证实。我国食物中丁素含量虽微，然全年日光充足，如能善为利用，则丁素之不足，自易补偿，当无不足之虑。膳食中乙种维生素之营养状况，全国亦非一致，我国北部之学生，多食米、麦、杂粮、豆类之混合食品，故无乙素不足之虑，而我国长江以南之学生，均食精米，且煮饭之米汤，又多抛弃，故其乙素不足亦为当然之结果。自抗战以来，倡食糙米，虽有少数学校或亦采用，然多数之学生膳食，仍为白米，且烹调方法未能改良，所以当前中学生膳食中之乙素营养状况或亦有不足之虑，水果在中学生之膳食中亦少有地位，蔬菜又均熟食，故丙素亦有不足之嫌也。

2. 大学生之膳食营养状况

按照我国入学年龄计之，凡入大学之学生年龄在 18 岁以上，故皆为成年人，中华医学会营养委员会所拟定之成人最低限度之营养需要标准，居于温带地域者，度日常生活，不事劳力工作者每日若得 2,400 卡，即可适应其需要。在承平时代，我国之大学生平均每日能得 2,730 卡，较我国最低需要标准尚高 300 余卡，故其热量之摄取可谓之足用而有余。自抗战以来，大学生平均每人每日仅得 2,261 卡，较我国最低需要标准尚低 140 卡，故其膳食中热量之供给甚感缺乏。蛋白质之营养状况，在平时平均每人每日能得 82.1 公分，较我国成人蛋白质最低需要量——80 公分——尚高 2 公分，且其蛋白质之来自卵肉类者占 20% 以上，故其膳食中之蛋白质之量与质尚称优良足用。而七七（事变）以来，大学生之膳食营养状况随抗战之进展逐渐降低，每日每人平均仅能得 58.6 公分，其中来自植物者占 94%，所以目前大学生膳食中蛋白质之缺乏情形与中学生蛋白质之不足有同等之重要性。矿物质之营养状况，无论在平时战时大学生膳食中供给之钙量（0.325~0.519 公分）均不足以维持其正常代谢之需要，而磷质之摄取量，虽亦有不足之患，但不若钙之严重也。铁之摄取量尚足应用。维生素之营养状况与中学生有相似之缺乏，故不赘述。要之，战时我国中学生与大学生每日膳食供给之热量、蛋白质、钙与甲乙丙三种维生素量，皆感不足，其缺乏之程度，以热量、蛋白质，尤以动物性者为最，甲种维生素之缺乏亦最为严重。

表23　平时与战时中学生每日由膳食中摄取之营养素量比较表

时代	场所		蛋白质（公分）	脂肪（公分）	碳水化物（公分）	发热量（卡）	钙（公分）	磷（公分）	铁（公分）	调查者	年代
平时	北平		90.1	36.7	513.8	2741	0.325	1.110	0.0143	吴宪等	1928
	冬	河南	112	52	625	3420	0.772	1.170	0.0198	葛春林	1936
	夏		95	41	602	3150	0.470	0.931	0.0147		
	辽宁		97.6	49.2	537.8	2892	1.093	1.332	0.0814	王成发	1925
	潘阳		68.2	44.0	431.0	2456				陆涤寰	1934
	平均		92.6	44.5	541.9	2931	0.665	1.135	0.0320		
战时	成都		52.6	54.9	360.7	2159	0.449	1.828	0.0226	郑集	1940
	重庆		54.7	27.1	458.9	2360	0.606	0.822	0.0314	王成发等	1942
	平均		53.6	41.0	409.8	2259	0.527	1.325	0.0270		

表24　平时与战时大学生每日膳食中供给之营养素量之比较表

时代	平时				战时		
场所	北平	香港	潘阳	平均	昆明	福建	平均
蛋白质(公分)	95.5	94.0	74.7	64.3	58.3	58.8	82.1
脂肪(公分)	54.4	75.0	35.1	31.8	16.7	24.4	49.1
碳水化物(公分)	543.0	477.0	444.4	450.8	411.4	500.3	484.0
发热量(卡)	3,044	3097	2410	2737	2045	2477	2737
钙(公分)	0.325				0.359	0.519	
磷(公分)	1.110				1.828	1.299	
铁(公分)	0.0143				0.0226	0.0279	
调查者	吴宪等	黄新彦	王成发	陆涤寰	刘培楠	王成发	陆涤寰
年代	1928	1928	1936	1934	1939	1939	1934

四、营养素之缺点与改进之管见

兹就前数段中所述之战时军民营养之缺点，摘要归纳于以下 4 项中，分别检讨，并提供管见，以为改进之参考。

（一）热量不足之补救

我国战时军民膳食中热量之供给，除高中级家庭均无缺乏之虑外，学生、士兵与工人等无不感缺乏者。其缺乏之程度以学生为最、军队次之、工人又次之。米用量过高、脂肪用量过低为热量缺乏之主要因素。补救之策，宜减低米之用量，掺食玉米（包谷）、花生、黄豆等杂粮，以增高其脂肪之摄取量，同时增加脂肪用量，平均每人每日最低应食脂肪1两。平常一般人多喜食猪脂之腻，而厌植物油之味，殊不知脂肪之营养价值，以奶油为最高，但在目前中国社会经济状况，势在难行，故不主张普遍倡用，豆油、麻油、花生油、菜油等为我国特产，且其营养价值仅次于奶油，而高于其他动物油类（猪羊牛脂等），植物油之营养价值既高于猪油，价格又较低廉，故堪称既经济又营养之食品，应以政府之力量推行，惟于采购之先，宜严防奸商掺杂桐油，危害健康。杂粮之食用法甚多，可以1/3杂粮如玉米、四季豆、红小豆等与米混合煮锅饭。亦可以制成各种糕点以供食用，惟制法尚少知之者，故特摘要列于附录中，以备采用。

（二）蛋白质不足之补救

战时军民膳食中蛋白质之缺乏为最普遍之现象，就其质与量而论，其缺乏之严重性，以学生为最、军队次之、工人又次之，高中级家庭似无问题。就目前经济情形，此项缺乏之补救，倡食大豆为增加蛋白质量之唯一经济办法，大豆与杂粮混合食用，又为改进蛋白质之质与量之合理配合。若于国家经济好转之后，每人每日应增加肉类1两或更多，及鸡卵1枚，则蛋白质之量及质均可改进良多。若按目前社会情形，动物性食品之供给量与经济之购买力，普遍推

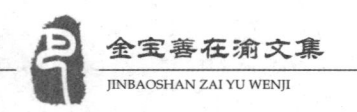

行，实非易事。若由最小单位改进着手，于可能之范围内增设集团食堂，并以有力组织之公私团体指导下，创办实验农场，厉行利用米汤、残渣、废物饲养猪鸭，利用荒山草原，多育牛、羊、家兔等。利用池沼以殖鱼虾，如是非仅足以供食，且利实验之用。

（三）矿质不足之补救

战时我国军民膳食中钙与磷之供给量，并非普遍缺乏，仅于学生与军队膳食中见之，且其缺乏之程度不甚严重，若能于每日膳食中将菜类有色菜蔬与豆类之用量加以选择与增加，并多利用日光浴，则不足之患自易矫正。

（四）维生素之不足之补救

1. 甲素不足之补救

有色蔬菜与脂肪用量不足为甲素缺乏之合并因素，青菜为甲素最经济之来源，青菜量不足，甲素来源困乏，脂肪量少，甲素难于利用，奶油卵类虽甲素含量甚丰，但不经济，颇难普遍推行，故增加有色蔬菜与脂肪，实为合理应时之策。若每日能食有色蔬菜（菠菜、苋菜、辣椒、西红柿等）或有色番薯、胡萝卜之类10两至1斤，若经济力许可，则每日食鸡卵1至2枚，或猪牛肝1至2两，则甲素缺乏之患自易解除。

2. 乙素不足之补救

食精度白米为乙素不足之主因，若能于每日早餐食全麦与1/8黄豆混合磨成稠糊，加食盐少许，烙饼，每人再食糙米稀饭一顿，在午晚饭中加豆腐或黄豆各一次，则乙素不足自易矫正。

3. 丙素不足之补救

有色蔬菜日用量不足，烹饪法之不良与常年无含丙素量丰富之生食果实补充，为丙素不足之主因。吾人若能将日用蔬菜食用量增加10两至1斤，并将炒菜时间缩短至3分钟以内，或用沸汤下菜续煮20~30分钟，然后汤菜全食，并于烹饪时禁用铜器，菜不应先切后洗，而应先洗后切，如是丙素损失之机会可以减少至最低，则丙素之营养状况可以因此而改进良多，若丙素之来源，专赖蔬菜而无含丙素较高之生食果实补充，则体内丙素之营养状况恐难达最适宜之境地。

4.丁素不足之补救

膳食中丁素固甚缺乏，但每日在日光中直接曝晒半小时，则丁素之不足自无问题矣。

附录

一、杂粮食品之制法

（一）糕类

1.杂粮蒸糕

原料：全麦粉5两，黄豆粉2两，玉米粉3两，鸡蛋2个，猪油3两，糖4两，苏打1小匙。

制法：先将猪油与糖混合，将打好之鸡蛋及杂粮粉等逐渐加入，最后加水或豆浆调和，使成稠液，将此稠液倒于擦过油之盘内，置于蒸笼中，蒸之即成。或贴于蒸锅之边，待菜热时则糕亦熟，如嗜咸糕可以盐水少许代糖。

2.杂粮蛋糕

原料：全麦粉6两，黄豆粉2两，鸡蛋4个，糖4两，猪油3两，苏打1小匙。

制法：与糕蒸之法同，只以烤代蒸而已。

3.蚕豆高粱粉发糕

原料：蚕豆粉8两，高粱粉8两，粗面粉8两，苏打1钱5分。

制法：将以上原料混合以后，以水或豆浆调成稠浆状倒入擦过油之烤盘内，放在蒸笼中蒸之即得。

4.高粱黄豆虚糕

原料：高粱粉、黄豆粉、粗面粉、糖各8两，糯米酒1两。

制法：先将3种杂粮粉混合均匀，再将米酒加入，和成厚浆状，置于温度适宜之处，约经 4 小时之久，将其倒入擦过油之烤盘中，蒸之或烤熟之。

5. 豆渣糕

原料：豆腐渣、面粉、糖各 8 两，鸡蛋 4 个，麻油 2 两，苏打 2 钱，桂皮 2 钱。

制法：（1）在打鸡蛋时，留出蛋白 3 个，其余的蛋白、蛋黄用力打透，再与麻油 2 两及糖 6 两调和均一，然后加入豆渣、桂皮丁混合之。

（2）将苏打粉同面粉混合后，过筛，然后再与（1）混合，将此混合好之稠液倒入擦过油之烤盘内烤熟之。

（3）将留下之蛋白打发，调入白糖 2 两，涂在已凉之蛋糕上，再重新烤 1 分钟即成，其状颇似奶油。

6. 豌豆发糕

原料：豌豆粉、面粉各 8 两，糖 6 两，小苏打 3 公分。

制法：将蒸化之糖与豌豆粉、面粉、苏打混合，然后加入水制成稠浆，将此浆倒入烤盘内或蒸熟之。

（二）饼类

1. 蚕豆红苕饼

原料：蚕豆瓣 2 斤，红苕（红薯）6 斤，糖 1 斤，麻油 1 斤，面粉 10 两。

制法：先将除皮之红苕与洗净之蚕豆瓣一同蒸烂，然后放入缸钵内搞成泥浆，再加入糖，外面蘸面，制成圆饼，放入开油锅内炸之即成。

2. 洋芋鸡蛋黄豆饼

原料：洋芋 3 斤 4 两，猪油 8 两，糖 6 两，黄豆面粉 6 两，鸡蛋 2 个。

制法：（1）先将黄豆炒熟，然后磨成细粉，置于碗内，拌入猪油 1 两，糖 3 两，碎花生少许，再加水少许，制成豆沙馅。

（2）将洋芋煮烂，剥去外皮，压成泥状，再加入糖 2 两，面粉 2 两。

（3）将洋芋泥做成杯状，将豆沙馅装入，捏成扁圆形饼，滚以干面粉，再蘸上鸡蛋，置于油内炸至浅黄色即成。

3. 杂粮煎饼

原料：玉米粉 1 两，黄豆粉 3 两，全面粉 1 两半，糖 1 两半，鸡蛋 2 个。

制法：用水少许将各种杂粮粉混合，不使其成团，再将已混合之糖与鸡蛋加入，然后加入水至成稀浆状，用羹匙放入锅内，以油少许煎之。

4. 红豆洋葱饼

原料：小红豆粉、糯米粉、洋葱各1斤，盐1两，麻油3两。

制法：先将洋葱洗净切碎，再与糯米粉、红豆粉拌和在一起，然后加水少许，使成稠浆状，将此稠浆倒入有开油少许之平底锅中煎之，制成薄饼一大张，待两面煎黄可随意切成小块，以待食用。

（三）饼干类

1. 营养饼干

原料：糖5两，猪油2两半，鸡蛋1个，整麦粉半两，黄豆粉3两，玉米粉2两，小苏打3小匙，水或豆浆少许。

制法：将糖与猪油混合，加打发之鸡蛋，后再将已筛过之各种粉（整麦粉、黄豆粉、玉米粉、苏打粉）加入，用力揉之，如尚太干，可加水或豆浆至能成形为止。妥为混合后，则将其擀成薄片，再划成或印成各种形状，并于每块之上面薄抹鸡蛋1层，放在已擦过油之烤盘上烤之。

2. 黄豆鸡蛋饼干

原料：黄豆粉3两，粗面粉13两，鸡蛋3个，白糖5两，苏打1钱。

制法：先将油、糖与鸡蛋混合，然后再加入各种粉，用力揉之，如仍太干，加水或是豆浆少许，以后之手续同上。

3. 杂粮花生饼干

原料：玉米粉3两，黄豆粉3两，面粉7两，糖6两，鸡蛋4个，猪油2两半，花生米4两，小苏打6公分。

制法：将已化之糖液与猪油、鸡蛋混合，待均匀后加入粉类苏打，及切碎之花生米块，好为搅和，将此稠液倒在擦过油之烤盘内，摊成1分厚薄饼，烤发时，用力划成长方形块，再放入烤箱中烤脆之。

4. 果酱杂粮饼干

原料：玉米粉1两8钱，黄豆粉3两，面半斤，鸡蛋2个，猪油1两半，糖半斤，苏打2公分，鲜柑皮6两。

制法：先将鲜广柑浸于冷水中一日，然后切成细丝或小丁，与糖 5 两和在一起，煮成黏状之果酱，其他制饼之法同上，待面和成软团后，将其擀成薄片，约 1 分厚，切成长方形小块，上加果酱，再取另一面片划成 2 条，置于果酱周围，上面涂鸡蛋少许，置于烤箱中烤之。

5. 豆渣饼干

原料：豆腐渣、粗面粉各 7 两半，糖 5 两，鸡蛋 8 个，麻油 3 两，桂皮 5 钱，苏打 3 公分。

制法：先将鸡蛋清黄分置于两碗中，均匀打好，将此液分别加入油糖溶液中，搅调均匀后，再加豆渣，最后加入面粉、苏打、桂皮丁，用力调和，用调羹舀在烤盘上烤之即成。

二、各种食谱

（一）军队食谱

我国驻防部队向采每日两餐制度，故今试编每日两餐之食谱 7 日以供参考。

表25 第一日

食品名称	早餐(上午9点) 糙米焖锅饭	白菜烧豆腐 小白菜	白菜烧豆腐 豆腐	晚餐(下午4点) 糙米焖锅饭	黄豆烧猪肠 糙米	黄豆烧猪肠 黄豆	黄豆烧猪肠 猪肠	调味料全日用量 青椒	调味料全日用量 青蒜	调味料全日用量 菜油	调味料全日用量 豆瓣酱	调味料全日用量 酱油	调味料全日用量 豆粉	调味料全日用量 盐	总计
重量 (两)	12	8	2	12	12	3	0.3	0.3	0.3	1	0.7	0.7	0.5	0.3	
重量 (公分)	375	250	62	375	375	94	12	10	10	31	20	20	16	10	
蛋白质(公分)	25.05	4.00	428	25.05	25.10	0.12	0.20	0.20		2.00	1.00			85.00
热量(卡)	1268	40	40	1268	273	35	0.2	2	308	59	11	35		3400
钙(公分)	0.210	0.353	0.169	0.210	0.118	0.001	0.003	0.003		0.016	0.012			0.925

表26 第二日

食品名称	早餐(上午9点) 糙米焖锅饭		萝卜烧牛肉		晚餐(午后4点) 糙米饭	油豆腐烧青菜		调味料				总计
	糙米	白萝卜	肥牛肉	糙米	油豆腐	青菜	菜油	豆瓣酱	酱油	盐	
重量(两)	12	6	1	3	2	8	1	0.7	0.7	0.3	
重量(公分)	37	188	31	375	62	250	31	20	20	10	
蛋白质(公分)	21.05	1.30	4.70	21.05	24.55	2.78		2.00	2.00		86.00
热量(卡)	1268	23	127	1268	348	38	308	59	11		3447
钙(公分)	0.210	0.071	0.002	0.210	0.118	0.258		0.016	0.012		0.920

表 27　第三日

食品名称		早餐(上午9点)		黄豆芽烧牛肝			晚餐(下午4点)		豌豆苗烧豆腐			调味料					总计
		饭(糙米)	黄豆芽	牛肝	辣酱		饭(糙米)	豌豆苗	豆腐	粉丝	豆粉	菜油	豆瓣酱	酱油	盐	
重量	(两)	12	6	1	0.3		12	6	2	1	0.5	1	0.7	0.7	0.3	
	(公分)	375	188	31	10		375	188	62	31	16	31	20	20	10	
蛋白质(公分)		25.05	12.78	5.87			25.05	8.39	4.2	0.1			2.00	1.00		84.00
热量(卡)		1268	143	43	4		1268	70	40	102	35	308	59	11		3400
钙(公分)		0.210	0.128	0.002	0.004		0.210	0.293	0.169	0.010			0.016	0.012		1.044

表 28 第四日

食品名称	早餐(上午9点)					晚餐(下午4点)					调味料					总计
	饭(糙米)	骨头汤烧蚕豆	猪骨头	干蚕豆	辣酱	饭(糙米)	牛肉烧白菜	肥瘦牛肉	小白菜	豆腐	豆粉	菜油	豆瓣酱	酱油	盐	
重量 (两)	12		1	3	0.3	12		1	8	2	0.5	1	0.7	0.7	0.3	
(公分)	375		31	94	1	375		31	250	62	16	31	20	20	10	
蛋白质(公分)	25.05			27.67		25.05		4.69	4.00	4.28			2.00	1.00		89.00
热量(卡)	1268		31	313	4	1268		86	40	40	35	308	59	11		3431
钙(公分)	0.210			0.087	0.004	0.210		0.002	0.353	0.169			0.016	0.012		1.063

52

表29 第五日

食品名称		早餐（上午9点）					晚餐（下午4点）									总计
		饭（糙米）	豆干炒绿豆芽				饭（糙米）	骨汤烧豆肠				调味酱				
			豆干	绿豆芽	青椒	豆粉		猪骨头	干蚕豆	猪肠	青蒜	菜油	豆瓣酱	酱油	盐	
重量	（两）	12	2	6	0.5	0.5	12	1	2	0.3	0.5	1	0.7	0.7	0.3	
	（公分）	375	62	188	16	16	375	31	62	12	15	31	20	20	10	
蛋白质（公分）		25.05	12.00	4.70	0.21		25.05		18.10	0.12			2.00	1.00		86.00
热量（卡）		1268	102	47	3	35	1268	31	228	35	7	308	59	11		3400
钙（公分）		0.210	0.058	0.036	0.003		0.210		0.058	0.001	0.002		0.016	0.012		0.681

表30 第六日

食品名称	早餐(上午9点) 饭(糙米)	牛肉烧菠菜豆腐 牛肉	菠菜	豆腐	粉丝	调味料 菜油	豆瓣酱	酱油	盐	晚餐(下午4点) 饭(糙米)	黄豆烧白萝卜丁 黄豆	榨菜	白萝卜	调味料 菜油	豆瓣酱	酱油	盐	总计
重量(两)	12	1	4	3	0.5	1	0.7	0.7	0.3	12	1	1	4	1	0.7	0.7	0.3	
重量(公分)	375	31	125	94	15	31	20	20	10	375	31	31	125	31	20	20	10	
蛋白质(公分)	25.05	4.69	3.00	6.49	0.05		2.00	1.00		25.05	12.50	1.36	0.88		2.00	1.00		81.00
热量(卡)	1268	86	33	61	34	308	59	11		1258	136	16	15	308	59	11		3400
钙(公分)	0.210	0.002	0.129	0.257			0.016	0.012		0.210	0.059	0.069	0.048		0.016	0.012		0.9860

表 31 第七日

食品名称	早餐(上午9点) 饭(糙米)	白菜烧豆腐 小白菜	豆腐	粉丝	晚餐(下午4点) 饭(糙米)	蚕豆烧猪肠 干蚕豆	猪肠	调味料 菜油	豆瓣酱	酱油	盐	总计
重量 (两)	12	8	2	1	12	3	0.3	1	0.7	0.7	0.3	
(公分)	375	250	62	31	375	94	12	31	20	20	10	
蛋白质(公分)	25.05	4.00	4.28	0.1	25.05	27.67	0.12		2.00	1.00		89.00
热量(卡)	1268	40	40	107	1268	313	35	308	59	11		3448
钙(公分)	0.210	0.353	0.169	0.009	0.210	0.087	0.001		0.016	0.012		0.950

（二）家庭食谱

本食谱内所列之食品重量均系可食部

表 32　第一日

早餐	稀饭	馒头			榨菜凉拌豆腐					
	糙米	小麦	玉米	高粱	豆腐	榨菜	盐	酱油	麻油	
重量	1两	2两	1两7	5钱	5两4	3钱	1钱	1钱	2钱	
蛋白质(公分)	2.89	6.88	1.81	0.62	11.25	0.44		0.18		
热量(卡)	110	225	95	23	106	5		2	47	
钙(公分)	0.012	0.029	0.001		0.445	0.122		0.002		

午餐	糯米饭	雪里红烧豆腐				芋苔红烧肉				
	糙米	雪里红	豆腐	盐	菜油	猪头肉	芋苔	酱油	盐	葱
重量	5两	8钱	3两3	2钱	3钱	2两	3两	2钱	2钱	3钱
蛋白质(公分)	14.33	4.14	6.90			5.67	0.77	0.36		0.18
热量(卡)	549	62	65		93	359	54	3		3
钙(公分)	0.062	0.492	0.270			0.004	0.034	0.004		0.012

晚餐	糙米饭	馒头			豆腐洋山芋骨头汤				炒白菜				（三餐）总计
	糙米	小麦	玉米	高粱	洋山芋	豆腐	萝卜	骨头	盐	白菜	猪油	盐	
重量	4 两	1 两 3	8 钱	3 钱	1 两 5	2 两	1 两 3	7 两	1 钱	7 两	2 两	1 钱	
蛋白质（公分）	11.46	4.20	0.92	0.35	0.08	4.14	0.28			1.97			79.79
热量（卡）	439	138	47	13	32	39	5			25	46		2585
钙（公分）	0.49	0.018			0.006	0.164	0.015			0.095			1.84

表33 第二日

早餐	稀饭		馒头			油炸花生米		菜油	花生米
	米	小麦	玉米	高粱	盐			
重量	1 两	2 两	1 两 7	5 钱	1 钱		半钱	1 两 3
蛋白质（公分）	2.89	6.88	1.81	0.62				10.68
热量（卡）	110	225	95	23			19	244
钙（公分）	0.012	0.029	0.001					0.056

午餐

	糙米饭	豆瓣酱炒回锅肉					洋芋炒青菜			
	糙米	猪头肉	豆瓣酱	盐	菜油	葱	洋芋	青菜	盐	猪油
重量	5两	2两	3钱	2钱	2钱	3钱	3两	8两	3钱	2钱
蛋白质(公分)	14.33	5.67	0.87			0.12	0.77	2.66		
热量(卡)	549	359	30		47	3	54	36		47
钙(公分)	0.082	0.004	0.008			0.012	0.034	0.259		

晚餐

	糙米饭	馒头			洋山芋红萝卜骨头汤				黄豆芽炒豆腐干					(三餐)总计
	糙米	小麦	玉米	高粱	洋山芋	红萝卜	骨头	盐	葱	黄豆芽	豆酱干	盐	菜油	豆酱
重量	4两	1两3	8钱	3钱	1两5	4两	7两	2钱	3钱	4两7	3两3	1钱	1钱	3钱	
蛋白质(公分)	2.46	4.22	0.91	0.35	0.79	0.99			0.17	9.52	8.50			2.62	86.63
热量(卡)	439	138	47	13	32	17			3	106	171		28	302	2867
钙(公分)	0.049	0.018			0.006	0.012			0.012	0.095	0.008			0.006	0.774

表34 第三日

早餐	稀饭	糙米	馒头	小麦	玉米	高粱	煮黄豆	黄豆	酱油	红糖	盐
重量		1两		2两	1两7钱	半两		1两	1钱	1钱	少许
蛋白质(公分)		2.89		6.88	1.81	0.62		12.15	0.18	0.01	
热量(卡)		110		225	95	23		132	2	2	
钙(公分)		0.012		0.029	0.001			0.057	0.002		

午餐	糙米饭	米	炒莴笋	莴笋	猪油	盐	洋山芋红烧肉	洋山芋	猪肉	酱油	盐	葱
重量(公分)		5两		半斤	2钱	1钱		3两	2两	2钱	2钱	3钱
蛋白质(公分)		14.33		2.59				1.55	5.67	0.36		0.17
热量(卡)		549		36	47.5			63	359	34		34
钙(公分)		0.062		0.032				0.011	0.004	0.004		0.012

晚餐	糙米饭		馒头			豆腐菠菜骨头汤				豆腐干洋山芋糊					总计（三餐）
	糙米	小麦	玉米	高粱	豆腐	菠菜	骨头	盐	洋山芋	豆腐干	酱油	盐	猪油		
重量	4两	1两半	8钱	3钱	3两	8两	8两	2钱	1两半	1两7	1钱	1钱	2钱		
蛋白质（公分）	11.46	4.22	0.91	0.35	5.52	5.76			0.79	9.25	0.24				87.71
热量（卡）	439	137	47	13	52	62			32	86	7		46		2627
钙（公分）	0.049	0.018			0.218	0.247			0.006	0.049	0.002				0.815

表35 第五日

早餐	稀饭	馒头				油炸黄豆		
	糙米	小麦	玉米	高粱	黄豆	菜油	盐
重量	1两	2两	1两7	5钱	1两	2钱	少许
蛋白质(公分)	2.89	6.88	1.81	0.62	12.15		
热量(卡)	110	225	95	23	132	47	
钙(公分)	0.012	0.029	0.001		0.075		

午餐	甘薯糙米饭		千层炒雪里红		猪血豆腐汤				
	糙米	甘薯	千层	雪里红	盐	菜油	猪血	豆腐	葱	猪油	盐
重量	5两	3两	3两3	6两	2钱	2钱	2两	5两4	3钱	1钱	2钱
蛋白质(公分)	14.33	0.93	32.90	3.24			2.61	11.25	0.17		
热量(卡)	549	81	325	49		47	11	106	3	27	
钙(公分)	0.062		0.733	0.385			0.041	0.445	0.012		

晚餐	糙米饭	馒头			黄芽白骨头汤			炒芋苔青菜				猪油	(三餐)总计
	糙米	小麦	玉米	高粱	黄芽白	骨头	盐	芋苔	青菜	盐	猪油		
重量	4两	1两3	8钱	3钱	7两	7两	2钱	1两5	2两	1钱	1钱		
蛋白质(公分)	11.46	4.22	0.92	0.35	1.88			0.44	0.55				109.6
热量(卡)	439	138	47	13	24			28	7			28	2554
钙(公分)	0.049	0.018			0.090			0.017	0.050				2.001

表36 第五日

早餐	稀饭	馒头			高粱	油炸蚕豆瓣				
	糙米	小麦	玉米	高粱		蚕豆瓣	菜油	盐		
重量	1两	2两	1两7	半两		2两	2钱	少许		
蛋白质(公分)	2.87	6.88	1.81	0.65		5.05				
热量(卡)	10.0	225.0	95.0	23.0		173.0	47.0			
钙(公分)	0.0120	0.0290	0.0010			0.047				

午餐	甘薯糙米饭		蚕豆雪里红汤			牛肉炒红萝卜丝					
	糙米	甘薯	蚕豆	雪里红	盐	猪油	牛肉	红萝卜	大蒜叶	酱油	盐	菜油
重量	5 两	3 两	4 两	3 两 3	2 钱	2 钱	1 两	5 两	3 钱	2 钱	2 钱	2 钱
蛋白质（公分）	14.33	0.93	15.58	1.50			5.31	1.39	0.35	0.3		
热量（卡）	549.0	81.0	183.0	27.0		74.0	83.0	24.0	4.0	3.0		46.0
钙（公分）	0.062		0.062	0.214			0.002	0.027	0.007	0.003		

晚餐	糙米饭	馒头			洋山芋萝卜骨头汤				榨菜炒肉丝				（三餐）总计
	糙米	小麦	玉米	高粱	洋山芋	白萝卜	骨头	大蒜叶	盐	榨菜	肉丝	盐	豆腐干	菜油
重量	4 两	1 两 3	8 钱	3 钱	1 两半	3 两半	8 两	3 钱	2 钱	3 两 7	6 钱	2 钱	1 两 7	2 钱
蛋白质（公分）	11.46	4.22	0.92	0.35	0.79	0.7		0.35		6.16	1.89		0.25		93.06
热量（卡）	439.0	138.0	47.0	13.0	32.0	12.0		4.0	86.0	73.0	119.0			46.0	2720.9
钙（公分）	1.049	1.018			0.004	0.033		0.007	0.049	0.314	0.001				0.947

表 37 第六日

早餐

	稀饭	馒头			盐水煮蚕豆	
	糙米	小麦	玉米	高粱	蚕豆	盐
重量	1两	2两	1两7	5钱	2两	2钱
蛋白质（公分）	2.86	6.88	1.81	0.62	7.86	
热量（卡）	101	225	95	23	92	
钙（公分）	0.012	0.029	0.001		0.031	

午餐

	甘薯糙米饭		牛肉烧萝卜				榨菜豆腐花				
	糙米	甘薯	牛肉	萝卜	大蒜叶	盐	豆腐花	榨菜	葱	菜油	盐
重量	5两	3两	2两	7两	3钱	少许	7两	1两	3钱	2钱	1钱
蛋白质（公分）	14.33	0.93	10.62	1.98	0.35		13.80	1.32	0.17		
热量（卡）	549	81	167	34	4		130	16	3	4	
钙（公分）	0.062		0.003	0.038	0.007		0.546	0.007	0.012		

晚餐	糙米饭	馒头	小麦	玉米	高粱	洋山芋黄豆芽骨头汤 洋山芋	黄豆芽	骨头	盐	豆腐干炒青菜 豆腐干	青菜	酱油	盐	菜油	（三餐）总计
重量	4两		1.3两	8钱	3钱	1两5	3两3	7两	2钱	1两7	5两	2钱	2钱	2钱	
蛋白质（公分）	2.47		4.22	0.91	0.35	0.79	6.80			9.25	5.82	0.30			103.43
热量（卡）	439		138	47	13		76			46	96	3		46	2543
钙（公分）	0.049		0.013			0.006	0.068			0.049	0.336	0.003			1.277

表38 第七日

早餐	稀饭 糙米	馒头 小麦	玉米	高粱	凉拌生萝卜丝 萝卜	酱油	盐	麻油
重量	1两	2两	1两7	5钱	2两	2钱	少许	2钱
蛋白质（公分）	2.86	6.88	1.81	0.62	0.42	0.30		
热量（卡）	110	225	95	23	7	3		47
钙（公分）	0.012	0.029	0.001		0.023	0.003		

午餐	糙米饭	黄花木耳炒猪肝								猪油
		猪肝	地瓜	黄花	木耳	盐	菜油	酱油	白黄芋芳	芋芳	大蒜	盐	
重量	5两	1两	七两	3钱	3钱	1钱	2钱	2钱		3两	2钱	少许	1钱
蛋白质(公分)	14.33	28.65	6.03	0.93	0.94			0.30		0.77	0.55		
热量(卡)	549	40		31	32		47	47		54	14		37
钙(公分)	0.062	0.002		0.025	0.021			0.003		0.034	0.001		

晚餐	糙米饭	馒头			洋山芋胡萝卜骨头汤				豆腐干炒腌榨菜叶				(三餐)总计
		小麦	玉米	高粱	洋山芋	胡萝卜	骨头	盐	大蒜叶	腌榨菜叶	豆腐干	盐	菜油	
重量	4两	1两3	8钱	3钱	1两5	3两	7两	少许	3钱	5钱	7两	2钱	2钱	
蛋白质(公分)	2.40	4.22	0.91	0.35	0.79	0.99			0.35	2.25	37.00			123.65
热量(卡)	439	138	47	43	32	17				41	224		46	2392
钙(公分)	0.049	0.018			0.006	1.019			0.007	0.321	0.196			0.832

中学生冬季食谱（一星期）

本食谱内采用之食物，均为重庆初冬菜场内常见之菜，每日菜钱按市价估计需国币 6 元左右，若按三十一年（1942）五月份社会部统计处编制之重庆市生活指数计，适等于民国二十六年（1937）之市价 1 角 5 分。

卫生署中央卫生实验院营养室编制

表 39　第一日

食物种类	单位	重量	蛋白质(公分)	热量(卡)	钙(公分)
早餐					
豆炒咸菜	1 碟				
大豆菜丁		1 两	1	31	0.064
大方椒		1 两		6	0.005
黄豆		1 两	13	132	0.057
调味品		少许			
午餐					
猪肉烧豆腐	1 碗				
瘦猪肉		1 两	5	102	0.003
豆腐		6 两半	14	130	0.546
榨菜		1 两	1	16	0.067
调味品		少许			
豌豆苗汤	1 碗				
豌豆苗		1 两半	2	18	0.078
调味品		少许			
晚餐					
什锦菜	1 碗				
小白菜		3 两	2	16	0.141
白萝卜		1 两半		6	0.019
西红柿		1 两半	1	9	0.004
豆腐干		3 两	19	171	0.098

续表

食物种类	单位	重量	蛋白质（公分）	热量（卡）	钙（公分）
牛肉		2两	10	184	0.003
全日					
油		1两		270	
米		20两	40	2128	0.336
总量			108	3219	1.421

表40　第二日

食物种类	单位	重量	蛋白质（公分）	热量（卡）	钙（公分）
早餐					
榨腐炒黄豆	1碗				
榨菜		1两	1	16	0.067
黄豆		1两	13	132	0.057
午餐					
牛肉炒豆腐干韭菜	1碗				
牛肉		1两	5	123	0.002
绿豆芽		3两	3	25	0.019
豆腐干		3两	19	174	0.098
韭菜		1两半	2	15	0.042
调味品		少许			
菠菜豆腐汤	1碗				
菠菜		1两半	1	13	0.05
豆腐		1两半	4	32	0.136
调味品					
晚餐					
白菜千张丝炒猪肉	1碗		0	0	0
小白菜		1两	0.6	50	0.047
粉丝		半两		52	0.004
千张		1两半	15	147	0.33

续表

食物种类	单位	重量	蛋白质(公分)	热量(卡)	钙(公分)
猪肉		1两	5	102	0.003
调味品		少许			
小白菜汤	1碗				
小白菜		2两	1.4	110	0.004
粉丝		半两		52	0.004
调味品		少许			
全日					
油		1两		270	
米		20两	40	2028	0.336
总量			110	3194	1.289

表41　第三日

食物种类	单位	重量	蛋白质(公分)	热量(卡)	钙(公分)
早餐					
五香蚕豆瓣	1碗				
蚕豆瓣		2两	17	200	0.056
五香料		少许			
午餐					
牛肉炒白菜	1碗				
豆腐		3两	7	55	0.017
小白菜		半斤	4	40	0.352
牛肉		1两半	8	125	0.003
调味品		少许			
荠菜汤					
荠菜		2两	2	23	0.213
调味品		少许			
晚餐					
猪肉烧黄豆	1碗				
黄豆		3两	37	390	0.017

续表

食物种类	单位	重量	蛋白质(公分)	热量(卡)	钙(公分)
猪肉		1两半	4	270	0.003
酱		1两	2	17	0.018
调味品		少许			
青菜汤					
青菜		1两		5	0.03
调味品		少许			
全日					
油		1两		270	
米		20两	40	2028	0.338
总数			121	3429	1.04

表42 第四日

食物种类	单位	重量	蛋白质(公分)	热量(卡)	钙(公分)
早餐					
炒黄豆(盐)	1碗				
干炒黄豆		1两	12	132	0.006
调味品					
午餐					
红烧牛肉萝卜	1碗				
豆腐干		3两	16	154	0.088
牛肉		1两半	8	126	0.003
萝卜		5两	1	18	0.057
豆酱		1两	3	90	0.027
调味品		少许			
菠菜汤	1碗				
菠菜		1两	1	16	0.062
调味品		少许			
晚餐					
牛肉炒黄豆芽	1碗				

续表

食物种类	单位	重量	蛋白质(公分)	热量(卡)	钙(公分)
黄豆芽		6两	15	137	0.122
牛肉		1两半	8	126	0.003
菠菜		1两	1	16	0.067
荠菜汤	1碗				
荠菜		2两	2	23	0.213
调味品		少许			
全日					
油		1两		270	
米		20两	40	2028	0.336
总数			107	3004	0.984

表43　第五日

食物种类	单位	重量	蛋白质(公分)	热量(卡)	钙(公分)
早餐					
五香黄豆丁	1小碗				
黄豆		1两半	20	198	0.088
豆腐干		2两	9	85	0.049
午餐					
牛肝炒菠菜	1碗				
牛肝		2两	11	82	0.003
菠菜		3两	2	26	0.103
千张丝		1两	10	98	0.22
小白菜汤	1碗				
小白菜		2两	1	8	0.07
调味品		少许			
晚餐					
牛肉炒萝卜干	1碗				
盐白萝卜干		1两	1	32	0.074
酸菜		1两半	1	10	0.034

续表

食物种类	单位	重量	蛋白质(公分)	热量(卡)	钙(公分)
牛肉丝		1两半	8	16	0.067
猪血榨菜汤	1碗				
猪血		3两	4	19	0.069
榨菜		1两	1	16	0.067
调味品		少许			
全日					
菜油或其他油		1两		270	
米		20两	40	2028	0.336
总量			108	2888	1.178

表44　第六日

食物种类	单位	重量	蛋白质(公分)	热量(卡)	钙(公分)
早餐					
五香花生米	1碟				
花生米		2两	25	616	0.036
调味品		少许			
午餐					
牛肉烧洋芋	1碗				
洋芋		3两	2	73	0.013
牛肉		2两	12	89	0.004
调味品		少许			
黄豆芽汤	1碗				
黄豆芽		1两半	3	38	0.034
千张丝		少许			
调味品		少许			
晚餐					
猪肉烧蚕豆	1碗				
瘦猪肉		1两	5	102	0.003
毛豆		1两	5	50	0.03

续表

食物种类	单位	重量	蛋白质(公分)	热量(卡)	钙(公分)
蚕豆		1两	5	50	0.016
调味品		少许			
豆腐汤	1碗				
豆腐		6两半	14	130	0.546
葱及调味品		少许			
全日					
油		1两		270	
米		20两	40	2028	0.336
总量			109	3446	0.018

表45 第七日

食物种类	单位	重量	蛋白质(公分)	热量(卡)	钙(公分)
早餐					
五香黄豆	1碗				
黄豆		1两	12	132	0.006
五香料		少许			
午餐					
炒牛肉千张	1碗				
千张丝		4两	40	390	0.879
韭菜		2两	2	18	0.05
牛肉		1两半	8	125	0.003
调味品		少许			
豌豆苗汤	1碗				
豌豆苗		2两	3	2	0.094
调味品		少许			
晚餐					
牛肉炒蚕豆瓣	1碗				
蚕豆瓣		6两	53	599	0.083
雪里红		2两	1	16	0.128

续表

食物种类	单位	重量	蛋白质(公分)	热量(卡)	钙(公分)
牛肉		1两半	8	125	0.003
调味品		少许			
黄豆芽汤	1碗				
黄豆芽		1两	2	23	0.017
全日					
油		1两		270	
米		20两	40	2082	0.336
总量			169	3802	1.599

学校卫生教育

金宝善在中央训练团党政训练班讲演
民国二十九年（1940）十月印

我国学校卫生教育过去办理情形及今后推进方法

一、引言

现在学校卫生教育之目的，在使学生之态度及行为，有正常之发展，增加其生活力量，并促进其活动之兴趣，而达到身心最高健康之目标。是故教育之实施，必须身心并重，惟欲达到学生身体健全之目的，则必须特别注重学校卫生之实施。欧美先进各国，对于学校卫生各种工作，莫不殚精竭虑，研究实施，良以近代教育，既系以学生整个生活为标准，健康为生活之第一要素，学校卫生实为增进青年健康之唯一途径也。

本文先就我国过去办理学校卫生之情形加以检讨，再根据以往之实际经验，述举今后推进办法，藉供从事学校卫生教育者之参考。

二、过去办理情形

（一）沿革

我国办理学校卫生之历史，尚未甚久，民国初年，国内学校仿行欧西办法，聘用医师兼任校医者颇不少，惟除为已病之学生施行治疗外，对于其他卫生方面，以及教育方面，绝不注意，自不能称为有系统有训练之学校卫生设施，及至民国十五年（1926），前京师警察厅试办公共卫生事务所开始实验城市学校卫生，订定工作范围及应用表格，选择四校试验，此实为我国举办学校卫生之发端，亦即是学校卫生实验工作之起始。经三年之实验研究，对于整个学校卫生之实施，始略具雏形，民国十八年（1929）二月国民政府卫生部鉴于学校卫生之重要，乃协同教育部组织学校卫生委员会，并颁布学校卫生实施方案，举凡关于学校卫生之一切实施办法，均有详明之规定，于上海、南京、天津、杭州等处先后举办。民国二十五年（1936）四月卫生署召开全国学校卫生技术会议，订定大中小学及乡村学校卫生设施标准，旋经教育部核定公布，截至二十六年（1937）止，各省市举办学校卫生者达22单位，学生总人数约20余万人，抗战发生后，四川省于民国二十七年（1938）亦设置健康教育委员会，举办学校卫生。

（二）行政组织

依据学校卫生实施方案之规定，学校卫生行政，应由卫生机关与教育机关合作办理，由卫生机关负技术之责，教育机关负行政之责，双方相辅而行。但以往各地方因情形特殊，办理学校卫生之行政组织，颇有不同，约可归纳之为三种，如左（下）：

1. 教育机关主办者

（1）设卫生教育处或健康教育处于教育厅下，处理一切学校卫生事宜，并另组织卫生（或健康）教育委员会负设计指导之责，如湖北省汉口市。

（2）设卫生或健康教育委员会于教育厅下，由主任委员兼主任医师司理一切学校卫生事宜，如安徽、福建、陕西、江西等处。

（3）设健康教育委员会，下置主任医师，及技术人员处理一切学校卫生事宜，如南京市、北平市等处。

2. 由卫生机关主办者，如近来之贵州、福建两省，及民国二十一年（1932）前之北平、南京两市。

3. 自办者，多有实验性质，如中央大学，遗族学校等，均由中央卫生机关予以人力上之协助。

在学校方面成立卫生室者甚多，其组织如左（下）：

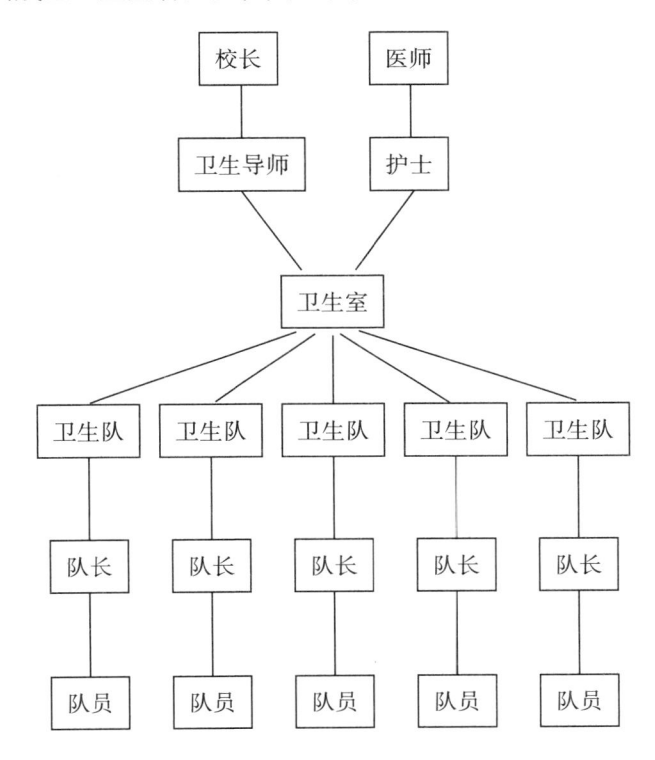

```
        校长              医师
         │                │
      卫生导师           护士
         │                │
         └───────┬────────┘
              卫生室
       ┌────┬───┼───┬────┐
     卫生队 卫生队 卫生队 卫生队 卫生队
       │    │    │    │    │
      队长  队长  队长  队长  队长
       │    │    │    │    │
      队员  队员  队员  队员  队员
```

（三）工作范围及概况

办理学校卫生之重要工作，约可分为健康教育，保健工作，预防工作，诊病工作，救护训练，环境卫生，职工卫生及事务工作等八项：

图 1 学校卫生工作系统表

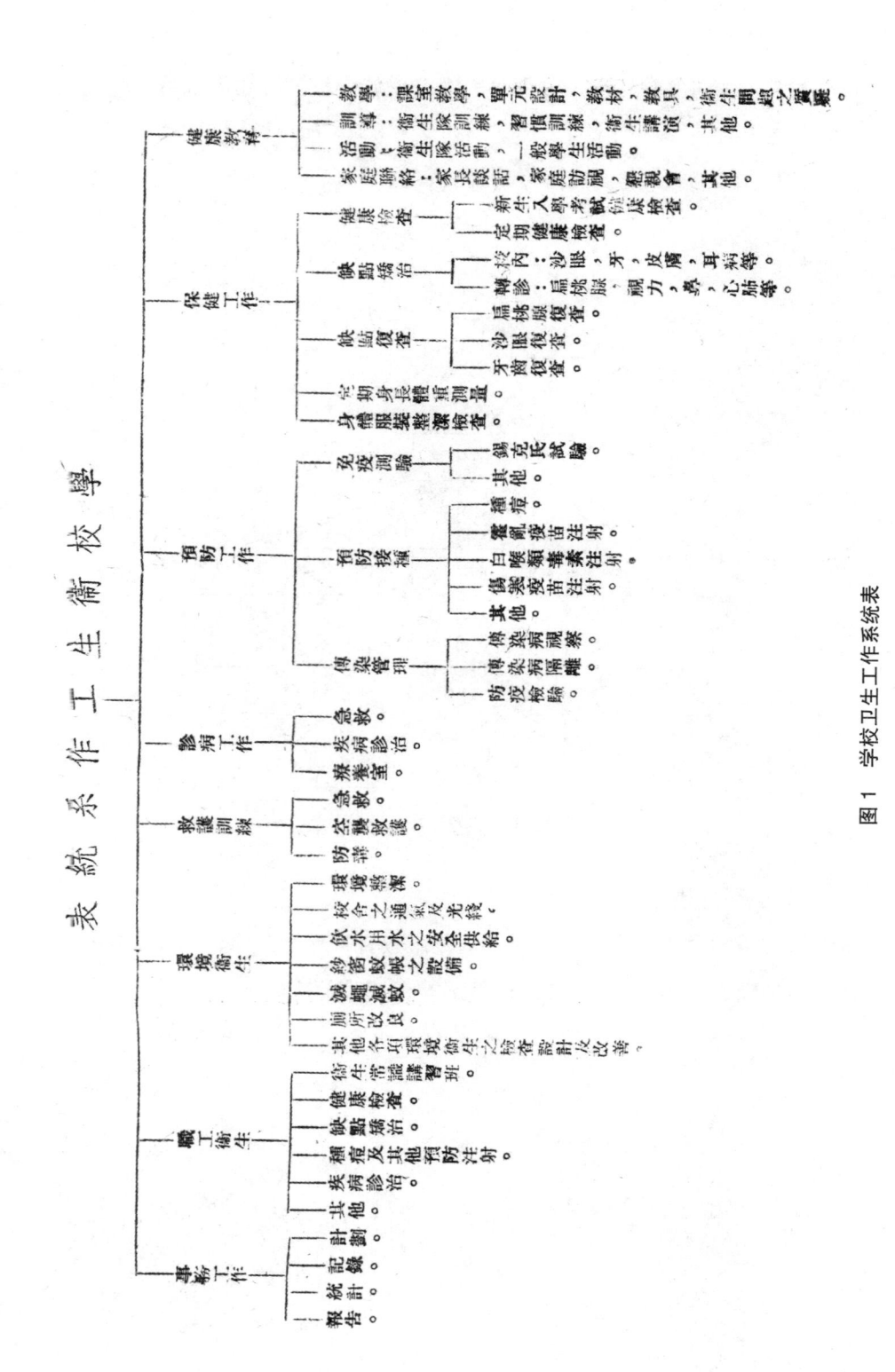

学校卫生工作系统表

- 健康教育
  - 教学：课室教学、单元设计、教材、教具
  - 训导：卫生队训练、习惯训练、卫生讲演、其他
  - 活动：卫生队活动、一般学生活动
  - 家庭联络：家长谈话、家庭防疫、恳亲会、其他

- 保健工作
  - 健康检查
    - 新生入学考试、临床检查
    - 定期健康检查、牙、皮肤、耳病等
  - 缺点矫治
    - 校内门诊：扁桃腺、视力、鼻、心肺等
    - 沙眼、皮肤
  - 缺点复查
    - 扁桃腺复查
    - 沙眼复查
    - 牙齿复查
  - 定期身体测量
  - 身体服装整洁检查

- 预防工作
  - 免疫测验
    - 锡克氏试验
    - 其他
  - 预防接种
    - 种痘
    - 霍乱疫苗注射
    - 白喉类毒素注射
    - 传染菜苗注射
    - 其他
  - 传染病管理
    - 传染病视察
    - 传染病隔离
    - 防疫检验

- 诊病工作
  - 急救
  - 疾病诊治
  - 疗养室

- 救护训练
  - 急救室
  - 空袭救护
  - 防护讲习

- 环境卫生
  - 环境整洁
  - 校舍之通气及光线
  - 饮用水之安全供给
  - 纱窗蚊帐之设备
  - 灭蝇灭蚊
  - 厕所改良
  - 其他各项环境卫生之检查设计及改善

- 职工卫生
  - 卫生常识讲习班
  - 健康检查
  - 缺点矫治
  - 种痘及其他预防注射
  - 疾病诊治
  - 其他

- 事务工作
  - 计划
  - 记录
  - 统计
  - 报告

以往各地方办理学校卫生，大都仅限于中小学校，在大学方面，除中央大学及北平师范大学等办理有系统之学校卫生工作外，其余多系校医性质，从事医治疾病，或略作防疫工作而已。兹将各地方办理中小学校卫生之概况，按工作种类分述之。

1.健康教育

（1）教学及训导

①卫生常识分在常识或自然公民各课程内讲授，不另列卫生课程。

②组织卫生自治团体，小学以卫生队训练之，初中充分利用童子军之组织，高中及大学则利用军训组织。

③训导项目计有卫生习惯训练，公开卫生演讲，晨会卫生谈话，分班演讲，个人谈话，卫生队训导等。

（2）活动

①卫生队大检阅　民国二十二年（1933）起方有卫生队之组织，民国二十五年（1936）江西、福建、湖南等省举行卫生队大检阅，民国二十六年（1937）安徽、湖北亦相继举行，成绩甚佳。

②卫生展览会　江西、湖北、湖南等省，均先后举办卫生展览会，多由卫生署派员协助，民国二十六年（1937）春，卫生署派员携带巡回展览品，在安徽十专员区署所在各地举办卫生展览一次。

③卫生电影及幻灯放映　在南京及北平，均利用卫生机关摄制之影片及幻灯片，分别在各校映射，湖南则由教厅自购投影机一架，轮流映射，观众以学生及家属为对象。

④卫生游艺会　各处均有举行，多半由各校自行举办。

⑤卫生作业比赛

A.图画比赛　除由卫生署举行全国中小学生卫生图画比赛一次外，南京市及湖北省均曾个别举行一次。

B.讲演比赛　在南京、江西、福建、湖南、安徽等处每年均有举行者。

C.救护用具比赛　曾在安徽省会举行一次。

⑥救护用品制造　在安徽于民国二十六年（1937）秋各学校利用劳作课程，

制造口罩、纱布垫、棉花球、小夹板等品,大量捐送前方应用,并由职业学校制造脱脂纱布,及脱脂棉花,大批捐赠省抗敌后援会,作伤兵裹伤之用。

2. 保健工作

(1) 健康检查

①定期健康检查 每生每隔一年受检查一次,据各处统计结果,学生健全无缺点者平均每百人不满十人,缺点以沙眼及齿病为最多(见表1)。

表1 全国各大城市中小学校学生体格缺点统计表
[民国十八年(1929)至民国二十七年(1938)]

缺点种类	检查人数	有缺点人数	缺点百分率(%)
沙眼	234,303	113,534	48.5
齿病	235,921	88,590	37.6
扁桃腺肿大	237,961	53,871	22.6
淋巴腺肿大	148,391	23,136	15.6
营养不良	236,063	34,543	14.6
视力障碍	207,885	25,215	12.1
包茎	110,565	11,945	10.8
皮肤疾患	204,828	19,341	9.4
其他耳病	198,261	13,516	6.8
贫血	41,061	2,769	6.7
听力障碍	177,594	10,582	6.0
其他眼病	136,987	6,803	5.0
鼻病	125,664	3,080	2.8
呼吸系病	219,401	3,920	1.8
其他疾病	150,664	2,195	1.5
循环系病	231,873	3,095	1.3
疝气	111,316	1,228	1.1
整形外科病	151,830	1,577	1.0
脾病	98,512	719	0.7
甲状腺肿大	121,298	741	0.6
辨色力失常	19,003	80	0.4

附记：本表系根据南京、上海、北平、青岛、威海卫、杭州、苏州、吴兴、长沙、福州、镇江、开封、重庆、成都、广州、南昌、贵阳、昆明各处学生体格检查报告编制。

②身长体重测量　其用意在测定学生身体健康之变动，每月举行一次，其有不正当情形者，即立予以详密之检查。

③入学体格检查　在查验身心是否可以攻读，故检查项目较少，只就能否胜任与有无传染疾病两原则作为合格与否之标准，计不及格者占全体受检人数之10%左右。

（2）缺点矫治

①以矫治沙眼为最费时间，以矫治皮肤病为最易奏效，对于牙齿病在南京、北平、安徽、湖南等处均已设置专科处理，结果甚佳，其他各处尚无此项设备。至扁桃腺之割治，则仅在南京市有大规模之施行，结果甚佳。

②缺点矫治分为三种方法施行：

A. 在校内逐日矫治，多利用上课前之5分钟时间；

B. 设总矫治处（如齿病、扁桃腺肿大之矫治）；

C. 其需较大手术者，则转送特约医院（如疝气、包茎等）。

③晨间检查　其用意为发觉早期传染病及养成卫生习惯，以前系由各级任教员负责于每晨举行之，惟费时太多，级任教员多表反对，后改由卫生队队长作初查，教员作复查，效果甚佳。

3. 预防工作

（1）预防接种及免疫测验

①种痘　每生每两年接种一次，与健康检查同时举行。

②霍乱及伤寒预防注射　在流行区域内霍乱每年一次，伤寒每两年一次，在南京及安徽等省实施强迫注射，其余各省市为自愿注射。在举办之初成绩不甚佳，及至民国二十五年（1936）以后，凡实施强迫注射者，全体学生约有95%接受注射，反之不实施强迫注射时，则受注射学生仅约占全体70%强。

③锡克①及狄克②测（试）验　曾在南京市、北平市、上海市、长沙市等处施行，兹举北平市之例如左（下）：

A. 白喉　受锡克氏测验者 11,716 人，现阳性反应者 7,397 人，占全体受验者 63.14%。

B. 猩红热　受狄克氏测验者 11,716 人，现阳性反应者 5679 人，占全体受验者 48.47%。

（2）隔离　除曾发现麻疹即在家庭予以隔离并拒绝其入校外，历年来在各地学校尚无其他急性传染病盛行之报告。

4. 诊病工作

分学校门诊（派医务人员到校工作）及转诊二项，轻病在门诊医治，重病或传染病送医院诊治，学生患病者以皮肤病及眼病为最多。

5. 救护训练

在抗战发动前后，全国各大中学校举办救护训练，多由办理学校卫生人员前往施教关于急救、空袭、救护、防毒之学识，曾受此项训练之学生在军医卫生机关及地方防护组织服务者颇不乏人。

6. 环境卫生

应先行视察，次设计，再事改善，惟环境卫生之改善与经济力量成正比例，大规模之环境改善除具有实验学校卫生性质之学校外（如南京之遗族学校），殊难实现。试以南京市及安徽省举例言之，曾由教育主管机关制定分期改善计划，先由厕所、厨房着手，次为饮水设备垃圾处置，再为教室运动场，最后为课室宿舍及办公室，惟以种种关系只对于饮水设备及垃圾处理方面达到改善之目的而已。

教室之课桌椅原系参照欧美各国标准制造，但因西人身体比例与我国人不同故不适用，后多方研究曾拟定标准如左（下）：

---

① 锡克试验是调查人群对白喉是否有免疫力的皮内试验，其原理是外毒素和抗毒素的中和反应。锡克试验尚可用于检查白喉预防接种后的免疫效果。

② 狄克氏试验是利用链球菌感染后机体可产生特异性抗体（抗红疹毒素抗体），抗体一旦产生即具有免疫力，此时如皮下注射红疹毒素，便不再产生皮疹的原理进行的一种试验。

（1）桌之高度应为坐于椅上两手下垂时自地平至肘上一寸之距离。

（2）椅之高度应等于踵至腘窝之距离。

7. 职工卫生

对于学校教职员及校工亦施行健康检查、缺点矫治、预防接种、疾病诊治等，惟大都取自愿制不加强迫。

8. 事务工作

关于工作应用表格及记录等，各地方均根据学校卫生实施方案所规定者办理，甚为整齐，在统计及比较上亦极便利，此为其他卫生工作所不及。

（四）经费

经费为事业之母　根据以往各地办理学校之卫生经验。每生每年约需 8 角，凡学生人数愈多则每生之负担可愈轻。

三、今后推进办法

吾人鉴于过去办理学校卫生事业之实际经验，认为应加改进之处尚属甚多，兹述今后推进办法之要点如下。

1. 行政组织

过去各地方办理学校卫生，或由卫生机关主办，或由教育机关主办，颇不一致，卫生机关与教育机关之合作多不切实，在教育上之效果尚多不能满足吾人之期望。故今后在行政组织上应以教育机关为主体，卫生机关居技术合作地位，全国各级学校卫生教育应在统一之组织下活动。其系统应如表2。

2. 工作范围

除仍照学校卫生实施方案所订定者切实施行外，应以健康教育为工作中心，在大学及高中方面应注重保健防疫及卫生问题之质疑；在初中方面，以利用童子军为原则；在小学则以健康生活及卫生习惯为中心。以前对于救护训练及职工卫生颇多疏忽，应予重视，又方案内容之应修正者尚属不少，应召集全国学

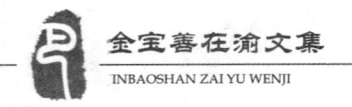

校卫生技术会议，详加研讨加以改进。

3. 人员训练

目前办理学校卫生之人才极为缺乏，亟须积极训练以充实之，如开办学校卫生技术人员训练班及学校教师健康教育训练班等，均属切要。关于一切技术训练应由卫生机关负责办理，此外并实行巡回观摩法以增加工作效率，并促进全国学校卫生工作趋于一致。

4. 推进步骤

推行学校卫生，应参酌地方教育设施情形以定缓急。如以省行政单位言之，应先举办省会学校卫生，次及各县县城，再次为乡镇，最后为农村。如以学校性质言之，则应先在师范学校广造健全师资，充实基本人员，以便工作得以普遍推行，小学校学生需要健康保障，较之中学及大学学生尤为迫切。故办理学校卫生应先由小学而渐及于中学及大学，同时更希望工作之推行能随时与学生家庭及社会团体取得联络，务期能以学校为中心，进而推广于家庭社会。

办理学校卫生既为增进青年健康之唯一途径，而我国对于学校卫生之实施亦已初具规模，此后如何推行发展使全民族日趋健康，尚有待于全国教育界及卫生界同仁之努力进行焉。

附表

表2 学校卫生行政及技术系统表

```
                            行政院
                              │
    ┌────────┬────────┬───────┼───────┬────────┬────────┐
    ↓        ↓        ↓               ↓        ↓        ↓
  省政府    市政府   卫生署          教育部   市政府   省政府
    │        │        │               │        │        │
    ↓        ↓        ↓               ↓        ↓        ↓
  省卫生处 市卫生局 中央卫生实验院  医学教育委员会 市教育局 省教育局
    │        │        │               │
    │        │        ↓               ↓
    │        │      卫生推广组    卫生教育专门委员会
    │        │        │               │
    │        │        ↓               ↓
    │        │      实验工作         教育工作
    │        │        │               │
    │        ↓        ↓               ↓
    │     市卫生教育委员会        省卫生教育委员会
    │        │                       │
    │        ↓                       ↓
    │      学校                     学校
    ↓        ↓                       ↓
  省卫生院 市卫生机关
    │        │
    ↓        ↓
  市卫生教育委员会   省卫生教育委员会
    │                   │
    ↓                   ↓
  学校                 学校
    ↓                   ↓
  乡镇卫生所         乡镇中心学校
           ↓     ↓
           卫生室
```

文本1 ⎯⎯⎯→
文本2 ----→

表3 壮丁体格检查统计

根据民国二十六年(1937)赣,皖,浙等省检查报告,共检查 48,444 人

等级	标准	人数	百分数(%)	备考
甲种	身长逾 165 公分,体重逾 55 公斤,胸围达身长之半数以上。	3,851	8.0	合格
乙种	身长逾 160 公分,体重逾 50 公斤,胸围达身长之半。	14,985	30.9	
丙种	身长不满 160 公分,体重胸围亦不足标准,并有其他重要缺点。	16,479	44.3	不合格
丁种	身长不足 154 公分,体重胸围亦不足标准,并有其他重要缺点。	4,359	9.5	
戊种	暂难恢复之伤病,或一时不能矫正之畸形,并有其他重要缺点。	3,216	7.3	

表4 上海市男学童各年龄身长体重对照表

身长(公分)	年龄										
	5	6	7	8	9	10	11	12	13	14	15
97	15.0	—	—	—	—	—	—	—	—	—	—
99	15.5	15.5	—	—	—	—	—	—	—	—	—
101	16.0	16.0	—	—	—	—	—	—	—	—	—
103	16.5	16.5	—	—	—	—	—	—	—	—	—
105	17.0	17.0	17.0	—	—	—	—	—	—	—	—
107	17.5	17.5	17.5	—	—	—	—	—	—	—	—
109	18.0	18.0	18.0	18.0	—	—	—	—	—	—	—
111	18.5	18.5	18.5	18.5	—	—	—	—	—	—	—
113	19.0	19.0	19.0	19.0	19.5	—	—	—	—	—	—
115	19.5	19.5	20.0	20.0	20.0	—	—	—	—	—	—
117	—	20.0	20.5	21.0	21.0	21.0	—	—	—	—	—
119	—	20.5	21.0	21.5	21.5	22.0	—	—	—	—	—
121	—	21.0	22.0	22.0	22.5	22.5	22.5	—	—	—	—

续表

身长(公分)	年龄										
	5	6	7	8	9	10	11	12	13	14	15
123	—	—	22.5	23.0	23.0	23.5	23.5	—	—	—	—
125	—	—	23.0	23.5	24.0	24.0	24.0	24.0	—	—	—
127	—	—	—	24.0	24.5	25.0	25.0	25.0	—	—	—
129	—	—	—	25.0	25.5	25.5	26.0	26.0	—	—	—
131	—	—	—	25.5	26.0	26.5	27.0	27.0	27.0	—	—
133	—	—	—	—	—	27.0	27.0	27.5	28.0	28.0	—
135	—	—	—	—	27.5	28.0	28.5	29.0	29.0	29.0	—
137	—	—	—	—	—	28.0	28.5	29.0	30.0	30.0	30.0
139	—	—	—	—	—	29.5	30.0	31.0	31.0	31.0	—
141	—	—	—	—	—	30.0	31.0	32.0	32.0	32.0	—
143	—	—	—	—	—	—	31.5	32.5	33.0	33.0	34.0
145	—	—	—	—	—	—	32.5	33.5	34.0	34.0	35.5
147	—	—	—	—	—	—	—	34.5	35.5	35.5	36.5
149	—	—	—	—	—	—	—	35.5	37.0	37.0	38.0
151	—	—	—	—	—	—	—	36.5	38.0	38.0	39.0
153	—	—	—	—	—	—	—	37.5	39.0	39.0	40.0
155	—	—	—	—	—	—	—	—	40.0	40.0	41.5
157	—	—	—	—	—	—	—	—	41.5	41.5	42.5
159	—	—	—	—	—	—	—	—	43.0	43.0	43.5
161	—	—	—	—	—	—	—	—	—	44.0	45.0
163	—	—	—	—	—	—	—	—	—	45.5	46.0
165	—	—	—	—	—	—	—	—	—	46.5	47.5
167	—	—	—	—	—	—	—	—	—	—	48.5
169	—	—	—	—	—	—	—	—	—	—	50.0
171	—	—	—	—	—	—	—	—	—	—	15.0[①]

说明：身长以公分为单位，体重以公斤为单位，年龄系实足年龄。

① 文献中数据为15.0，疑为51.5——编者注

表5 上海市女学童各年龄身长体重对照表

身长(公分)	年龄										
	5	6	7	8	9	10	11	12	13	14	15
95	14.5	—	—	—	—	—	—	—	—	—	—
97	15.0	—	—	—	—	—	—	—	—	—	—
99	15.5	15.5	—	—	—	—	—	—	—	—	—
101	16.0	16.0	—	—	—	—	—	—	—	—	—
103	16.5	16.5	16.5	—	—	—	—	—	—	—	—
105	17.0	17.0	17.0	—	—	—	—	—	—	—	—
107	17.5	17.5	17.5	17.5	—	—	—	—	—	—	—
109	18.0	18.0	18.0	18.0	—	—	—	—	—	—	—
111	18.5	18.5	18.5	19.0	—	—	—	—	—	—	—
113	19.0	19.0	19.0	19.5	19.5	—	—	—	—	—	—
115	19.5	19.5	19.5	20.0	20.0	—	—	—	—	—	—
117	—	20.0	20.0	20.5	21.0	21.5	—	—	—	—	—
119	—	20.5	21.0	21.0	21.5	22.5	—	—	—	—	—
121	—	—	21.5	22.0	22.5	23.0	23.0	—	—	—	—
123	—	—	22.0	22.5	23.0	23.5	23.5	—	—	—	—
125	—	—	23.0	23.0	23.5	24.5	24.5	—	—	—	—
127	—	—	—	23.5	24.0	25.0	25.0	25.0	—	—	—
129	—	—	—	24.0	25.0	25.5	26.0	26.0	—	—	—
131	—	—	—	25.0	25.5	26.5	27.0	27.0	27.0	—	—
133	—	—	—	—	26.5	27.0	27.5	28.0	28.0	—	—
135	—	—	—	—	27.0	28.0	28.5	29.0	29.0	29.0	—
137	—	—	—	—	27.5	28.5	29.5	30.0	30.5	30.5	30.5
139	—	—	—	—	—	29.0	30.0	31.0	31.5	31.5	31.5
141	—	—	—	—	—	29.5	31.0	32.5	33.0	33.0	33.0
143	—	—	—	—	—	—	32.0	33.5	34.0	34.0	34.0
145	—	—	—	—	—	—	32.5	34.5	35.5	35.5	35.5
147	—	—	—	—	—	—	33.5	35.5	36.5	36.5	36.5
149	—	—	—	—	—	—	—	37.0	38.0	38.0	38.0
151	—	—	—	—	—	—	—	38.0	39.0	39.0	39.0
153	—	—	—	—	—	—	—	—	40.5	40.5	40.5
155	—	—	—	—	—	—	—	—	41.5	41.5	42.0
157	—	—	—	—	—	—	—	—	—	43.0	43.0	43.0
159	—	—	—	—	—	—	—	—	—	44.0	44.5

续表

身长(公分)	年龄										
	5	6	7	8	9	10	11	12	13	14	15
161	—	—	—	—	—	—	—	—	—	45.5	46.0
163	—	—	—	—	—	—	—	—	—	—	47.0

说明：身长以公分为单位，体重以公斤为单位，年龄系实足年龄。

表6 健康检查表

学校		号数：					
姓名		性别：		住址：			
班次	年级　学期		年级　学期			年级　学期	
检查日期	年　月　日		年　月　日			年　月　日	
检查时家长在场否							
实足年龄	岁　个月强			岁　个月强		岁　个月强	
检查项目	检查结果	▲	矫治情形	检查结果	▲	矫治情形	检查结果	▲	矫治情形
1　身长	公分			公分			公分		
2　体重	公斤			公斤			公斤		
3　视力	左　右			左　右			左　右		
4　听力	左　右			左　右			左　右		
5　病耳									
6　沙眼									
7　其他眼病									
8　牙齿									
9　扁桃腺									
10　淋巴腺									
11　营养									
12　皮肤									
13　循环系									
14　呼吸系									
15　整形外科									
16　辨色力									
17　鼻									

续表

检查项目	检查结果	▲	矫治情形	检查结果	▲	矫治情形	检查结果	▲	矫治情形
18 甲状腺									
19 脾									
20 疝气									
21 包茎									
22 粪									
23 血									
24 其他									
检查医师签名									

注意：▲记号栏内，填写检查之结果之符号。

附录　学校卫生设施标准

一、乡村小学学校卫生设施暂行标准

［教育部第9713号部令公布（25、7、8）］

（一）目标

1. 以教育方法培养儿童的卫生观念。

2. 利用简单的卫生设施以保障儿童的健康。

3. 以儿童健康生活为中心推动民众的健康。

（二）组织

各校应以一个曾受卫生训练的教员，在县健康教育委员会指导之下，负责主持学校卫生事宜。关于卫生的技术工作，应由当地卫生机关加以辅导。

（三）经费

各校应将学校卫生经费列入预算，必要时得酌向学生收取卫生费，但至多每学生每学期不得超过1角。凡在学生40名以下的学校，应有开办费5元。全年经费12元，40名以上100名以下的加倍。

（四）工作范围

1. 健康教育　各校教员对于儿童的健康教育，应根据部颁小学公民训练标准低中年级常识和高年级自然课程标准，注意儿童卫生智能的发展，习惯的养成，态度的训练，以促进儿童的健康，同时充分利用一切卫生设施以增进健康教育的效能。

2. 健康检查　各校应在可能范围内请托当地卫生机关实施儿童健康检查。

3. 预防接种　各校新生入学时必须施种牛痘，同时应请托当地卫生机关施行其他预防接种。

4. 简易治疗　曾受卫生训练的教员，应给儿童施行下列的简单治疗，在可能范围内，并得设法普及本地的一般民众：

（1）眼病

（2）癣疥及脓疮

（3）头癣

（4）皮肤外伤

（5）皮肤溃疡

（6）晕厥

（五）卫生设备

1. 记录用表、种痘记录、整洁记录、简易治疗记录、日记及月报（另附）。

2. 药品及器械根据各地情形而定，以简单、经济、实用、安全为原则（另附细单）。

3. 卫生习惯图（卫生署出版）。

4. 法定9种传染病小丛书（卫生署出版）。

5. 其他参考书籍。

以上1、2两项，必需设备，除可视本校财力酌量设置。

二、城市小学学校卫生设施暂行标准

［教育部第9713号令公布（25，7，8）］

（一）目标

1. 养成儿童健康的生活习惯。

2. 利用现代科学医学的设施，增进儿童的健康，预防儿童的疾病。

3. 使学校的卫生设施影响到儿童的家庭，由学校与家庭的联络协作，而促进儿童健康生活环境的实现。

4. 增进儿童关于健康的基本知能。

（二）组织

每校或若干校联合组织学校健康教育委员会，由校长、教员、医师、护士等为委员，办理关于学校卫生的一切事务。

（三）人员

包括校长、教员、医师、护士、助理员及儿童等，医师、护士由1校或数校联合设置，大概儿童可5,000人，应设专任医师1人、护士2人、助理员1人。

（四）经费

小学学校卫生经费，应以平均每年1元为原则，其来源如下：

1. 学校行政经费（由学校将此项费用列入预算）；

2. 学校卫生费（小学每生每学期应纳卫生费大洋2角）。

（五）工作范围

1. 健康教育

（1）健康教学

①教材编订　小学卫生不独立设科，关于卫生知能方面纳入常识自然内教学，关于习惯方面纳入公民训练中训练。其教材的编订，应遵照部颁常识、自然两科课程标准和小学公民训练标准办理。

②教材设备　各校应有下列关于卫生教学的设备

第一，关于公民方面的设备。

名称	出版者
卫生习惯挂图	卫生署
生理卫生模型	卫生署
健康与经济挂图	卫生署

续表

名称	出版者
家庭学校各处布置设计图	自制
个人整洁比较表	卫生署
团体整洁比较表	卫生署
视力测验表	卫生署
实足年龄计算表	卫生署

第二，关于常识自然方面的设备。

名称	出版者
生理解剖图	卫生署编商务印书馆出版
行路安全图	卫生署
传染病挂图	卫生署
蚊蝇模型	卫生署
食物营养品的比较表	卫生署
伤寒，白喉，霍乱，传染病模型	卫生署
疥疮，头癣，沙眼等模型	卫生署
牙齿模型	卫生署
儿童适宜膳食标准	
两性演化图	卫生署
学校卫生挂图	卫生署
儿童卫生补充读物	

第三，其他。

①磅秤

②身长测量器

③其他

（2）训导

①态度训练　教员应以身作则，固定时间或利用机会实施个别训练与团体指导。

②习惯的养成　教员应联络家长，以身作则，养成儿童健康生活的习惯，尤须特别注意营养、活动、休息等健康生活习惯。

（3）活动

①卫生队组织及训练　小学中高年级儿童应一律组织卫生队，其组织及训练办法另附。

②其他卫生活动　小学中高年级儿童应利用机会参观公共卫生设施，兼参加其他卫生活动。

（4）家庭联络

①家长谈话　教员或护士应于新生受健康检查时及旧生发生健康上特殊问题时，邀请家长到校谈话。

②家庭访视　关于儿童缺点之矫治，及发觉重要疾病时，应由教员或护士到各家访视，并注重家庭环境卫生的视察及改善。

③家庭通信　关于儿童健康情形，于每学期终报告家属，平时如有偶发事项，也须常常通信商榷。

④恳亲会等　每学期举行恳亲会或其他展览表演等会，请家长到校参观学校卫生设施及儿童卫生活动与成绩，并讨论家庭及学校卫生联络合作等问题。

2. 健康检查

（1）体格检查　新生在入学后第一学期内应一律受体格检查。以后除一年级以新生论外，应在第4年、第6年各复查1次。如医师认为必要时得随时检查。

在施行检查前，级任教员应先将健康检查情形略为儿童说明，并填写健康记录中的各个儿童的各项健康情形。在检查时级任教员应在场协助一切。

（2）缺点矫治　凡在体格检查时，新发觉的各项（廿）符号的缺点应设法矫正；（卅）符号的缺点应立刻设法矫正；沙眼、牙、皮肤及耳病等应设法在各级各自矫治。关于扁桃腺、视力、鼻、心、肺、疝气等缺点，应设法于当地医院妥为矫治。

（3）缺点复查　凡关于沙眼、皮肤、耳病和别种眼病等，应于每学期结束前复查1次，牙齿缺点应每年复查1次，关于其他缺点应酌量定期复查。

（4）定期身长体重测量　身长（测量）应于每学期开始及结束的1月①各举行1次，体重（测量）应每月在一定时间举行1次，级任教员或护士应负测量之责。

（5）晨间检查　级任教员应于每晨朝会时举行晨间检查，在检查时应注意儿童的清洁整齐等卫生习惯及各种急性传染病的症状，遇有疑似急性传染症状时，应立刻停止其上学，并送交医师或护士复查。

3. 预防传染病

（1）预防接种　体格检查时应一律同时施种牛痘，按当地情形每年或隔年施行伤寒或霍乱预防注射1次。在可能范围内，得施行白喉预防注射。

（2）传染病管理　级任教员如发现学生疑似传染病的症状时，应立刻将病者隔离，并将接触者施以相当检疫。同时报告当地健康教育机关，施行必要的消毒手续。

4. 环境卫生

（1）教室的窗户面积应占地板面积1/5。

（2）教室应设置气窗，但不可任由新鲜的冷空气直接射击儿童的头部。

（3）教室的桌椅应适合儿童身长，椅高应使学生坐时两足平放在地板上，膝弯适成一直角（90度）；桌高应使学生直坐时和眼睛距离在35公分左右。

（4）悬挂黑板的墙壁不宜有窗，黑板不宜反光。

（5）儿童座位的排列应使光线从左边射入。

（6）每教室门外应设置水箱1只，每学生各有茶盅1只，便利学生取饮。

（7）教室的地板和窗门应至少每星期用水洗擦1次。

（8）学校应有洁净而备纱窗纱门的厕所，缸内粪便每日清除1次。厕缸数应如下表：

学生数目	女厕坑数	男厕坑数
30~50	4	2
50~70	5	3
70~150	6	4

---

①此处指每学期开始及结束的当月。

续表

学生数目	女厕坑数	男厕坑数
150~200	8	5
200~300	14	7
300~400	18	8

如学校中无寄宿舍，此项坑数可减少 1/3。

（9）厕所附近应有洗手设备。

（10）膳厅应有纱窗、纱门，碗筷应用沸水煮洗。

（11）厨房应有纱窗、纱门，其地位应离厕所较远。

（12）厨丁应受清洁训练，并须时刻检查其两手的清洁。

（13）垃圾应每日清除或焚烧。

（14）全校的环境以不滋生蚊蝇为原则。

（15）每校最好有自来水或自流井的设备。

（16）每月应由学校卫生人员举行环境卫生检查 1 次，将结果报告校长以为改善的根据。

5. 诊疗

（1）诊疗疾病　医师或护士负责在各校卫生室，或分区学校诊疗所诊治儿童普通疾病。

（2）转诊　遇有危难或应住院的疾病，应设法转送医院诊治。

（3）急救　由护士教员或卫生队队长负责在各校卫生室施行。

（六）设备标准

校中应有 1 个卫生室，卫生室的设备如下表：

表 7　卫生室设备一览表

卫生室牌子(蓝底白字磁制或木制可挂在门旁或门栏上横直厅便)以简明为要		
办公用品	桌子(有抽屉的)	一张或三张
	椅凳	四只
	磅秤	一具
	红墨水	一瓶

续表

	卫生室牌子(蓝底白字磁制或木制可挂在门旁或门栏上横直厅便)以简明为要	
办公用品	蓝墨水	一瓶
	钢笔	二支
	粉笔(红黑蓝)	各一支
	吸水纸	二大张
	浆糊	一盒
	圆书钉	一盒
	回文夹	一盒
	剪刀(中式)	一把
	量尺	一支
	白纸	二十张
	废报纸	二张
	纸篓	一个
	橡皮	一块
	痰盂	一个
	橱柜(须能锁者)	一架
	记录箱(放卫字一号用)	一具
	茶壶	一把
	茶杯(放置盘内)	四只
洗手设备	洗手架	一架
	面盆	一个
	肥皂	一块
	肥皂盒	一套
	毛巾	四套
	水壶	一把
	污水桶	一具
图表	学校卫生习惯图	一套
	学校急救图	一套
	卫生习惯图	一套
挂表	钩或衣架	

续表

	卫生室牌子(蓝底白字磁制或木制可挂在门旁或门栏上横直厅便)以简明为要	
记录	儿童沙眼矫治记录簿	一本
	儿童皮肤矫治记录簿	一本
	儿童牙齿矫治记录簿	一本
	儿童耳病矫治记录簿	一本
	儿童教职员及校工等诊病记录簿	一本
	儿童急救记录簿	一本
	儿童转诊簿	一本
	咨询簿	一本
	卫生室家具物件药品记录簿	一本
	缺点矫治药品★	
	急救所用药品材料说明书★	
	诊病券★	
附注	凡有 ★ 记号的都在学校卫生机关领取 各卫生室药品器械器具皆须一律整齐(杂件一概取消)	

附注：1. 城市幼稚园学校卫生设施，暂照本标准办理。

2. 关于其他技术事项参照部颁学校卫生实施方案。

三、中等学校卫生设施暂行标准

〔教育部第 9527 号部令公布（25、7、3）〕

（一）目标　中等学校卫生设施标准之目标如下：

1. 利用教育方法使学生明了人体结构与生活技能：培养卫生之正确观念，训练健康生活，以增进教育效能。

2. 利用现代科学医学之设施，保障学生健康，预防学生疾病。

3. 使学校环境充分合于卫生条件，全校教职员及学生生活都有健康保障。

4. 使学生明了政府对于民众健康保障之设施，参加各种卫生活动，以增进将来赞助社会事业之兴趣。

（二）组织　学校卫生教育及设施应列为学校行政工作之一，由校长负责主持，必要时得指定专任教员为卫生指导员。每校应聘曾受训练之学校卫生护士 1 人，数校可合聘卫生医师 1 人。各校应组织学校健康教育委员会，由校长、教导主任、事务主任、体育教员、各级级任教员、医师、护士及卫生指导员等为委员，以校长、卫生指导员及医师或护士为常务委员，由校长任主席。

（三）经费　平均每生每年应承担卫生经费1元，其来源暂时可从下列两方面筹措之：

1. 学校行政经费（由学校将此项费用列入预算）。

2. 学生卫生费（中等学校每生每学期应纳卫生费大洋4角）各校应将此项经费列入每年度之预算内。

（四）工作纲要

1. 卫生课程　依照部颁初中卫生课程标准切实教授，应多注意使学生能多有实习各种生理卫生之工作或参加各种课外活动，同时并当与各科充分联络。

教员应以身作则，首先实践卫生要则，务使卫生知识能充分实现于日常生活。高中既无规定之卫生课程，应邀请医学卫生专家举行特别卫生讲演。在3年内应有20次之卫生讲演，讲题应以能启发学生科学医学之观念，对于现代科学医学之治疗及预防方法有充分之认识为原则，同时应令学生参观各种医事机关，参加各项卫生运动。

2. 健康检查　健康检查包括体格检查缺点矫治，定期身长体重测量等项。

（1）体格检查　新生在入学后第一学期内应一律受体格检查，以后除一年级以新生论外，应在初中三年级、高中一年级及三年级各复查1次，如医师认为必要时得随时检查。

在施行检查前各级级任教员应先将健康检查情形略向学生说明，并填写健康记录中之各项个人健康史，在检查时各教员应在场协助一切。

（2）缺点矫治　凡在体格检查时新发现之各项（廿）符号之缺点应设法矫治；（卅）符号之缺点应立刻设法矫正；沙眼、牙、皮肤及耳病等应设法在各校矫治；关于扁桃腺，视力、鼻、心肺、疝气等缺点，应设法于当地医院妥为矫治。此外凡关于沙眼、皮肤、耳病、其他眼病等，应于每学期结束前复查1次，牙齿缺点应每年复查1次，关于其他缺点，应酌量定期复查之。

（3）定期身长体重测量　身长（测量）应于每学期开始及结束之月各举行1次，体重（测量）应每月在一定时间举行1次，教员或护士应负测量之责。

3. 传染病预防及管理　全校教职员及学生均应按期施行天花及霍乱伤寒之预防接种。种痘应每隔 5 年举行 1 次（即初中一年级及高中二年级），霍乱每年接种 1 次，伤寒每两年接种 1 次。

如查悉学生有患传染病者，应即送隔离医院，予以隔离治疗；曾与患者接触之学生应施行检疫或预防注射，患传染病愈后之学生，在返校上课以前，必须经医师诊察，书面证明无传染病之危险后，始得准予返校上课，遇发现危重之流行病必要时得解散学校，以资杜绝传染之机会。

4. 环境卫生　学校环境卫生应具下列之标准：

（1）教室之窗户面积应占地板面积 1/5。

（2）教室应设置气窗，但新鲜之冷空气不可直接射击学生之头部。

（3）教室之桌椅应适合学生之身长，椅高应使学生坐时两足平放地板上，膝弯成一（90 度）之直角，桌高则应使学生直坐时桌面与眼之距离在 35 公分左右。

（4）悬黑板之墙壁不宜有窗，黑板不宜反光。

（5）学生座位之排列应使光线从左边射入。

（6）每教室门外应置饮水箱 1 只，每学生各有茶盅 1 只。

（7）教室之地板及窗门应至少每星期用水洗擦 1 次。

（8）学校应设备洁净而装有纱窗纱门之厕所，便粪每日清除 1 次，其数可如下表：

学生数目	女厕坑数	男厕坑数
30~50	4	2
50~70	5	3
70~150	5	4
150~200	8	5
200~300	14	7
300~400	18	8

如学校中无寄宿舍，则此项坑数可减少 1/3。

（9）厕所附近应有洗手设备。

（10）膳厅应有纱门、纱窗，碗筷应用沸水煮洗。

（11）厨房应有纱门、纱窗，其地位应离厕所较远。

（12）厨丁应受清洁训练，并须时刻检查其两手之清洁。

（13）垃圾应每日清除或焚毁之。

（14）全校之环境以不滋生蚊蝇为原则。

（15）每校应设法有自来水或自流井之设备。

（16）每月应举行环境卫生检查1次，将结果报告校长以为改善之根据。

5.诊疗　各校应设卫生所1所，所内备有各种卫生挂图、模型、记录以及急救与诊疗药品，每周医师到校诊治2次，每次约1小时，仍以完毕当日之诊务为度，平时护士每日来校矫治沙眼或换药1次，每次约1小时半。

（1）教学用具

生理解剖图1套、学校卫生挂图1套、卫生习惯图1套、健康与经济图1套、生理解剖模型1件、普通食物标本1套、显微镜1架、普通寄生虫及细菌标本、普通病理标本、疟蚊、虫蚤及各种莽蝇及其生活史之标本。

（2）保健用具

磅秤1架公斤计、身长尺1条、视力表1张、中山表1只、体温表2只、消毒器1套、剪刀（直、弯）各1只、刀1把、镊子（小）2把、方磁盘2个、脓盘2个、擦沙眼棍1打、滴药管1打、洗眼壶1把、种痘针4只、玻璃片1打、学校卫生应用记录全份、普通应用药品（附单）。

师范学校之卫生教育设施标准除卫生课程标准外，大致均可与本标准相同，惟其附属小学之卫生设施必须十分健全。在卫生课中，应添小学卫生教学法及小学卫生实施方案两项，关于卫生及医学知识亦应较为充实。学生必须有一机会在附属小学实习卫生教学，并参加小学卫生指导工作。附属小学之卫生设施必须成为学校行政之一部分，使学生在实习试教时即可明了小学卫生之重要性，并可得小学卫生教育之实习经验。

四、专科以上学校设卫生设施标准

〔教育部第 10720 号部令公布（25、7、25）〕

（一）目标

1. 充实专科以上学校卫生设施，对于全校教职员学生及工友之疾病，予以适当之诊治预防；

2. 改善校内环境卫生，以保障生活安全，增进个人健康；养成学生对于卫生之正当观念，以期负领导社会、促进民族健康之责任。

（二）组织

1. 专科以上学校，应设置负责办理学校卫生之固定组织，例如健康课、健康组、卫生课、卫生组等名称；

2. 专科以上学校，应联络校内各关系部分共同组织学校卫生委员会，或同等意义之委员会，设计全校卫生事宜；

3. 专科学校之设有卫生教育科系、健康教育科系，其学校卫生事宜，应由各该科系主办。

（三）人员

专科以上学校之学校卫生主任人员，应由卫生教育或医学专门人才担任，除主任人员外，应酌聘专任医师、护士、药剂生等，并在可能范围内添用卫生稽查，牙医师及助理员等项人员。

（四）经费

专科以上学校卫生事业之经费，应列入年度预算。

（五）工作纲要

1. 健康检查　新生须经健康检查及格，方得入学，旧生学年开始时，施行复查 1 次，凡身体欠佳之学生，卫生课医师认为必要时，得随时检查之。

2. 环境卫生

（1）清洁夫役及厨役等之管理；

（2）校内环境卫生视察及其维护；

（3）卫生法规之执行；

（4）全校之环境卫生设计及其改进。

3. 预防接种　新生入学，须一律施行牛痘接种与伤寒及霍乱预防接种。

4. 管理传染病　校中遇有法定传染病发现时，除以病人施以严密之隔离及相当处置外，并须立时通知当地卫生机关。

5. 诊疗疾病　每日举行治疗门诊，并每星期举行诊察门诊。

6. 卫生课术讲演　于课外酌聘专家讲演卫生学术。

7. 举办校工卫生训练班　由卫生人员主办之。

（六）设备

1. 诊治疾病应用之器具器械及药品等；

2. 健康记录（健康检查，缺点矫正，疾病诊治等记录）；

3. 显微镜及检验痰、大小便，与记血球血色素之设备。

4. 寄宿舍学生满 200 人以上者，应有疗养室 1 间，内置床 2 张，及疗养应有之设备；

5. 处置垃圾及扑灭蚊蝇之设备与检查环境卫生之表格；

6. 预防接种应用之设备；

7. 体重及身长测量器具；

8. 各种卫生教育应用图表书籍。

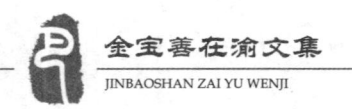

学生营养卫生问题

金宝善在中央训练团党政训练班讲演
民国三十一年（1942）十一月印

当此抗战期间，社会一般人士之营养，均成问题，学生亦不能例外。在未讨论今日学生营养问题之前，对于普通营养知识，颇有介绍之必要，以为改进营养之基础。兹就其要者摘述于后：

一、食物之意义

（一）人体机构之运转

人体系由最小生命单位"细胞"所构成，细胞之结合成为组织与器官，组织与器官联合构成人体，所以人体机构之组成如钟表、汽车等，或机轮等之组合。人体机构每日所起之作用如心脏之跳动，胸部呼吸之运动，内泌腺之分泌，肠胃之消化，肌肉之收缩等，无时或已，此等机构之作用，亦如时针之行，不能停止片刻，人体机构之能运行，完全依靠食物在体内燃烧所得热能之供给，食物之于人体亦如钟表之弹簧、汽车之汽油焉。

（二）运转人体机构之原动力

食物如何经过燃烧而发生热能呢？盖宇宙间之植物能吸收空气中之二氧化碳，土壤中之水与氮化物，受日光与热之作用，造成含有潜能之物质，如碳水化物、脂肪与蛋白质等，人类则取此等物质消化利用，或为运转人体机构之原动力,此力于"体内"可以维持各部组织与器官之基本功用——基本代谢,在"体外"则形之于各项动作与工作,其动作多而工作重者需力亦多,动作少而工作轻者需力亦少。

(三)人体内原动力之来源

表1 富于碳水化物之食物

品名	苹果	洋芋	香蕉	番薯	红枣	蜂蜜	藕粉	米	白糖
每一市斤之发热量(卡)	250	365	370	470	1,460	1,565	1,790	1,790	1,990

表2 富于脂肪之食物

品名	葵花子	榛子	甜杏仁	松仁	核桃	肥猪肉	猪脂	植物油
每一市斤之发热量(卡)	2,960	2,990	3,030	3,510	3,650	4,285	4,650	4,650

表3 富于蛋白质之食物

品名	鸡蛋白	面筋	瘦牛肉	猪舌肉	瘦猪肉
每一市斤之发热量(卡)	245	485	740	900	1,705

表4 富于蛋白质与脂肪之食物

品名	牛奶	鹅肉	鸡蛋	鸡蛋黄	黄豆	西瓜子	花生米
每一市斤之发热量(卡)	365	735	970	1,725	2,200	2,085	3,080

表5 富于水分与纤维素之食物

品名	冬瓜	白菜	白萝卜	藕	黄瓜	芹菜	青辣椒	茭白	菠菜	西瓜
每一市斤之发热量(卡)	45	60	60	65	75	85	100	125	130	160

表6　富于蛋白质与碳水化合之食物

品名	牡蛎	白蛤蜊	鲜豌豆粒	干蚕豆	白糯米	绿豆	白面	莲子
每一市斤之发热量（卡）	315	375	430	1,665	1,695	1,725	1,760	1,845

前章中所述之3种物质，碳水化物、脂肪、蛋白质，为供给人体热量（原动力）之来源，此三物质于动植物体中均有之，但其含量各有不同，有含碳水化物较丰而缺乏其他二者，有富于蛋白质与脂肪，少其他一种者，有三物质之含量均低而仅富有水分与纤维素者，于是则各种食物供给之热量亦有高低之分，以上6表中所列各种食物所发之热量观之，正常人日需之热量（平均以2,400卡计）决不能完全取自白菜，若每人每日吃白菜40斤，不仅为不可能之事实，且不经济，所以必要由以上各种食物中混合选用，配成所需之热量始为合理。

（四）人体构成之化学原素

人体是由细胞堆叠而成，细胞是由碳、氧、氢、氮多种化学原素构合而成（碳、氧、氢、氮、钙、磷、钾、硫、钠、氯、镁、铁、铜、锰、碘与其他等原素是），此等原素因不断代谢之作用，日有损失，但其损失之量则由每日食物中取得补充，故成年人能维持体重，恒定不变，若出入不符，则有体重减轻或呈现病状等象征。

表7　人体之组成

原素	百分比(%)
氧	65.0
碳	18.0
氢	10.0
氮	3.0
钙	2.0
磷	1.1

续表

原　素	百分比(%)
钾	0.35
硫	0.25
钠	0.15
氯	0.15
镁	0.05
铁	0.004
锰	0.0003
铜	0.00015
碘	0.0004
钴	极微量
锌	极微量
矽	极微量
铝	极微量
氟	极微量
其他	极微量

（五）身体构成质之来源

构成身体组织之物质，除93%之氧碳氢3原素，系来自能发热量之物质外，其余者之主要来源如下：

1. 蛋白质

蛋白质为供给身体中氮原素之唯一来源，蛋白质经过消化分解为氨基酸，被吸收入血液之后，再入组织细胞中构成组织蛋白质，造成组织蛋白质量之高低，视蛋白质之完全性而异，含主要氨基酸多者为完全蛋白质，其造成组织蛋白质之量多，如牛奶、鸡蛋、牛羊鱼肉、黄豆等之蛋白质是。含主要氨基酸少者为不完全蛋白质，其造成组织蛋白质之量亦少。如玉米中之蛋白质是，故在发育期中之婴儿，若无充分之完全蛋白质之供给，其发育必不完全，供给不完全蛋白质之量虽充裕，但不足以建其健全之发育，但如将不完全蛋白质与完全蛋白质混合供给，则其造成组织蛋白质之量较其任何一种之蛋白质为高，此即谓之蛋白质之"互偿作用"也。动植物中蛋白质之含量高低不等，植物界中以黄豆含蛋白质量为最高，且其质补为植物中之优美者。兹将日常食品之蛋白质含量较丰者列于下表：

表8 每八两（250公分）食物中蛋白质之含量

品名	蛋白质（公分）
大虾米	145.25
黄豆	101.25
花生米	61.70
绿豆	57.43
面筋	56.00
芝麻粉	50.75
瘦牛肉	50.65
猪肝	50.23
豆腐干	46.25
黄花鱼	47.00
田鸡腿	39.80
鸡蛋	27.45
白面	27.00
米	21.25
牛奶	8.27
小白菜	4.00

2. 矿质

（1）磷质 磷之需要量虽不若蛋白质之多，但其重要性不亚于蛋白质，因其为构成细胞主要成分之一，磷质于体内与钙质化合成为坚硬之骨组织，以支持身体，如骨骼、牙齿是。食物中之磷质多为化合者，有与蛋白质化合，如乳中之酪蛋白质，蛋黄中之卵磷蛋白质是。有与脂肪化合，如蛋黄中三卵磷脂及骨髓中脂肪是。谷类水果及蔬菜中之磷，则多与碳水化物化合，在发育期中儿童磷质不足，则发育迟缓，易患婴儿软骨症，妇女于妊娠或哺乳期摄取磷量不足，则易患骨质软化症，普通食物中磷质之含量择要列下，以供参考。

表9　每八两食物中磷质之含量

品名	磷（公分）
米糠	4.378
黄豆	1.578
鸡蛋黄	1.330
小麦	0.950
花生	0.958
绿豆芽	0.775
猪肝	0.709
瘦牛肉	0.582
黄鱼	0.380
豌豆苗	0.205
鲜蚕豆粉	0.198
糙米	0.285
鲜牛乳	0.225
青苋菜	0.277
荠菜	0.170
番茄	0.028
苹果、鸭梨	0.018
小白菜	0.073

（2）钙　钙质为骨骼、牙齿之主要构成物质，在欧美各国膳食中之钙多赖牛奶，而牛奶在我国尚未能普遍生产不足以大量供给，未成普通食物。故我国膳食中钙质之来源需赖叶类菜与豆类之供给，至于植物中钙质之利用，除菠菜利用率甚低外，其他皆在90%以上。

表10 每八两(250公分)食物中钙之含量

品名	钙（公分）
紫菜	2.288
红苋菜	1.160
荠菜	0.890
金花菜	0.737
豆腐	0.693
太古菜	0.625
榨菜	0.560
小白菜	0.353
鲜牛乳	0.305
塘鲤鱼	0.272
小花生	0.172
猪血	0.172
鲜豌豆粉	0.095
糙米	0.080
黄瓜	0.077
白米	0.045
洋芋	0.032
猪牛肉	0.015

（3）铁　铁为造成赤血球细胞中，血色素之主要成分，亦为其他组织细胞中成分之一，所以铁与人之生长及身体之发育均有重大之关系。初生之婴儿在未生产之前，其身体中贮藏之铁，以备其出生后数月内之需，因人乳或牛乳中，铁之含量过低，不足以维持婴儿之需要，故久食牛乳不食其他补充食品者，多患贫血症。铁之最佳来源为蛋黄、肝以及有色蔬菜。常用食品中铁之含量如下：

表11 每八两(250公分)食物中铁之含量

品名	铁（公分）
紫菜	0.4580

续表

品名	铁（公分）
黄花菜	0.0607
荠菜	0.0605
红苋菜	0.0587
菠菜	0.0487
开阳	0.0328
黄豆	0.0255
蛋黄	0.0175
羊肝	0.0155
樱桃	0.0147
糙米	0.0115
小白菜	0.9099
牛肉	0.0080
豆腐	0.0055
扁豆荚	0.0052
整麦	0.0052
南瓜	0.0028
鲜牛乳	0.0002

（4）硫与碘

硫为构造身体中组织蛋白质所需成分之一，若每日摄取之蛋白质量充足则硫之供给自无缺乏之虑。碘为甲状腺之内泌液必需之成分，若摄取量不足，则甲状腺肿大，在我国沿海一带之人民，因食海产物较多，故无缺乏碘之症。距海较远之山岳地域，如甘肃、云南、贵州、广西、热河等省，均有因碘缺乏而得鹅喉症或单纯性甲状腺肿，如果每人每日食任何海带品一次（海带、发菜或紫菜等），则碘缺乏即可避免。

（5）钠、钾、氯等因动植物食品中此等元素之含量均甚丰富，故对此等无需特别注意，亦无缺乏之患，其他矿质因需要量甚微，故无足注意。

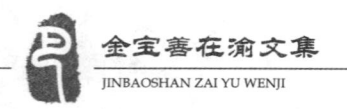

（六）人体机构如何能以在协合状态下运转

运动性共济失调之患者，一切动作皆不能如其意志之管理，由此可知在正常人之身体中，神经与肌肉间动作之协和，极为密切，同时则以想像身体组织中由许多单位联合而成，且各个单位均各有其主要功用，彼此间亦有互助之功，以保持健康。兹就要者简述于下：

1. 内（分）泌素　最要者如胰岛分泌之胰岛素能以管理碳水化物之燃烧，如缺乏胰岛素则碳水化合物之燃烧则不完全，大部不能利用，同时脂肪富亦不燃烧，如是能燃烧之原料将多损失。甲状腺分泌之液过多，则燃烧之速率超过供给量，所以身体不久即将因消耗过速而消瘦，其他如肾上腺素、垂体腺素等亦均有关系。

2. 矿质　前述之矿质除具有建筑身体之组织外，尚有调节之功，维持血液之中性与凝结性，心脏跳动之韵律，神经与肌肉之应激机能等，均赖体液中有足量之钙、磷、镁、纳、钾等之存在，倘若此等矿质缺乏，则以上之作用将紊乱而失常态。

3. 水　普通人多以为水无何重要，殊不知水之重要性不亚于上述之各种物质，水可以管理体液、矿质之浓度，运输各种物质由消化道主组织内，且运送体内之废物经泌尿系统与呼吸系统，及皮肤等处而排出，因水之流通不正，可以维持体温，所以每人每日若能饮水 1 公斤，即是维持此等作用，促进健康。

4. 维生素　维生素与内泌素虽需要量甚微，但其影响于生理作用之大，颇难忆想，维生素之种类甚多，然其中与人类健康关系最重要者约 6 种。兹摘要列后：

（1）甲种维生素　此素有促进发育，保护上皮系统与健全生殖系统之功，若此素缺乏则发育迟缓、停止，上皮系统易受细菌之侵袭，而抵抗力减低，如发育干眼、皮肤角化、肺痨肺炎、流产、龋齿等患将接踵而至，故以下所举之食物，若每日能摄取一二种食之，则甲素之缺自易防止。

表12 每八两食品中之甲素之含量

品名	甲素（国际单位）
鱼肝油	74,750
甘蓝*	49,000
菠菜*	25,750
冬苋菜*	25,000
牛肝	17,500
小白菜	15,000
萝卜*	11,875
杏	9,179
黄玉米	7,750
鸡蛋黄	5,750
奶油	5,250
胡萝卜	5,250
番薯	4,250
四季豆米*	1,800
鲜豌豆米*	1,775
青辣椒	1,500
西红柿*	1,400
西瓜	500

*煮熟

（2）乙种维生素　此素为促进发育及维持正常生殖与哺乳作用不可缺少之要素，若食物中缺乏或无此，则发育迟缓或停止，食欲减退，消化不良，记忆力薄弱，甚易发精神病，重者心脏肥大无力，脚气病相继而起，此等缺乏症于我国长江以南食米区域甚为普遍，而自黄河以北杂粮为主食之区域则逐渐减少，至东北部几无一患者，故每日若能食糙米糙面各一次，再酌采以下各种食物一二种，则脚气病甚易绝迹。

表13 每八两食品中之乙素之含量

品名	乙素（国际单位）
米糠	1400
猪腰子	850
黄豆	607
炒猪牛肉	424
全麦粉粗面	325
麦麸	260
豌豆粒	267
蛋黄	200
糙米	220
黄玉米	187
牛肝	120
菠菜	67
烤番薯	55
瘦牛肉	57
鸡蛋黄	50
四季豆	28

（3）丙种维生素 此素缺乏则毛细血管壁变脆，易于破裂，所以于皮下、肌肉、骨质、关节、牙龈、肠内等处，均易流血，骨质内之钙质因此素不足，不能保留，故易变薄以致长骨折断，筋骨弯曲，在上次欧战期中（1918—1922）伦敦附近医院发现因战争关系，儿童之膳食中丙素缺乏，因此儿童之骨折患者数目大增，饮食中丙素增加之后，则此数骤减。发育亦受其影响，但不若甲乙二素之显著。在我国膳食中摄取之有色蔬菜烹饪法不良，菜量不足，又无含丙素充足之水果补充，所以颇有缺乏之患，我国食品中丙素含量最高者，如沙田柚与广柑，最近王成发氏在川贵一带发现一种野生果实，名茨藜，据分析其中含丙种维生素较广柑尤为丰富。常用食品中丙素之含量如下：

表 14　每八两食品中之丙素之含量

品名	丙素(公丝)
沙田柚汁	337.5
广柑汁	140.0
青辣椒	152.4
绿苋菜	174.5
蒜	132.5
豌豆苗	130.0
辣菜	123.7
苞菜	110.7
洋芋	78.7
小白菜	67.7
白萝卜	59.5
藕	59.5
菠菜	56.0
西红柿	54.5
韭菜	48.5
青豌豆粒	45.7

注：上列蔬菜中丙素之含量皆为经过炒 1~5 分钟之结果。

（4）丁种维生素　此素对于儿童牙齿骨骼之造成，成人骨骼健康之维持，均不可或缺。若在发育期中，缺乏此素，则全身不得正常发育，骨骼不得坚硬，因而患婴儿软骨症。在成年妇女，此素不足，则骨骼（特别长骨与骨盆）变软成为骨质软化病。我国食品中含此素丰富者甚少，而全国全年日光充足，如能利用，则可补偿其不足。兹摘数种含丁素之食品列下：

表 15　每八两食品中之丁素之含量

品名	丁素（国际单位）
蚝油	820
鸡蛋黄	530

续表

品名	丁素（国际单位）
牛肝	150
猪肝	150
羊肝	120
牛奶	60

有色叶类菜均含微量丁素。

（5）戊种维生素　此乃抗不育之维生素，缺乏此素，在鼠类无论雌雄均失去生育能力，其他哺乳类动物大抵亦然，此素于麦胚芽、棉籽油、莴苣、整麦、苜蓿等均有之。

（6）庚种维生素　此为抗癞皮症之维生素，此素亦有增进发育之功。若此素不足，则于人体表面露出部分，呈现红斑，久之则有色素沉着，肠胃紊乱，亦有神经与精神之病状，肌肉无力，不能任劳力工作，此症于我国抗战以前，甚少见之，自抗战以来，患者增多。常用食品中庚素之含量列后，以供参考。

表16　每八两食品中庚素之含量

品名	庚素（谢氏单位）
烤牛肝	2750
黄豆	2174
青萝卜*	700
花生米	500
鸡蛋黄	476
甘蓝*	400
芥菜	350
全鸡蛋	300
烤瘦猪肉	274
瘦牛肉	248
鲜豌豆*	236
菠菜	224

续表

品名	庚素（谢氏单位）
西红柿	44

* 煮熟

（7）其他与人类有关之维生素　维生素 K 对于血之凝结关系甚大，若于初生之婴儿缺乏此素，则患流血症，甚或由脐带流血不止而死。若成人缺乏此素，偶因小伤流血不止而伤身。此素于蛋黄、甘蓝、白菜、菠菜等均为丰富之来源，但于根茎及籽种中均含量甚微。此素之外，第六号乙种维生素对于人之抗癞皮病亦有关系。

综前述之营养物质可归为发热、构造与调节 3 种原料，此 3 类原料均为儿童与成人每日必需之营养素，其营养素需要量之多寡，则视年龄大小而异，成人之需要较低于儿童，盖成人身体之内脏、五官、肌肤、骨骼等组织，皆已构造完成，每日仅需少量之构造原料，补偿其每日正常代谢之消耗量已足。儿童则不然，儿童之发育，正如大厦之奠基，奠基之后，须有大量之建筑材料如砖、石、木材、铁筋、水泥等之供给，方能造成完善之大厦。若建筑期中原料缺乏一种，不能成为完善大厦，如多种缺乏，则建筑势必中止，若不继续补充，则将无完成之日，即或勉强完成，亦将成为残缺之建筑，儿童之发育亦尤是也。今根据中华医学会营养委员会规定之最低需要标准及参考欧美标准，按我国各年龄之平均体重，制成以下成人各年龄营养之日需表，以供参考：

表 17　国人每日需要之营养素量表

需要量＼年龄＼营养素	1~5	6~10	11~15	16~18	18 以上
热量（卡）	1,000~1,260	1,400~1,950	2,100~2,400	2,700~2,900	2,400
蛋白质（公分）	40~50	55~80	90~120	110~120	80

续表

营养素 \ 需要量 \ 年龄	1~5	6~10	11~15	16~18	18以上
钙（公分）	体重每公斤每日需要45~60公丝	1.00	1.00	1.00	0.68
磷（公分）	体重每公斤每日需要60~70公丝	1.2~1.5	1.2~1.5	1.2~1.5	1.32
铁（公分）	0.0075	0.0075	0.0075	0.0120	0.0120
甲素（国际单位）	3,000~3,780	4,200~6,000	6,300~7,200	8,100~9,000	6,000
乙素（国际单位）	150~190	210~290	315~360	400~450	250
庚素（谢氏单位）	400	400	420~480	440~600	480
丙素（公丝）	25	35	45	55	50

二、战时与平时学生之膳食营养状况

今日讨论之范围，因时间关系，不能将幼稚园与初小学生列入，仅就大中学生之营养问题谈之。

（一）中学生之膳食营养状况

在中学生膳食营养其年龄多在12至18岁之间，每日除正课外之时间，多为运动，且其他一切之动作亦较多于成人，其身体之发育尤为显著，由下表内所列之男女学童身体发育之状况，可知男学童自生后其体重逐年增加，及至14岁时，在一年之内，可增加15磅之多，此后则逐年减低，至18岁以后，则达恒定状态，而为成人。女学童身体之发育较早于男学童，在11岁，其每年体重

表 18　男女学童身体发育状态之比较（每年平均体重之增加量）

年龄 性别	男	女
6	4	5
7	5	5
8	6	6
9	6	7
10	6	8
11	7	10
12	9	13
13	11	10
14	15	6
15	11	4
16	8	3
17	4	1
18	3	—

增加量，已达其最高峰，及至17岁以后，即至成人者，当此发育期中，生理心理之建设与卫生习惯之养成，皆须适当之处理，营养素之供给量尚须充裕，乃能正常发育，苟于此时期中，营养缺乏或运动及心理失调，则其身心之发育，必蒙不良影响，间接妨碍其个人前途，间接贻害国家社会亦匪浅显。国人对于中学生之营养问题，向无人注意，所以校中膳食多由无营养常识者管理之，故缺点甚多。自抗战以来，社会一般人士，均感觉营养已成问题，学生膳食之营养益感重要。今就已往与最近中学生膳食调查之结果，分别讨论于下：

表19 平时与战时中学生每日由膳食中摄取之营素量比较表

时代	平时						战时
场所	北平	河南		辽宁	潘阳	平均	成都
		冬	夏				
蛋白质（公分）	90.1	112	95	97.6	68.2	92.6	52.6
脂肪（公分）	36.7	52	41	49.2	44.0	44.5	54.9
碳水化物（公分）	513.8	625	602	537.8	431.0	541.9	360.7
发热量（卡）	2741	3420	3150	2892	2456	2931	2159
钙(公分)	0.325	0.772	0.470	1.093		0.665	0.449
磷(公分)	1.110	1.170	0.931	1.332		1.135	1.828
铁(公分)	0.0143	0.0198	0.0127	0.0814		0.0320	0.0226
调查者	吴宪等	葛春林		王成发	陆涤寰		郑集
年代	1928	1936		1935	1934		1940

1. 发热量

在承平时代，中学生膳食中热量之营养状况，平均每人每日摄取热量2,931卡，与前述之每日需要标准（在16~18岁间之学生每日需要热量2,900卡）符合，故无不足之虑。自抗战以来，则每日之摄取量降至2,159卡，此量较最低需要标准尚低800卡，故今日中学生膳食中之热量已感不足。

2. 蛋白质

蛋白质最低需要标准，系根据中华医学会营养委员会所拟之标准（1至5岁，体重每公斤每日需要蛋白质3.5公分；6至15岁体重每公斤每日需要蛋白质3.0公分；15至17岁体重每公斤每日需要蛋白质2.5公分；17至21岁体重每公斤每日需要蛋白质2.0公分，21岁以上体重每公斤每日需要蛋白质1.5公分）因蛋白质为构成身体组织及维持组织氮平衡之要素，故在发育期中之儿童，蛋白质之供给，不仅量应丰富质亦须优良，方可得正常之发育，太少固不可，太多则蛋白质之生理价值反而减低，且加重肾脏之工作，亦所不必。我国之中学生在平时平均每人每日能得蛋白质 92.6 公分，此值固较成人之需要量（80 公分）为高，然较中学生之需要标准（90~120 公分）尚嫌稍低。自抗战以来，关于中学生膳食之营养调查报告尚少，据成都调查之结果，每日蛋白质之摄取量 52.6 公分，较平时者低 400 公分，较最低需要标准相去尤远，由是可知其蛋白质量之不足矣。且其蛋白质之来自米类者有高至 80% 之多，最低者亦有 52.5%，平均为 68.4%，豆类占 16.9%，得自蔬菜者 5.0%，要之，植物性蛋白质约占全膳食中蛋白质 91%，动物性者仅居 9% 左右，由是可知其质之恶劣矣，以如此恶劣之蛋白质供给正当发育之青年学生，殊嫌其质太劣，其量太低，故今日中学生膳食中蛋白质之营养不足，其为严重，亟应注意者也。

3. 矿物质

矿物质之于营养上最重要者当推钙、磷、铁三种，成人每日要钙 0.68 公分，学生则每日需要 1 公分，我国平时中学生膳食中每日供给钙量最高者为 1.093 公分，最低者为 0.325 公分，平均为 0.665 公分。战时则为 0.449 公分，所以我国中学生膳食中之钙质摄取量，无论在平时或战时均感严重缺乏。磷之需要量，成人每日需要 1.32 公分，中学生则需要 1.2~1.5 公分，在平时膳食中所供给之磷量（0.931~1.3032 公分，平均 1.135 公分）尚嫌不足，自抗战以来，中学生膳食中之磷量（1.828 公分）尚无不足之患。在平时与战时中学生每日膳食中铁之摄取量皆在 12 公丝以上，故应合于营养之需要。

4. 维生素

卵乳类及其制品于我国中学生，膳食中间无地位，卵类虽为农村副产，但非中学生之日常食品，即或有之为量亦微，故可知膳食中之甲、丁二维生素之来源仅为有色蔬菜，蔬菜之食用量，每因季节与地域不同，在我国北部及东北部，各季时间甚长占全年 1/3，在此期内之学生多无足量之叶类蔬菜食用，而我国中部、东南部及西南部，全年蔬菜盈野，即于冬季尤不稍减，其全年膳食中之蔬菜用量，应较多于北部，故其甲素之缺乏，亦不若北方之严重，北方尤以冬季为甚。及抗战以来，中学生膳食中之蔬菜量占食物总量 3.6%，较抗战前之平均值 19% 相去甚远。故甲素之缺乏应较战前严重，至于学生中是否有夜盲症之发现，颇值注意，因尚无报告，故难推测，其真实情况须待研究证实。我国食物中丁素含量虽微，然全年日光充足，如能善为利用，则丁素之不足，自易补偿，当无不足之处。膳食中乙种维生素之营养状况，全国亦非一致，我国北部之学生，多食米麦杂粮豆类之混合食品，故无乙素不足之虑，而我国长江以南之学生，均食精米，且煮饭之米汤，又多抛弃，故其乙素不足亦为当然之结果。自抗战以来，倡食糙米，虽有少数学校或亦采用，然多数之学生膳食，仍为白米，且烹调方法未能改良，所以当前中学生膳食中之乙素营养状况或亦有不足之虑，水果在中学生之膳食中亦少有地位，蔬菜又均熟食，故丙素亦有不足之嫌也。

（二）大学生之膳食营养状况

按照我国入学年龄计之，凡入大学之学生年龄在18岁以上，故皆为成年人，中华医学会营养委员会所拟定之成人最低限度之营养需要标准，居于温带地域者，度日常生活，不事劳力工作者每日若得2,400卡，即可适应其需要，在承平时代，我国之大学生平均每日能得273卡，较我国最低需要标准尚高300余卡，故其热量之摄取可谓之足用而有余。自抗战以来，大学生平均每人每日仅得2,261卡，较我国最低需要标准尚低140卡，故其膳食中热量之供给甚感缺乏。蛋白质之营养状况，在平时平均每人每日能得82.1公分，较我国成人蛋白质最低需要量80公分尚高2公分，且其蛋白质之来自卵肉类者占20%以上，故其膳食中之蛋白质之量与质尚称优良足用。而七七（事变）以来，大学生之膳食营养状况随抗战之进展逐渐降低，每日每人平均仅能得58.6公分，其中来自植物者占94%，所以，目前大学生膳食中，蛋白质之缺乏情形与中学生蛋白质之不足，有同等之重要性。矿物质之营养状况，无论在平时战时大学生膳食中供给之钙量（0.32~50.519公分）均不足以维持其正常代谢之需要，而磷贡之摄取量，虽亦有不足之患，但不若钙之严重也。铁之摄取量尚足应用。维生素之营养状况与中学有相似之缺乏，故不赘述。要之，战时我国中学生与大学生每日膳食供给之热量，蛋白质，钙，与甲、乙、丙三种维生素量，皆感不足，其缺乏之程度以热量，蛋白质尤以动物性者为最，与甲种维生素之缺乏为最严重。

表20　平时与战时大学生每日膳食中供给之营养素量之比较表

时代	平时				战时		
场所	北平	香港	潘阳	平均	昆明	福建	平均
蛋白质（公分）	95.5	94.0	74.7	64.3	58.3	58.8	82.1
脂肪（公分）	54.4	75.0	35.1	31.8	16.7	24.4	49.1
碳水化物（公分）	543.0	477.0	444.4	450.8	411.4	500.3	484.0
发热量（卡）	3,044	3,097	2,410	2,737	2,045	2,477	2,737
钙（公分）	0.325				0.359	0.519	
磷（公分）	1.110				1.828	1.299	
铁（公分）	0.0143				0.0226	0.0279	
调查者	吴宪等	黄新彦	王成发	陆涤寰	刘培楠	王成发	陆涤寰
年代	1928	1928	1936	1934	1939	1939	1934

三、营养之缺点与改进之管见

（一）热量之不足

米用量过高，脂肪用量过低为热量缺乏之主要原因。救补之其法，宜减低米之用量，多食玉米（包谷）、花生、黄豆等之杂粮，以增高其脂肪之摄取量，同时增加脂肪用量，平均每人每日最低应食脂肪1两。平常一般人多喜食猪油之腻，而厌植物油之味，殊不知脂肪之营养价值，以奶油为最高，但在目前中国社会经济状况下，势在难行，故不主张普遍提倡用，豆油、麻油、花生油、菜油等为我国特产，且其营养价值仅次于奶油，而高于其他动物油类（猪养牛脂等），植物油之营养价值既高于猪油，价格又较低廉，故堪称既经济又营养之食品，应以学校之力量推行。惟于采购之先，宜严防奸商掺杂桐油，危害健康。杂粮之食用法甚多，可以1/3杂粮玉米、四季豆、红小豆等与米混合煮焖锅饭。也可以制成各种糕点以供食用，惟制法尚少知之者，故特摘要列于附录中，以

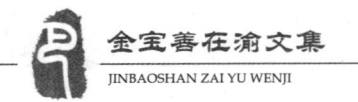

供参考。

（二）蛋白质不足之补救

战时学生膳食中蛋白质之缺乏，为普遍之现象，就其质与量而论，其缺乏严重性为全国各界人士膳食中之尤者。就目前经济情形，此次缺乏之补救，倡食大豆为增加蛋白质量之唯一经济办法，大豆与杂粮混合食用，又为改进蛋白质之量与质之合理办法，若于国家经济好转之后，每人每日应增加肉类1两或夏多，及鸡蛋1枚，则蛋白质之量与质均可改进良多，若按目前社会情形，动物性食品之供给量与经济购买力，普遍推行，实非易事，若在学校指导之下，在开学之始，对于一学期内所需之动植物食品量，妥为筹划组织，厉行利用米糠、残渣、废物饲养猪鸭，利用荒山草原，多育牛羊家畜等，利用池沼以殖鱼虾，如是非仅可以供食，且利于实验之用。

（三）矿物质不足之补救

学生膳食中钙磷质之不足，若能于每日膳食中将豆类与叶类蔬菜用量加以选择与增加，则不足之患即可矫正。

（四）维生素之不足之补救

1. 甲素不足之补救

有色蔬菜与脂肪用量不足为甲素缺乏之合并因素，青菜为甲素最经济之来源，青菜量不足，甲素来源困乏，脂肪量少，甲素难于利用，奶油卵类虽甲素含量甚丰，但不经济，颇难普遍推行，故增含有色蔬菜与脂肪，实为合理应时之策，若每日能食有色蔬菜（菠菜、苋菜、辣椒、西红柿等）或有色番薯、胡萝卜之类10两至1斤，若经济力许可，则每日食鸡卵1~2枚或猪牛肝1~2两，则甲素缺乏之患自易解除。

2. 乙素不足之补救

食精度白米为乙素不足之主因，若能于每日早餐食全麦与1/8黄豆混合磨成稠糊，加食盐少许，烙饼，每人再食糙米稀饭一顿，在午晚饭中加豆腐或黄豆各一次，则乙素不足自易矫正。

3. 丙素不足之补救

有色蔬日用量不足，烹饪法之不良与常年无含丙素量丰富之生食果实补充，为丙素不足之主因。吾人若能将日用蔬菜食量增加 10 两至 1 斤，并将炒菜时间缩短至 3 分钟以内，或用沸汤下菜续煮 20~30 分钟，然后汤菜全食，并于烹饪时禁用铜器。菜不应先切后洗，而应先洗后切，如是丙素损失之机会可以减少至最低，则丙素之营养状况可以因此而改进良多，若丙素之来源，专赖蔬菜而无含丙素较高之生食果实补充，则体内丙素之营养状况恐难达最适宜之境地。

4. 丁素不足之补救

膳食中丁素固甚缺乏，但每日在日光中直接暴晒半小时，则丁素之不足自无问题矣。

附录

一、杂粮食品制法

（一）糕类

1. 杂粮蒸糕

原料：全麦粉 5 两，黄豆粉 2 两，玉米粉 3 两，鸡蛋 2 个，猪油 3 两，糖 6 两，苏打 1 小匙。

制法：先将猪油与糖混合，将打好之鸡蛋及杂粮粉等逐渐加入，最后加水或豆浆调和，使成稠液，将此稠液倒于擦过油之盘内，置于蒸笼中，蒸之即成。或贴于蒸锅之边，待菜熟时则糕亦热。如嗜咸糕可以盐水少许代糖。

2. 杂粮蛋糕

原料：全麦粉 6 两，黄豆粉 2 两，鸡蛋 4 个，糖 8 两，猪油 4 两，苏打 1 小匙。

制法：与蒸糕之法同，只以烤代蒸而已。

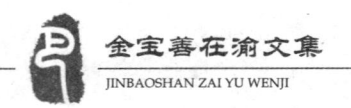

3. 蚕豆高粱粉发糕

原料：蚕豆粉 8 两，高粱粉 8 两，粗面粉 8 两，苏打 1 钱 5 分。

制法：将以上原料混合以后，以水或浆调和厚状倒入擦过油之烤盘内，放在蒸笼中蒸之即得。

4. 高粱黄豆虚糕

原料：高粱粉，黄豆粉，粗面粉，糖各 8 两，糯米酒 1 两。

制法：先将 3 种杂粮粉混合均匀，再将米酒加入，和成厚浆状置于温度适宜之处，约经 4 小时之久，将其倒入擦过油之烤盘中，蒸之或烤熟之。

5. 豆渣糕

原料：豆腐渣、面粉、糖各 8 两，鸡蛋 4 个，麻油 2 两，苏打 2 钱，桂皮 2 两。

制法：（1）在打鸡蛋时，留出蛋白 3 个，其余的蛋白、蛋黄用力打透，再与麻油 2 两及糖 6 两调和均一，然后加入豆渣、桂皮丁混合之。

（2）将苏打粉同面粉混合后，过筛，然后再与（1）混合，将此混合好之稠液倒入擦过油之烤盘内烤熟之。

（3）将留下之蛋白打发，调入白糖 2 两，涂在已凉之蛋糕上，而再重新烤 1 分钟即成，其状颇似奶油。

6. 豌豆发糕

原料：豌豆粉、面粉各 8 两，糖 6 两，苏打 3 公分。

制法：将蒸化之糖与豌豆粉、面粉、苏打混合，然后加入水制成稠浆，将此浆倒入烤盘内或蒸熟之。

（二）饼类

1. 蚕豆红苕饼

原料：蚕豆瓣 2 斤，红苕（红薯）6 斤，糖 1 斤，麻油 1 斤，面粉 10 两。

制法：先将除皮之红苕与洗净之蚕豆瓣一同蒸烂，然后放入缸钵内捣成泥浆，再加入糖，外面蘸面，制成圆饼，放入开油锅中炸之即成。

2. 洋芋鸡蛋黄豆饼

原料：洋芋 3 斤 4 两，猪油 8 两，糖 6 两，黄豆面粉 6 两，鸡蛋 2 个。

制法：（1）先将黄豆炒熟，然后磨成细粉，置于碗内，拌入猪油1两，糖3两，碎花生少许，再加水少许，制成豆沙馅。

（2）将洋芋煮烂，剥去外皮，压成泥状，再加入糖2两，面粉2两。

（3）将洋芋泥做成杯状，装入豆沙馅，捏成扁圆形饼，滚以干面粉，再蘸上鸡蛋，置于油内炸至浅黄色即成。

3. 杂粮煎饼

原料：玉米粉1两，黄豆粉3两，全面粉1两半，糖1两半，鸡蛋2个。

制法：用水少许将各种杂粮粉混合，不使其成团，再将已混合之糖与鸡蛋加入，然后加水至成稀浆状，用羹匙放入锅内，以油少许煎之。

4. 红豆洋葱饼

原料：小红豆粉、糯米粉、洋葱各1斤，盐1两，麻油3两。

制法：先将洋葱洗净切碎，再与糯米粉、红豆粉拌和在一起。然后加水少许，使成稠黄状，将此稠糊倒入内有开油少许之平底锅中煎之，制成薄饼一大张，待两面煎后，可随意切成小块，以食待用。

（三）饼干类

1. 营养饼干

原料：糖5两，猪油2两半，鸡蛋1个，熟麦粉1/2两，黄豆粉3两，玉米粉2两，小苏打3小匙，水或豆浆少许。

制法：将糖与猪油混合，加打发之鸡蛋，后再将已筛过之各种粉（熟麦粉、黄豆粉、玉米粉、苏打粉）加入，用力揉之，如尚太干，可加水或豆浆至能成形为止。妥为混合后，则将其擀成薄片，再划成或印成各种形状，并于每块之上面薄抹鸡蛋一层，放在已擦过油之烤盘上烤之。

2. 黄豆鸡蛋饼干

原料：黄豆粉3两，粗面粉13两，鸡蛋3个，白糖5两，苏打1钱。

制法：先将油糖与鸡蛋混合，然后再加入各种粉，用力揉之，如仍太干，加水或豆浆少许，以后之手续同上。

3. 杂粮花生饼干

原料：玉米粉3两，黄豆粉3两，面粉7两，糖6两，鸡蛋4个，猪油2

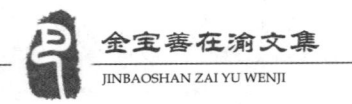

丙半，花生米4两，苏打6分。

制法：将已化之糖液与猪油鸡蛋混合，待均匀后加入粉类苏打，及切碎之花生米块，好为搅和，将此稠液倒在擦过油之烤盘内，摊成1分厚薄饼，烤发时，用力划成长方块形，再放入烤箱中烤脆之。

4. 果酱杂粮饼干

原料：玉米粉1两8钱，黄豆粉3两，面半斤，鸡蛋2个，猪油1两半，糖半斤，苏打2公分，鲜柑皮6两。

制法：先将鲜广柑浸于冷水中1日，然后切成细丝或小丁，与糖5两和在一起，煮成粘状之菜酱，其他制饼之法同上，待面和成软团后，将其擀成薄片，约1分厚，切成长方小块，上加果酱，再取另一面片划成2条，置于菜酱周围，上面涂鸡蛋少许，置于烤箱中烤之。

5. 豆渣饼干

原料：豆腐渣，粗面粉各7两半，糖半斤，鸡蛋8个，麻油3两，桂皮5钱，苏打3公分。

制法：先将鸡蛋清黄分置于两碗中，均匀打好，将此液分别加入油糖溶液中，搅调均匀后，再加豆渣，最后加入面粉、苏打、桂皮丁，用力调和，用调羹舀在烤盘上烤之即成。

二、中学生冬季食谱（一星期）

本食谱内采用之食物，均为重庆初冬菜场内常见之菜，每日菜钱按市价估计需国币6元左右，若按民国三十一年（1942）5月份社会部统计处编制之重庆市生活指数计，适等于民国二十六年（1937）之市价1角5分。

卫生署中央卫生实验院营养室编制

表 21　第一日

食物种类	单位	重量	蛋白质（公分）	热量（卡）	钙（公分）
早餐					
豆炒咸菜	1 碟				
大豆菜丁		1 两	1	31	0.064
大方椒		1 两		6	0.005
黄豆		1 两	13	132	0.057
调味品		少许			
午餐					
猪肉烧豆腐	1 碗				
瘦猪肉		1 两	5	102	0.003
豆腐		6 两半	14	130	0.546
榨菜		1 两	1	16	0.067
调味品		少许			
豌豆苗汤	1 碗				
豌豆苗		1 两半	2	18	0.078
调味品		少许			
晚餐					
什锦菜	1 碗				
小白菜		3 两	2	16	0.141
白萝卜		1 两半		6	0.019
西红柿		1 两半	1	9	0.004
豆腐干		3 两	19	171	0.098
牛肉		2 两	10	184	0.003
全日					
油		1 两		270	
米		20 两	40	2128	0.336
总量			108	3219	1.421

表22　第二日

食物种类	单位	重量	蛋白质(公分)	热量(卡)	钙(公分)
早餐					
榨菜炒黄豆	1碟				
榨菜		1两	1	16	0.067
黄豆		1两	13	132	0.057
午餐					
牛肉炒豆腐干韭菜	1碗				
牛肉		1两	5	123	0.002
绿豆芽		3两	3	25	0.019
豆腐干		3两	19	171	0.098
韭菜		1两半	2	15	0.042
调味品		少许			
菠菜豆腐汤	1碗				
菠菜		1两半	1	13	0.050
豆腐		1两半	4	32	0.136
调味品		少许			
晚餐					
白菜千张丝炒猪肉	1碗				
小白菜		1	0.6	50	0.047
粉丝		半两		52	0.004
千张		1两半	15	147	0.330
猪肉		1两	5	102	0.003
调味品					
小白菜汤	1碗				
小白菜		2两	1.4	110	0.094
粉丝		半两		52	0.004
调味品		少许			
全日					
米		1两		270	
油		20两	40	2028	0.336
总数			110.0	3194	1.289

表23　第三日

食物种类	单位	重量	蛋白质(公分)	热量(卡)	钙(公分)
早餐					
五香蚕豆瓣	1碟				
蚕豆瓣		2两	17	200	0.056
五香料		少许			
午餐					
牛肉炒白菜	1碗				
豆腐		3两	7	55	0.017
小白菜		半斤	4	40	0.352
牛肉		1两半	8	125	0.003
调味品		少许			
荠菜汤	1碗				
荠菜		2两	2	23	0.213
调味品		少许			
晚餐					
猪肉烧黄豆	1碗				
黄豆		3两	37	396	0.017
猪肉		1两半	4	270	0.003
酱		1两	2	17	0.018
调味品		少许			
青菜汤					
青菜		1两		5	0.030
调味品		少许			
全日					
油		1两		270	
米		20两	40	2028	0.338
总数			121	3429	1.040

表24 第四日

食物种类	单位	重量	蛋白质(公分)	热量(卡)	钙(公分)
早餐					
炒黄豆(盐)	1碟				
干炒黄豆		1两	12	132	0.006
调味品					
午餐					
红烧牛肉萝卜	1碗				
豆腐干		3两	16	154	0.088
牛肉		1两半	8	126	0.003
萝卜		5两	1	18	0.057
豆瓣		1两	3	90	0.027
调味品		少许			
菠菜汤	1碗				
菠菜		1两	1	16	0.062
调味品		少许			
晚餐					
牛肉炒黄豆芽	1碗				
黄豆芽		6两	15	137	0.122
牛肉		1两半	8	126	0.003
菠菜		1两	1	16	0.067
荠菜汤	1碗				
荠菜		2两	2	23	0.213
调味品		少许			
全日					
米		2两		270	
油		20两	40	2028	0.336
总数			107	3004	0.984

表 25　第五日

食物种类	单位	重量	蛋白质(公分)	热量(卡)	钙(公分)
早餐					
五香黄豆丁	1 小碟				
黄豆		1 两半	20	198	0.086
豆腐干		2 两	9	85	0.049
午餐					
牛肝炒菠菜	1 碗				
牛肝		2 两	11	82	0.003
菠菜		3 两	2	26	0.103
千张丝		1 两	10	98	0.220
小白菜汤	1 碗				
小白菜		2 两	1	8	0.070
调味品		少许			
晚餐					
牛肉炒萝卜干	1 碗				
盐白萝卜干		1 两	1	32	0.074
酸菜		1 两半	1	10	0.034
牛肉丝		1 两半	8	16	0.067
猪血榨菜汤	1 碗				
猪血		3 两	4	19	0.069
榨菜		1 两	1	16	0.067
调味品		少许			
全日					
菜油或其他油		1 两		270	
米		20 两	40	2028	0.336
总量			108	2888	1.178

表26 第六日

食物种类	单位	重量	蛋白质(公分)	热量(卡)	钙(公分)
早餐					
五香花生米	1碟				
花生米		2两	25	616	0.036
调味品		少许			
午餐					
牛肉烧洋芋	1碗				
洋芋		3两	2	73	0.013
牛肉		2两	12	89	0.004
调味品		少许			
黄豆芽汤	1碗				
黄豆芽		1两半	3	38	0.034
千张丝		少许			
调味品		少许			
晚餐					
猪肉烧蚕豆	1碗				
瘦猪肉		1两	5	102	0.003
毛豆		1两	5	50	0.030
蚕豆		1两	3	50	0.016
调味品		少许			
豆腐汤	1碗				
豆腐		6两半	14	130	0.546
葱及调味品		少许			
全日					
油		1两		270	
米		20两	40	2028	0.336
总量			109	3446	1.018

表27　第七日

食物种类	单位	重量	蛋白质(公分)	热量(卡)	钙(公分)
早餐					
五香黄豆	1碟				
黄豆		1两	12	132	0.006
五香料		少许			
午餐					
炒牛肉千张	1碗				
千张丝		4两	40	390	0.879
韭菜		2两	2	18	0.050
牛肉		1两半	8	125	0.003
调味品		少许			
豌豆苗汤	1碗				
豌豆苗		2两	3	22	0.094
调味品		少许			
晚餐					
牛肉炒蚕豆瓣	1碗				
蚕豆瓣		6两	53	599	0.083
雪里红		2两	1	16	0.128
牛肉		1两半	8	125	0.003
调味品		少许			
黄豆芽汤	1碗				
黄豆芽		1两	2	23	0.017
全日					
油		1两		270	
米		20两	40	2082	0.336
总量			169	3802	1.599

卫生行政

县各级干部人员训练教材
中央训练委员会（内政部）
民国三十一年（1942）一月印行

县各级干部人员训练教材编辑大意

一、本教材之编辑，系根据《县各级干部人员训练大纲》第三条第七款"具有全国性之教材，应由中央训练委员会及内政部编订或审定之"之规定。

二、本教材编辑种类，系根据本会（部）制定之《地方行政干部训练团训练要项及时数分配纲要》分为一般训练课目及分组训练课目，除少数课目依其性质须由各省编者外，其余各课目概由本会（部）编订之。

三、本教材编辑方法，除本会（部）自行分别担任编纂外，并会商各课目有关机关指定人员或约请专家担任编纂，其中遇有适当书稿经主编机关推荐者，间亦不另编纂，酌加采用。

四、本教材分由主编及审定机关负责。

五、本教材编辑内容，均依照各课目讲授要点，着重实际工作之重要理论与实施办法，并尽量附列应用法规图表及其他参考资料。

六、各省地方行政干部训练团，如有较妥适之自编教材，经由本会（部）审定合格者，仍得自由采用之。

七、各训练机关对于本教材如有意见，希随时函知本会（部）以便再版时修订。

八、本教材共计 70 余种，限于经费，印刷数量，自不敷分配，各训练机关可斟酌需要，照式翻印，但须事前通知本会（部）。

第一章　绪论

古代国家政府之职务，偏重于消极方面，仅求对外能抵抗敌人之侵略，对内能维持社会之秩序为已足。"卫生"仅视为个人之必需，不为政府所过问，政府虽间或有施医舍药之举，亦均实为救济事业，原不具有近代卫生行政之观念。其后医药卫生之学逐渐发达，人类控制疾病之方日增，深知个人患病所影响者不仅病者个人，如为传染疾病，且可影响及于他人。欲保持个人健康，不能仅注意于个人之本身，其所接触之社会群众与环境，亦均与有密切之关系，故应加以管理。然此非个人之力所能及，必须赖政府力量从事有组织的活动，方克有济。因是卫生事业，乃渐为政府所重视。降及近代，国民健康与国势及社会经济之关系，渐为社会所认识，各国遂无不认卫生行政应为政府要政之一。兹于本章第一、第二两节先略述卫生行政之意义，及我国卫生行政历史之概略，第三节再对我国国民健康现状，酌为讨论，以见卫生行政对于我国尤具有重要之意义焉。

第一节　卫生行政之意义

"卫生行政"为国家行政之一，但其发展较其他各种行政为迟，因是其内容遂未为多数人所了解。吾人于讨论其内容之前，对于"卫生行政"名词，应具有一明确的概念，以为此后讨论之基础。

"卫生行政"一词，就其字之含义解释，卫生二字为保卫生命之意。但战乱御侮，均属保卫生命，如此解释，卫生之范围，勿乃太广，故以作"健康"解释，较为正确。行字含有执行或管理之意。政字就国父之解释，为众人之事。故"卫生行政"一词，其简单的解释，即"管理众人健康之事"。但此仅就其文字之含义诠释，而未足以尽"卫生行政"在实际上之本意。以下当再述卫生行政之定义。

"卫生行政"一词之定义，甚不一致。此盖因一种行政工作，常因一国政治思想，国家政策之不同，而互有异同。故此一名词之定义，亦常因时地之不同，观点之不同而异。作者于此处所用之定义为：凡以政府及社会力量，由有组织的活动，举办各种与人民健康直接有关之事业，管理各种与人民健康直接有关之事务，以保障并增进人民健康之种种行为，谓之"卫生行政"。兹再分释其意义如左（下）：

一、卫生行政之执行为政府之力量，此层可无待深论。盖惟有基于政府行政权所发动之政务之执行，方可称为行政。卫生行政为行政之一种，其执行当然须由政府之力量，无可疑问。卫生行政范围内之事业，虽有容许私人为之者，如政府为医疗人民疾病，可以设置不以营利为目的之医疗救济机关，如私人设置同样机关，亦为现行法令所不禁。惟私人办理此种事业，仅可称为公益事业或慈善事业，而不能称之为行政也。

二、卫生行政为一种有组织的活动，所谓有组织的活动，即其活动系有系统、有计划，并有一定之步骤。其应具之条件有四：

1. 须有负责主持执行之各级机关，互相联络一贯，在一个总机关领导之下，从事工作。

2. 须有曾受相当训练，对于工作胜任愉快之专门人员。

3. 须有适当之经费，足敷各种事业之需要。

4. 须有详备之计划，俾各种工作得按部就班，逐步推进。盖非如此，即不足以收卫生行政预期之效果也。

三、卫生行政之手段为举办及管理与人民健康直接有关之事业及事务，卫生行政之目的，在保障并增进人民之健康。顾如何可以贯彻此种目的，则有待于政府采取种种必要之措置，在积极方面应助长可以保障并增进人民健康之种种因素，消极方面应排除可以妨碍人民健康之种种因素。其实施之手段，则为举办及管理各种与人民健康有关之事业与事务。如举办医疗救济工作，以医疗病人；实施传染病管理，以防治传染病；办理妇婴卫生，学校卫生，工厂卫生，以保障妇婴学童工人之健康；改善环境卫生，以减少传染病流行之机会；推行卫生教育，以普及卫生知识；实施医药管理，以防庸医劣药为害大众等等，均为保障并增进人民健康之重要措施，其详容在卫生工作章再详细论及。

四、卫生行政之范围以与人民健康直接有关者为限。政府各种行政与人民健康有关者甚多，如发展经济，可以改善人民之生活，使更适于卫生之要求；提高人民教育程度，可以增加人民卫生知识等等，莫不与人民之健康有关，然其关系仅系间接相关，自不属于卫生行政范围之内，应分属于其他行政部门。卫生行政之范围，当以与人民健康直接有关者为限也。

五、卫生行政之目的在保障并增进人民之健康。国家民族，为人民所构成，欲期国家民族之健全，必须先有健全之人民。盖无健全之分子，绝不能有健全之整体也。健全之含义，固不仅限于"健康"一义。然健康实为健全之基本条件。卫生行政目的，即在保障并增进人民之健康，以改善人民之体格，减少人民之疾病死亡，延长人民之寿命，增进人民之工作效率，为利至薄。其详容于后节论之。

第二节 卫生行政之效果

卫生行政之目的，在保障并增进国民之健康，此于前节业已略述。国民健康增进之结果，无论直接对于国民本身，间接对于国家社会，均有重大之利益，是即推行卫生行政之效果。兹分述如下：

一、直接之效果

卫生行政以国民之健康为对象，故直接受其影响者，为国民自身。其显著者有下列四点：

1. 减少疾病死亡

环境卫生改良，可使疾病发生之因素减少；人体健康增进，可使抵抗疾病侵袭之能力增加。故推进卫生行政之结果，可使人民之疾病减少，因疾病之减少，及医疗设施之普遍，人民患病可获早期适当治疗，故人口之死亡，亦可减少。欧美各国今日死亡率虽低，但当百年前，其死亡率固亦甚高也。即因近数十年卫生行政之进步，死亡率乃有急剧之降低，而有今日之成绩也。

2. 改善国民体格

国民体格致弱之因，率多由于疾病所致。患病多者，体格必弱，体格弱者，则易患病，如是由因生果，由果造因，国民体格遂日趋孱弱。若卫生设施日益普遍，使病者得适当之治疗，弱者得适当之养护，则国民体格，自可逐渐改善。此观于欧美卫生设施完备，死亡率低之国家，其国民体格多数均甚强壮，可资佐证。

3. 延长人民寿命

一地人民寿命之长短，与死亡率之高低，成反比例。死亡率高者，人民寿命必短促，死亡率低者则反是。惟人类寿命，就理论上言之，除少数体格上有严重之遗传缺点，或遭受意外之灾害者外，果能注意日常生活，使适于卫生上之要求，大部均可克尽天年。徒以卫生设施不完备，及个人缺乏卫生知识，遂致体格衰弱，疾病丛生，因而寿命短促。我国人民之平均寿命，仅及先进各国之半数，亦由此所致。如能促进卫生建设，减低死亡率，则平均寿命，自可延长也。

4. 增加工作效率

工作效率与健康状况有密切之关系。在同一情况之下，体格健康，精力充沛者之工作效率，必高于身体孱弱精力萎靡者。且身体弱者，时易患病，工作时作时辍，影响于工作效率尤大。自工业革命后，机器工业日益发达，工厂以内，或则机声震耳欲聋，或则四季熏蒸如暑。此种环境，均非体格衰弱者所能胜任，更遑论工作效率矣。

二、间接之效果

卫生行政，直接对于人民之影响，已略如前述。间接对于国家社会，为利亦薄，兹举其主要两点如下：

1. 充裕国家经济

充裕国家经济之方法，不外增加生产，减少消耗，全国疾病及死亡率过高，非仅个人医药丧葬之消耗增加，且因其体格衰弱，则生产能力，亦必降低。又国民平均寿命短促，则服务年数减少。此于国家经济之发展，均有极大妨害。若卫生设施能臻完善，则国民之疾病减少，死亡率降低，体格改善、寿命延长，而医药丧葬之消耗，亦可减少，生产能力，当然增加，国家经济，自可渐跻充裕之域矣。

2. 充实国家力量

一国之强弱，可由其人力物力是否充分以判断之。人力充足，物力丰富者，其国必强。反之人力缺少，物力贫乏者，其国必弱。国民健康增进，体格改善，则人力可以充足，国民之生产能力提高，疾病死亡消耗减少，则物力可以增加，国家力量自可充实矣。

以上仅就其重要者言之，他如减少社会救济费用之负担，促进人民生活之改善等等，卫生行政，亦莫不与有力也。

第三节 国民健康之现状

卫生行政之目的，既在保障并增进人民之健康，故于讨论卫生工作之前，对于国人之健康程度如何，不可不一为考查。我国因医药卫生学术素不发达，医疗卫生设施尚不完备，而国民卫生知识又极缺乏，是以疾病流行，人民健康状况日趋不良。举其要者，约有数端：

一、急性传染病流行

民国二十一年（1932）霍乱大流行，患者达 10 万人，死亡亦在 3 万以上。民国二十七年（1938）、民国二十八年（1939）一再流行，每年患者亦各在 10 万以上。民国二十九年（1940）虽已防治较早，但流行范围仍达□省之广，此外伤寒、赤痢、白喉、天花诸症，则每年每省均有发现。流行性脑脊髓膜炎，民国二十八年（1939）流行于闽赣间，死亡亦相当众多。鼠疫一症，则福建、广东、广西诸省近年均有发现，尤以福建为最，龙岩一带且几有成为地方病之势。

二、地方病之普遍

我国地方病之为害，几无省无之。如江苏北部之黑热病，江浙虫区之钩虫病，长江下游一带之住血虫病，滇黔等省之恶性疟疾（俗名瘴气），广东等省之麻风，患者各达百万以上。其主要病区，不仅患者累累，死亡相继，甚至使昔日繁盛富裕之城镇，一变而为荒凉之区域，残存之少数人口，亦多病弱之分子。

三、其他传染病之蔓延

我国肺痨、梅毒两种疾病，传染最为普遍，据北平第一卫生事务所十余年来之调查，该区人口，每年每10万人之死于肺痨者，最高曾达435人［民国十五年（1926）］，最低亦在200人以上［民国二十三年（1934）］，河北定县中华平民教育促进会卫生教育部于民国二十二年（1933）调查该县人口，每年每10万人死于肺痨者有376人，平均我国每年每10万人死于肺痨者，当在300人左右，据是以计，全国每年死于肺痨者，约有120万人之众。至梅毒一病之传布，尤为可惊。南京卫生事务所检查产妇中患梅毒者占全体18%，贵阳卫生事务所作同样检查竟达50%以上，其严重情形，可见一斑。

四、体格之孱弱

就儿童言，据民国十八年（1929）至民国二十三年（1934）南京上海等8大城市，检查学童126283人体格结果，90%以上均有缺点，健全者不足10%，在经济发达人民富力较高之大都市尚属如此，一般乡村儿童体格不良之程度当有更甚于此者。就成人言，据近来某某等3省检查壮丁体格结果，其中无重症缺点列入甲等者不过8%。列入乙等者亦仅30%，此外均有重症体格缺点，不适于服务现役兵役。健全之儿童既少，健全之壮丁自亦减少，是乃当然之结果也。

基于上述之各种因素，遂致我国人口之死亡率异常高超，据估计约为30‰，即每年每千人中死亡30人。较之欧美卫生事业发达国家，人民死亡率平均仅约15‰者，超过1倍。1岁以下之儿童死亡率，我国约为200‰。产妇死亡率约为15‰，较之欧美卫生事业发达国家均超出三四倍之多。

死亡率既高，平均人寿亦形促短，据专家估计，我国人民平均寿命仅约30岁。英国1921年之寿命预测，男为55.6岁，女为59.6岁。美国1930年之寿命预测，男为59.3岁，女为68岁，视我国均将超过1倍。平均寿命既短，服务社会之时间因之亦促，社会经济所蒙之损失至为巨大，益见公共卫生工作之促进不可或缓也。

第二章 卫生机关

卫生机关为执行卫生行政或实施卫生工作之主体，无卫生机关，则卫生行政无以执行，卫生工作无以实施。故政府为贯彻卫生行政之目的，必须设置适当之机关以执行之。此种机关就其作用可分为卫生行政机关及卫生事业机关，前者为卫生政务之执行机关，如中央之卫生署、省之卫生处、市之卫生局等均是。后者为卫生工作之作业机关，在卫生行政机关指挥监督之下，实现一种或数种之特定卫生工作，如中央之中央医院、麻醉药品经理处、省之省立医院、卫生试验所、市之市立医院、清洁总队等均是。然实际上非无一机关具有行政机关与事业机关两种作用者，如南京、贵阳、西安等地之卫生事务所，县各级卫生组织大纲所规定之县卫生院，尤其显例也。就卫生机关之地位，可分为中央机关及地方机关。中央卫生机关，为隶属于中央政府之机关：如卫生署、中央卫生实验院、设于国境各地之海港检疫所等均是，地方卫生机关为隶属于省市或县政府之卫生机关，如卫生处、卫生局、卫生院等均是。兹依此种分类，分述我国各级卫生机关之沿革及组织职掌如左（下）：

第一节 中央卫生机关

我国历代虽不乏医药官制，如周官，有医师上士下士掌医药之政令，秦及两汉均有太医令、丞，主医药属少府。后汉有药丞有医工长，明清并有大医院之设。但考其职务，则泰半服役于帝王一人或皇室一家，与民众健康关系甚少。吾人正不必牵强附会，我国卫生行政历史之如何悠长也。我国之近代卫生行政，实始于清季。当以民国纪元前三十九年（清同治十二年）（1873）海关办理海港检疫为其滥觞。至光绪三十二年（1906）施行新政，设民政部，部内设民政、警政、疆理、营缮、卫生5司，是为我国政府设置卫生行政机构之始。惟为时不久，清室倾覆，殊少成绩。辛亥革命成功后，设内务部，依民国元年（1912）八月九日公布之内务部官制规定，内务部设民治、职方、警政、土木、礼俗、卫生6司，卫生司之职掌有五：一为关于传染病、地方病之预防种痘及其他公共卫生事项；二为关于车船检疫事项；三为关于医士、药剂士业务之监督事项；四为关于药品及卖药营业之检查事项；五为关于卫生会、地方卫生组织及病院事项。迄北伐完成，北京政府瓦解止，卫生行政组组无大变动，在此期间，较重要之工作，为办理东三省及绥远、山西等省之鼠疫防治工作，并于民国八年（1919）成立中央防疫处，此外则殊少建树可言。国民政府奠都南京后，卫生行政始为政府所重视，民国十六年（1927）四月设内政部，部内设卫生司，主持卫生行政事宜，其组织职掌与民初内部卫生司相似。民国十七年（1928）十一月一日改设卫生部，是为我国中央政府设置卫生行政专管机关之始，为我国卫生行政一重要发展。内政部之卫生司，亦于此时裁撤。依中央政治会议第163次会议所通过之卫生部组织法之规定，部内设总务、医政、保健、防疫、统计五司，另设中央卫生委员会，设计审议机关，中央卫生试验所、中央医院等机关，亦多成立于此时，中央卫生行政机构渐形完备。民国二十年（1931）四月十五日卫生部裁并于内政部，改称卫生署，组织稍缩小，设总务、医政、保健三科。民国二十一年（1932）全国经济委员会之下，设立中央卫生设施实验处，旋改称卫生实验处，掌理各项卫生技术设施及检验鉴定制造研究等事项，与卫生署分工合作，对于全国卫生事业之推进，具有甚大之影响。同时我政府与国际联盟会商定技术合作办法，由国联选派专家来华，协助建设事业，其中并派有卫生专家数人，对于我国卫生建设事业，贡献殊多。民国二十五年（1936）十二月，卫生署奉令改隶行政院，组织一仍其旧。民国二十七年（1938）一月，中央调整行政机构又改隶内政部，全国经济委员会亦于是时撤销，卫生实验处同时改隶于卫生署。至民国二十九年（1940）四月，卫生署再度脱离内政部，直属于行政院。兹将其现行组织及职掌等分述如左（下）：

一、卫生署之组织

依民国二十九年（1940）四月十七日公布卫生署组织法之规定，卫生署直隶于行政院，内置总务、医政、保健、防疫四处及中医委员会，并有主计系统下之会计、统计二室。复于组织法规定以外，设有秘书、技术、视察三室，又因行政上之需要，并设有各种事业机关，以辅助卫生行政之推行。兹将其现行组织系统及附属机关列表如下：

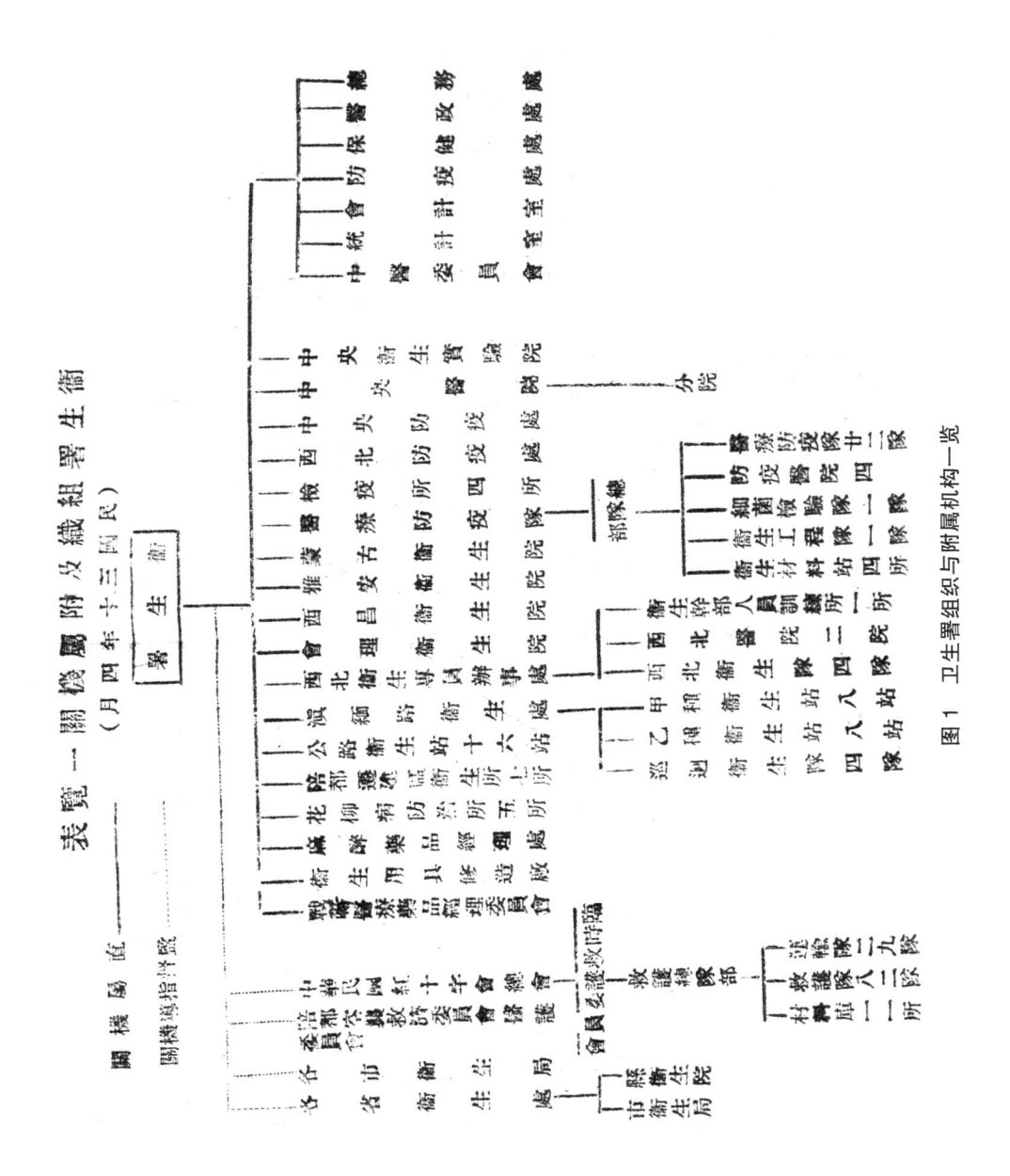

表一 卫生署组织及附属机关一览
（民国三十四年四月）

图1 卫生署组织与附属机构一览

二、卫生署之职掌

卫生署掌理全国卫生行政事务，分设各处会室，分掌各项事务，兹依该署组织法中之规定，分列各处会之职掌如后。惟总务处及各室为行政上之辅佐机构，其职掌与各机关之总务处、司及各室之职掌相同，故不再列举。

（一）医政处之职掌

1. 关于医院、疗养院及其他医疗机关之监督、指挥事项。

2. 关于医事人员资格之审定及业务监督事项。

3. 关于医师、药师等公会之监督事项。

4. 关于医商及药品制造之监督事项。

5. 关于成药之审验、取缔事项。

6. 关于药用植物之培植及药品制造之奖励事项。

7. 关于药典之修订编纂事项。

8. 关于麻醉药品、毒剧药品及毒剧物之管理取缔事项。

9. 关于其他医务行政事项。

（二）保健处之职掌

1. 关于公共卫生之指导、监督事项。

2. 关于地方卫生机关之督促、设置事项。

3. 关于卫生医事人员之训练、养成事项。

4. 关于国民营养体力之改进事项。

5. 关于各地上下水道设施计划之审核登记事项。

6. 关于饮料食品及其他用品之检查事项。

7. 关于国民保健工作之设施改进事项。

8. 关于卫生宣传事项。

9. 关于其他保健事项。

（三）防疫处之职掌

1. 关于传染病之防治及处理事项。

2. 关于防治特殊地方病之指导协助事项。

3. 关于各种防疫设施之督促事项。

4. 关于水陆检疫所之视察设置及指导改善事项。

5. 关于水陆港埠应施检疫之传染病及疫区之调查指导及通告事项。

6. 关于水陆港埠流行病之调查统计及报告事项。

7. 关于国际检疫事项。

8. 关于生物制品之指导监督事项。

9. 关于其他防疫事项。

（四）中医委员会之职掌仅概括掌理关于中医事务

三、卫生署之职权

对于各级地方政府执行卫生行政事务，卫生署在积极方面，负有指导扶助之责，此于该署组织法第2条内已有明文规定，其目的在促进地方卫生事业之发展。在消极方面，于同法第3条亦有"卫生署就主管事务对于各级地方政府之命令或处分，认为违背法令或逾越权限者，得呈请行政院停止或撤销之"之规定。所谓违背法令者，即如医师已在卫生署登记，领有证书，在国内任何省市县均可依法向地方政府主管官署申请注册开业，地方政府若无法定理由，而禁止其开业，即属违背法令。所谓逾越权限者，即如国际检疫，系属于中央卫生行政机关之职权，若地方机关在国境设置检疫机关，办理检疫，即属越权。中央卫生行政机关对于此种情事，有呈请行政院予以停止或撤销之权，停止系使其命令或处分从停止时起失效，撤销则系使其命令或处分根本无效也。至何种事项予以停止，何种事项予以撤销，则视事件之性质而定。

第二节　省卫生机关

在民国二十三年（1934）以前，各省对于卫生行政，均未设有专管机关。依当时省政府组织法之规定，卫生行政系属于民政厅之职掌，故多于民政厅设科办理，至民国二十三年（1934）六月江西省设立全省卫生处，为我国各省设专管卫生行政机关之始，其后各省相继设立，惟其时中央尚未制定关于省卫生机关组织之法规，故各省卫生行政机关之名称至为分歧，如江西设全省卫生处、陕西设卫生处、湖南设卫生实验处、云南设全省卫生实验处、贵州设卫生委员会。至民国二十九年（1940）六月二十一日行政院公布省卫生处组织大纲，省卫生行政机关组织乃获有一致之规定。兹依照该大纲之规定，分述省卫生处之组织及职掌如左（下）：

一、省卫生处之组织

省卫生处隶属于省政府，卫生处之主管长官为处长，职责为综理处务，并监督所属职员及机关，其官皆为荐任或荐任待遇，得列席省政府委员会议。卫生处之内部组织，仅规定由省政府依事务需要，及财政状况拟定，报由卫生署转呈行政院核定之。此因各省卫生行政之事务繁简不一，财政状况不同，故规定富于弹性，以期适应各省之特殊状况。此外同大纲第6条规定省卫生处得设省立医院，卫生试验所，初级卫生人员训练所，卫生材料厂及其他卫生机关，此种机关之设置与否，则视各省事实上之需要及财政之状况如何而定，原大纲称得设，自非强制之规定也。

二、省卫生处之职掌

依省卫生处组织大纲之规定，卫生处掌理全省卫生事务，承办省政府一切关于卫生之政令，对于县卫生院、市卫生局（或卫生事务所），负监督指导之责。故其主要职务，在监督指导县市卫生机关，实际卫生工作，自应责之于市县卫生机关实施，不宜由卫生处直接办理。但卫生工作之具有下列性质者，则应由卫生处直接办理。

1. 省际卫生事项

如传染病流行时，于各省边境水陆港埠施行检疫，或一种卫生事务牵涉数省，需有关各省互相合作等事项，均与邻省发生关系，系属于省之职权，自应由卫生处办理。但由卫生处授权与县市办理自无不可。

2. 县市力量所不能办理之事项

县市之人力财力，均甚薄弱，应办理之事项，有为其力之所不及者，如大规模地方病之扑灭，大规模流行病之防治等项，均需要较多之人力财力，多数县市均无力担负，自应由省卫生处主持办理，或予以充分之援助，或谓省之经费，系征之于全省，其推行之事务，应普遍于全省为原则，不应特别惠及某一县市。殊不知流行病之传染甚速，地方病亦有向外蔓延之可能，扑灭一地之流行病地方病，即所以保障全体人民也。

3. 卫生干部人员训练

高级卫生工作人员之训练，应由中央卫生机关办理。至卫生干部人员如公共卫生护士、公共卫生助产士及卫生稽查等，则应由省卫生处设立训练机关办理。因每省需要此种人员较多，非中央所宜办理，至每一市县，则需要此种人员有限，复缺少训练之师资设备及资力，自以集中由省卫生处统筹办理为宜也。

4. 实验及研究工作

卫生工作技术，及卫生行政制度，均非一成不变，时随科学之发达而日有进步。卫生工作，贵能随时采取各种新方法新制度，以增进工作效率，省卫生处为贯彻此种目的，可设立实验或研究机关，以从事卫生工作技术及卫生行政制度之实验研究。

第三节 市卫生机关

我国各城市卫生行政，最初均由警察机关办理。如北平于光绪三十二年（1906）设立京师内外城巡警总厅，厅内设总务、卫生、行政、司法、消防等五处，是为我国最早之城市卫生行政机构。变革后民国二年（1913）一月八日京师警察官厅组织令公布，乃将京师内外域两巡警总厅合并，改为京师警察厅，仍于厅内设卫生处掌理道路沟渠之清洁、保健、防疫、医术、化验等事项，其他城市亦大多类是。至市之设立专管卫生行政机关者，当以广州为最早，民国十年（1921）二月十五日成立广州市政后时，其下即设有卫生局。国民政府成立后，于民国十七年（1928）七月公布特别市组织法及市组织法，规定于特别市政府下设立卫生局，普通市于必要时得设卫生局。掌理市公共卫生及医院、菜市、屠宰场、公共娱乐场所之设置取缔等事项，并规定普通市未设卫生局者，其事项由公安局掌理。此两法公布后，南京、上海、北平、天津等市相继设立卫生局，民国十九年（1930）五月将此两法废止，另行制定市组织法，明令公布。市之名称遂无特别与普通之分，而其地位则有直隶于行政院与隶属于省政府之别。依新法之规定，卫生局不在必设之列，市政府于必要时可呈请上级机关核准设置，掌理事项，则一如旧法之规定。市组织法公布后，各市之卫生局，因是存废不一，并有设置其他卫生机关者，兹就各市卫生行政实际情况，分述

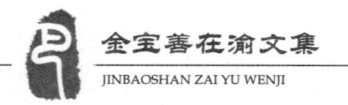

其组织职掌如左（下）：

一、市卫生行政机关之组成

依市组织法之规定，卫生局不在必设之列，故各市卫生行政主管机关至为分歧，大致可分为三类：

1. 为设置卫生局：如抗战前之上海、北平，现在之重庆、福州等市均设有卫生局，与其他各局处地位相等。依市组织法第24条之规定，局长得出席市政会议，局内之组织，则无一致之规定，多规定于市政府组织规则内，各市可视各该地实际需要情形酌为伸缩。

2. 为设置卫生事务所：如抗战前南京、南昌，现在之贵阳、西安等市，均设有卫生事务所，为市政府之附属机关，其地位较低于各局。卫生事务所之名称，不见于市组织法，殆为一种权宜之办法，其内部组织亦颇不一致。

3. 为由其他机关办理：依市组织法第14条之规定，不设卫生局者，其职掌应由公安局掌理，但亦有由其他机关兼办者，如昆明、汕头均于市政府内设卫生科，成都会由社会局兼理。抗战前之青岛，卫生行政分属于社会、公安两局，以上所述，系各市卫生行政主管机关之状况。至各市卫生行政机关所属之卫生事业机关则无法规规定，类皆视各地需要及财力酌量设置，此类机关可分为分区机关与分职机关两种，前者系将全市划分为若干区，每区设一卫生事务所，办理区内各种卫生工作，如抗战前之南京、上海、北平、广州、南昌均有此类机关之设置。分职机关系就其职务分类设置之机关，如主管医疗之市立医院及诊疗所，主管卫生检验之市立卫生试验所，主管清道之清道队，主管妇婴卫生之保婴事务所等均属之。各市无论有无卫生行政专管机关多有此类机关之设置，欲期市卫生行政之健全发展，此两类卫生事业机关，殆均为不可少者。盖无分区孔关，则卫生事业不能普及，无分职机关则无以辅助卫生事业之推进也。

二、市卫生行政机关之职掌

市卫生行政机关之职掌，依市组织法第8条之规定，计有2项，即第13项公共卫生事项，第14项医院、菜市、屠宰场及公共娱乐场所之设置及取缔等事项。但实际上，各市有因历史关系或为办事便利计，卫生行政机关之职掌，常略有变迁，如属于工务局之公共墓地管理事项，在上海则属于卫生局；属于环境卫生范围之清道下水道等事项，应属于卫生局职掌者，则又有属于工务局或公安局者，他如生命统计事项依市组织法第8条之规定，户口调查及人事登记事项，为属于社会局之职掌，但各市多由警察机关办理，卫生行政机关亦多自办生命统计，故市卫生行政机关之职掌，尚不易为绝对严格之划分也。

第四节 县卫生机关

县卫生行政依民国十八年（1929）十月十日施行之县组织法第16条之规定，属于公安局之职掌，县政府于必要时得呈请省政府设置卫生局，专理卫生事项，但各县之设立卫生局者，全国殆无一县。至民国二十一年（1932）十二月第二次全国内政会议通过《依照各地方经济情形，设立县卫生医药机关以为办理医药救济及县卫生事业之中心案》，规定各县设立县立医院，办理医疗救济及县卫生事业。本案经内政部通令各省民政厅分令各县遵照筹办，江苏、浙江两省所属各县设立县立医院者，先后达数十县。民国二十三年（1934）四月第一次卫生行政技术会议通过《县卫生行政方案》，将县卫生机构加以变更，决定县设立卫生院，县治之下于每区设卫生所，于较大农村设卫生分所，每村设卫生员或卫生警，使县之卫生行政成为一整个系统，较之县设县立医院之办法，远为进步。江西、湖南、陕西等省，多按照此种方案逐渐设立县卫生院。民国二十六年（1937）三月卫生署复拟定《县卫生行政实施办法纲要》，经呈准公布施行，对于县各级卫生机关之组织标准，经费标准，职掌人员工作范围，均有明确之规定，俾各地实施县卫生工作有所遵循。至民国二十八年（1939）九月国民政府公布《县各级组织纲要》确定县之自治制度。民国二十九年（1940）行政院复依据县各级组织纲要之基本精神，制定县各级卫生组织大纲，公布施行。县各级卫生组织乃完全确定，为我国县卫生行政之一大进步。本节及以后区乡（镇）保之卫生机关各节，均将根据县各级卫生组织大纲之规定，加以阐述。兹先述县卫生行政机关之组织职掌如左（下）：

一、县卫生行政机关之组织

依县各级卫生组织大纲之规定，县卫生院隶属于县政府，并受省卫生处之指导，规定设院长1人，须国内外医学专科以上学校毕业，领有中央颁发之医师证书,并曾受公共卫生专门训练或具有相当临床经验,且在国内公共卫生机关服务者,由县长商承省卫生处长遴选,呈请省政府委派。另置医师 1 人至 3 人,公共卫生护士 1 人至 2 人,护士 4 人至 8 人,助产士 2 人至 4 人,药剂员 1 人至 2 人,检验员 1 人至 2 人,卫生稽查 2 人至 4 人,事务员 1 人至 3 人及卫生员若干人。医师、护士、助产士、药剂员之资格,均以领有中央颁发之证照者充任。公共卫生护士及卫生稽查,均须受有各该专门训练者充任。卫生员以初中或高小毕业,而受有半年至一年之卫生训练者充任。其中医师应由卫生院院长遴选,呈请县政府委派,并转呈省政府备案,其余人员均由卫生院院长委用,呈报县政府备案,并分报省卫生处备查。此项人员数额,各县得按事务之繁简,经费之盈拙,由县政府呈请省政府核准,酌为增加或减少。在县经费不充裕地方,得由县政府呈请省政府核准比照卫生分院之组织设置之。

二、县卫生行政机关之职掌

县卫生院依县各级卫生组织大纲第 4 条之规定,其职权为办理全县卫生行政及技术事宜,其本质与县组织法所定之卫生局不同。卫生局为一单纯之卫生行政机关,卫生院则为一卫生行政机关与卫生事业机关之混合体,其地位颇有类于市之卫生事务所,其职掌依县各级卫生组织纲要第 7 条之规定计有 14 项,即:

1. 拟具全县卫生事业计划。

2. 承办全县卫生行政事务。

3. 造报全县卫生经费预算及决算。

4. 指导视察并协助各卫生分院及卫生所之技术及设施事项。

5. 训练初级卫生人员。

6. 实施医疗工作。

7. 推行种痘及预防注射并办理关于传染病之预防及遏止事项。

8. 办理全县学校卫生及妇婴卫生。

9. 改善全县环境卫生及街道房屋之清洁事项。

10. 管理全县医药事项。

11. 办理全县生命统计。

12. 研究及防治全县之地方病。

13. 编制卫生宣传材料兼推广民众卫生急救知识。

14. 办理其他有关卫生事项。

卫生院应设门诊部及20至40病床之病室办理门诊治疗、住院治疗、巡回治疗等工作，除直接诊治病人外，并收容各卫生分院及卫生所转送之病人，在传染病流行时，得设传染病室，实行隔离治疗。

第五节 区乡（镇）保卫生机关

一、区卫生机关

区之卫生机关为卫生分院。卫生分院，应设于区署所在地或其他适当地点，但区之地区，就县各级组织纲要观察，仅为县政府便于分区督导各乡镇办理行政及自治事务，划分之区域，而非自治之单位，且须县之面积过大，或有特殊情形，始得分区设署，即在分区之县，亦可不设署，而由县政府派员指导，卫生院为推广工作。可于适宜地点酌设卫生分院，在卫生院所在之区，得免设之，因卫生院可以就近直接处理区内卫生工作，无重复设卫生机关之必要也，在行政系统上卫生分院，隶属于卫生院，但须兼受区长之督促。卫生分院设主任1人，其资格须领有中央颁发之医师证书，由卫生院长遴选，呈请县政府委派，并酌置公共卫生护士、护士、助产士、卫生稽查及卫生员各若干人，其人数应视工作及经费情形而定，其人选应具有与卫生院同样人员之同等资格，均由卫生院院长委用，呈报县政府备案，并应报省卫生处备查，卫生分院之职掌，为办理本区一切卫生保健事项，依县各级卫生组织纲要第13条之规定，计有9项：

1. 诊疗疾病及处理卫生所转送之病人，遇有必须住院及危重病人不能自行处理时，应介绍或卫生院或其他就近之医院诊治。

2. 传染病之处置隔离及报告。

3. 推行种痘及预防注射并举行各种防疫运动。

4. 改良水井处置垃圾扑灭蚊蝇及其他环境卫生之改善。

5. 推行妇婴卫生办理安全助产。

6. 办理学校卫生及卫生宣传。

7. 办理生命统计。

8. 指导并协助卫生所办理各项卫生保健工作。

9. 办理其他有关卫生事项。

二、乡（镇）卫生机关

乡镇之卫生机关为卫生所，隶属于卫生院，但须兼受乡镇长之督促。卫生所应设于乡（镇）公所所在地，在卫生分院所在之乡（镇）得免设之，在卫生院所在之乡（镇），自亦可不必设置，卫生所置主任1人，其资格有3：

1. 护士，曾受公共卫生训练者。

2. 助产士，曾受公共卫生训练者。

3. 医事职业学校毕业者。

但在经济困难地方，亦可以其他曾受相当技术训练之人员充任，由卫生院长遴选，呈请县政府委派，卫生所并可酌设卫生员，由医院院长委派充任，如不设专任之卫生员，可由乡（镇）公所干事或中心学校教员之曾受相当卫生训练者兼任。

卫生所之职掌，为办理全乡（镇）之卫生保健事项其工作有7项：

1. 处理轻微疾病及急救，其遇有不能自行处理之病人，应介绍至就近卫生医疗机关治疗。

2. 推行安全助产及妇婴卫生。

3. 助理学校卫生。

4. 推行种痘预防注射及传染病之紧急处置与报告。

5. 报告出生及死亡。

6. 改良水井处置垃圾扑灭蚊蝇及其他环境卫生之改善。

7. 卫生宣传。

三、保卫生员

各保设卫生员，由卫生院院长就本保中曾经受卫生训练之居民委派之，但宜选择有其他职业为本业者兼任之，因卫生员如为专任待遇过低则无人肯为，待遇高，则非一保之财力所能负担，故以兼任为宜，卫生员受卫生院主任之指挥监督及保长之督促，办理本保卫生事宜，其工作项目有8：

1. 检查道路、沟渠、厕所之清洁，随时督率各甲各户整理扫除。

2. 为保内儿童及成人种痘。

3. 处理保学生壮丁居民之损伤急救及各种轻微疾病。

4. 凡有疫病（传染病）发生时，即飞报卫生所，在不设卫生所地方，径报卫生分院或卫生院。

5. 调查本保各户人口之出生死亡，汇报卫生所，不设卫生所地方，径报卫生分院或卫生院。

6. 利用时机宣传卫生意义。

7. 介绍重要病症人至附近卫生机关治疗。

8. 每保应制备保健药箱一个，储备规定之药品器材，由卫生员保管应用。

第三章　卫生工作

卫生工作，即卫生机关为完成卫生行政目的所应有之手段。当初之卫生工作，至为简单，多止于街道清洁之取缔及举办若干简单之医疗救济工作，其后卫生科学逐渐发达，卫生工作范围乃日益扩大，综计今日一般卫生机关所举办之工作，可分为医疗救济、妇婴卫生、学校卫生、工厂卫生、环境卫生、传染病管理、卫生教育、医药管理、生命统计等项。兹将各项工作意义之重要性及其实施办法要点分述如后。至工厂卫生一项。因我国工业落后，此种工作尚少，且为篇幅所限，故从略。

第一节　医疗救济

一、医疗救济之意义

医疗救济即由政府以公家力量设置医疗机构，如医院、诊疗所、疗养院等，以免费为原则，使每一患病人民，均可平等享受同样之治疗机会，其目的在使患病人民早日恢复健康及工作能力，并减低因疾病死亡人数，以减少人民因疾

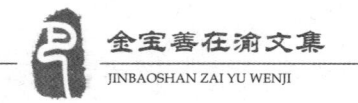

病所致之痛苦及社会经济之损失。

二、医疗救济之重要

我国医疗设备既不普遍，而人民又多贫穷，致大部分死者，生前并未能获得适当治疗，甚至未经任何治疗，在近年医业日形商业化，医师营业或近乎市价，此种情形，日形严重。据各方调查死亡人口中，生前未经任何治疗者，北平第一区于民国二十二年（1933）为24.7%，南京市于民国二十四年（1935）为47.6%，南宁市于民国二十八年（1939）为31.7%。此大部生前未经任何治疗之死亡者，未经任何治疗之原因，固甚复杂，如因急症或因意外伤害而致死亡等，但因贫穷无力求医者实占多数。设能予以适当之治疗，大部可免死亡，即在生前曾获相当医疗中，而仍有因经济困难，就医过晚，致使易治者，成为难治，难治者成为不治，为数亦复不少。前述南京、北平、南宁等地，均为经济比较发达，医疗设备相当完备之都市尚且如此，则在一般经济困难，医疗设备缺乏区域，殆益不堪设想，生命及经济之损失既至巨大，故设置医疗机关以供人民之需要，实我国主要卫生工作之一。或谓医疗机关之主要工作，应为预防，而非治疗，主张卫生机关不必注重治疗工作，就原则言之，此种见解固无大误，殊不知我国大多数死亡人口，生前未经任何治疗，致死亡率甚高，就现状而论，治疗与预防，实未可偏废，且宜并重者也。

三、医疗救济之实施

医疗救济工作，首需设置相当之医疗机关。市区应有市立医院及分区诊疗所之设置，办理住院医疗，门诊医疗工作，并应均有急诊及急救之准备。如设有分区卫生事务所，则各事务所应兼办门诊治疗工作，即可不必再设分区医疗所。在乡村方面，卫生院应设门诊部医疗疾病，并设病床20架至40架之病房，以收容病人住院治疗，并应有较为完备之检验及手术设备。卫生分院，应设门诊诊疗疾病及处理卫生所附近之病人，遇有必须住院及危重病人，不能自行处理时，应为转送至卫生院或其他医院诊治，卫生所亦应按时处理轻症疾病及卫生院介绍来之病人，遇有不能自行处理之病人，应介绍至卫生分院或卫生院就医，各保之卫生员，应随时处理轻微疾患，不能自行处理之疾病，应即介绍至就近之上级卫生机关。卫生院及卫生分院可相继组设巡回医疗队，按期至距离医疗设施中心较远乡村，实施医疗工作，各级卫生机关，均应有急救设备，俾随时可以出动，实施救护工作。无论城区、乡区医疗工作，均应以免费为原则，以符公医制度之旨，若地方经费因素，可酌收一部分费用，或收挂号费，或收药费，或仅收特别药费，但对赤贫民众，仍须订定免费或减费办法，一面按年增加卫生经费，陆续减低收费，至完全免费为止，其所收之款，应指定为扩充卫生事业之用，另定保管办法，专款存储以备应用。

第二节　传染病管理

一、传染病管理之意义

传染病管理，即以政府之力量，应用医学及卫生学的原则及技术为种种设施，于平时预防传染病之发生，阻止其传入，于疫时防止其蔓延扩大，并迅速予以扑灭，以确保人民之健康。传染病之种类甚多，各国实施管理之传染病种类亦不尽相同，大体均以急性传染病为主。我国传染病预防条例第1条规定，应实施管理之传染病，计有伤寒或类伤寒赤痢、霍乱、白喉、猩红热、天花、流行性脑脊髓膜炎、斑疹、伤寒、鼠疫等9类，亦称为法定传染病，除此9种之外，其他传染病有应实施管理之必要时，亦可予以适当之处置。

二、传染病管理之重要

我国人口之死亡率，据一般之估计约为30‰，即每年1000人中须死亡30人。欧美卫生事业发达国家之人口死亡率，平均均在15‰以下，比较我国约低1倍有奇，但今日死亡率甚低之国家于百年之前，其死亡率亦甚高，其后以医学卫生学日见进步，各国努力改善环境卫生及施行各种免疫接种，死亡率逐渐降低，乃有今日之成绩。我国超格死亡之多，其主要原因，即由于肠胃传染病（如伤寒、霍乱、痢疾）及呼吸系传染病（如天花、白喉、猩红热、麻疹）过多所致，此种疾病，以今日之医学卫生学技术而言，其中大都可以预防及管理，设我国对于此种疾病能施以严密之管理及普遍之预防设施，即可将此种疾病减至最低之限度，如是则普通死亡率即可降低甚多也。

三、传染病管理之实施

传染病管理，可分平时及疫时两部分叙。所谓平时，系指无传染病发现之时期而言，传染病管理工作，对于平时亦应注意，盖平时如能处置得宜，即可杜绝传染病之发现，消灭祸患于无形也。其平时应实施之工作，主要者约有5项：

1. 须明了当地过去传染病流行情形，现在环境卫生状况，人民生活习惯，及其对于将来传染病流行之可能的影响等，并据以制定整个预防计划。

2. 改善环境卫生，如改良饮水处置污物，扑灭有害小动物等，以减少传染病传播之媒介。

3. 普及卫生教育，使人民了解传染病发生之原因及危险并预防方法等，俾人民知所警惕。

4. 按时施行预防接种，如种痘及注射伤寒、霍乱、白喉预防针等以增强人民抵抗能力。

5. 注意传染病情报，在境内应督促公私医疗机关，遇有传染病发生，应立即报告并随时转报于上级主管机关，并与邻封各省县市保持密切联络，互相交换传染病情报。

疫期即有传染病发生之时期，不仅本省市或本县发现传染病为疫期，即邻境发现，亦应视为疫期，应立施以必要之措施，疫期传染病管理工作主要者约有9项：

1. 为报告。凡医师诊断传染病人或检见尸体，须于12小时内报告于该管官署，患传染病及疑似传染病或因此等病症致死者之家族及其居息，或死亡处所之负责人发现急性传染病人后，应于24小时以内，报告主管官署（传染病预防条例第8条）。

2. 为调查。当主管机关接获报告后，应立时派人至病者或死者之住所，调查所患是否与所报告疫病相符。

3. 为确定诊断。当调查时如不能确定所患之病，是否为传染病，可采取病人排泄物、吐物或血液黏液等，以为必要之检验材料，例如对白喉患者，应取其喉部黏液；赤痢、伤寒患者，应取其大便；对患痢疾及伤寒热者，应取其血液等送至检验室检验，以确定诊断。

4. 为隔离及留验。如当地设有传染病院或临时之隔离处所，宜将病人送入病院隔离；如无传染病院或不能送入病院，应在家实施隔离；对于曾与病人接触之人，则应予以留验或监视限制其行动，至无传染之危险为止。

5. 为消毒。对于传染病患者住屋，宜施以适当消毒处置外，对其排泄物被病毒污染之物品以及传染病尸体等，应实施消毒。

6. 为检疫。于水陆交通要道，施行车船检疫，遇车船旅客有患传染病者，或有患急性传染病之疑者，应即予以隔离诊治，以防其传播。

7. 为预防接种。无论平时之预防接种工作是否充分，遇有一种传染病发生时，凡可以用预防接种预防者，应即扩大预防接种工作，凡未经接种者，均宜予以接种，必要时并可采用强迫方式。

8. 为改善环境卫生。多数传染病之发现流行，均与环境卫生有密切关系，尤以肠胃传染病为然。遇有此种疾病，应即探求其发生传播之来源，予以适当之改善。又虫，对斑疹、伤寒、回归热能为媒介，应严行灭虫；鼠及鼠蚤能传染鼠疫，应厉行灭鼠；蝇能为肠胃传染病之媒介，应厉行灭蝇灭蛆；蚊能为疟疾之媒介，应行灭蚊及孑孓。

9. 为施行卫生教育。遇有一种传染病发现，应即利用种种教育方式，将关于各该病之一切知识，普遍宣传教育民众。

除右（以上）9种法定传染病外，对于各种特殊地方病以及砂眼、疥疮、花柳病、疟疾、麻风等病亦应注意防治。

关于防疫经费，在卫生经费预算中，应另列一项，俾有充分经费办理防疫工作，必要时并可请求上级机关予以补助，或请临时防疫专款。

第三节　环境卫生

一、环境卫生之意义

环境卫生即根据卫生学之原则与技术，以管理人类日常生活所接触之环境，使能合于卫生之所需，适于人类之生存，以求增进人类之健康。此处所谓环境，系指物质环境而言，举凡吾人每日饮食、起居、工作、休息之所接触之有形者，如屋室被服，无形者如空气湿度等，均为环境卫生所管制之对象。

二、环境卫生之重要

所谓环境，即围绕于吾人周围之种种事物。吾人生息其间，无时不受其影响，而对于健康之影响，尤为密切。盖环境不良，有背于卫生之条件，一方足以削弱人类健康，减低抵抗能力，使疾病得侵入机会；一方复可使传染病易于流行。如伤寒、痢疾、霍乱等症，常因饮水管理，污物处置，苍蝇防除不善而流行；疟疾与血丝虫病，常因蚊虫防除不善而传播；鼠类为传染鼠疫之根源，虱类则为传染斑疹、伤寒、回归热之媒介，凡此均为极明鲜之事例。是故对于吾人日常接触之环境，非加以积极之改善与严密之管理，殊不足以促进人类之健康，并防止传染病之流行。

三、环境卫生之实施

环境卫生之工作范围甚为广泛，就其工作性质分类，大致可分为5类：

1. 为饮水之管理。如改良旧有水井，建筑合于标准之新井（自流井）设置水码头等以保护水源，使免被污染。又将水加矾沉淀，或用砂滤器过滤，以清除水中杂物，煮沸，或用漂白粉消毒，以杀灭水中能致病之细菌，使适于饮用等均属之。

2. 为污物管理。如改善厕所建筑，设置化粪池，严密处置粪便；建筑下水道、渗水坑、渗水管、阴井等以处置污水；重设置垃圾箱、垃圾车、焚化炉、焚化沟等，以收集、运输、焚毁及掩埋垃圾，使免滋生蚊蝇，污染水源等均属之。

3. 为扑灭有害动物。如清除积水，填平无用水塘，疏滤溪流，以减少蚊虫之产生；实行厕所粪坑消毒，以减少苍蝇之产生；改良房屋建筑，用捕鼠笼毒饵，提倡畜猫，以减少鼠害；设立灭虱站，为人民灭虱、借以减少疾病传染之媒介等均属之。

4. 为一般之清洁工作。如房屋街道沟渠之清洁均属之。

5. 为有关卫生营业之管理。如浴室、理发馆、饭店、酒馆、食堂、牛奶场、清凉饮料商店、食品店或食物担等营业开设之许可，卫生状况之检查，改善之指导，违背卫生法令之取缔等均属之。

环境卫生工作之范围既如是广泛，故其彻底改善，常需巨大经费，自非短期间所可企及，其实施当择需要迫切，收效迅速，而所用经费又为力所能胜者先行举办，如水源之保护，水井、厕所之改良，夏秋两季饮水厕所之消毒，垃圾之处置，房屋街道之清洁，沟渠之疏滤，灭虱站之设置，有关卫生营养之管理等工作，均较轻而易举，便于实施。关于房屋、厕所、水井之形式构造或改良，各地可根据当地环境，绘制若干种标准建筑图样，编拟详细说明书，以备居民依式建筑，并可颁订管理房屋厕所水井之单行法规，强制人民于建筑或翻造房屋井厕时，必须按照标准图样修建，至规模较大，需费较巨之卫生工作，则可拟订分年进行办法，以徐图推进也。

第四节 妇婴卫生

一、妇婴卫生之意义

妇婴卫生，即以卫生科学之技术护理产育年龄之妇女及儿童，使妇女之怀孕生产，儿童之发育生长，得循自然之程序而发展，以保障其健康，并减低其死亡。产育年龄妇女，系指年在15岁至45岁间之妇女而言，儿童则又分为婴儿及幼童两期，婴儿自出生至1足岁之儿童。幼童则指一足岁以上至五足岁之儿童而言。

二、妇婴卫生之重要

妇女之怀孕生产及婴儿幼童之发育生长，本为生理上自然程序，惟孕产期妇女及婴儿幼童，或因罹病之机会较多，或因对于疾病侵袭之抵抗力较弱，乃需要特别之护理，设于此期不能获得适当护理，每较常人或成人易于患病，病后设再不能获得适当之治疗，则不免有生命危险，我国产妇与婴儿死亡率之高，正由此耳。据估计，我国产妇死亡率约为15‰，即每1000产妇中须死亡15人，婴儿死亡率约为200‰，即每年每一千1岁以下之婴儿须死亡200人，约超过其他先进国家3倍至5倍之多，准是计算，则我国每年因生产而致死之壮年妇女达27万人，未满一岁婴儿之死亡数达360万人之巨。英国卫生家牛逊氏曾言："婴儿死亡率高，则婴儿损失之数目多；婴儿死亡率高，则其他幼童之疾患亦多；婴儿死亡率高，则幼童之死亡率亦高；婴儿死亡率高，则母体及其家族必弱。"可见婴儿死亡率如高，受其影响者，固不仅婴儿本身而已，且产妇死亡率、婴儿死亡率高，则普通死亡率亦受其影响，故我国普通死亡率，较各国者为高，此亦为主要原因也。妇婴卫生工作之目的，即在减少产妇婴儿之死亡并增进其健康，仰有进者，妇婴卫生工作，实为一种基本卫生工作，设此种工作不能切实，则其他卫生工作，亦不易获得良果，盖建设吾人健康之体格，一如建筑坚固房屋，非先建有牢固地基不可也。

三、妇婴卫生工作之实施

市县卫生机关，均应有妇婴卫生专门人员，如产科医师、助产士等办理妇婴卫生工作，并应有产院之设置，专收产妇住院接生，如无力单独设置产院时，则市立医院，县卫生院等，均应设产床若干张，以备孕妇住院生产之用。在市区如另设保婴事务所，专理妇婴卫生工作，则此种工作，更易推进，至其实施之工作，可分6项：

1. 办理孕妇健康检查及孕期卫生指导工作，使其生理变化，得到自然程序适宜之进展。

2. 治疗孕期之疾病，矫正孕期之异常情形。

3. 接生以住院接生为最佳，尤以孕期有病，胎位不正常，或初产之孕妇，应以住院生产为妥善。

4. 产后护理。

5. 婴儿健康指导及预防接种。

6. 儿童卫生习惯养成之指导，营养之指导及卫生习惯之示教等。

此外，接生婆之取缔，亦为我国妇婴卫生之一重大问题。我国各地多有接生婆存在，执行接生业务，此因素对接生技术，消毒方法，一无所知，每年产妇婴儿被其贻误戕贼致死或病者，不知几成。我国产妇婴儿死亡率之高，亦泰半由于接生婆接生所致，故为保障妇婴卫生，亟宜彻底禁止，而我国地域辽阔，人口众多，设立时完全禁止接生婆执行业务，不但不易贯彻，即现有之医师、助产士人数，亦不数全。各地之需要，补救之道而宜由各地卫生机关将本地所有接生婆，加以适当训练，授以简要之常产接生消毒与技术方法及对于难产应有之处置，更宜予以相当实习机会后，在当地卫生机关严密监督之下按标准执行业务以应目前需要，其有过误即予取缔，且时加考验，以资甄别。俟当地将妇产科专门医师及助产人数增多，再行逐渐销减接生婆之开业执照，并严禁其传授学徒。

第五节　学校卫生

一、学校卫生之意义

学校卫生即在学校范围内实施种种卫生工作，以减少学生之疾病，确保学生之健康，养成学生之卫生习惯，增进学生之学习效率，俾学生之德育、智育、体育，获得平衡发展。盖学校之设校医，原为举办学校卫生，但一般之校医，仅作消极之治疗工作，是其缺点，实应举办整个学校卫生，宜侧重于积极方面，以减少学生之疾病，增进学生之健康，治疗只为次要工作，是不可不辨也。

二、学校卫生之重要

学校卫生之重要，可从三方面加以讨论：

1. 学校卫生工作，应侧重于中小学，此际儿童青年身体正是发育时期，成年后之体格健康程度如何，多由此期奠定基础。设使在此期间，身体上发生缺点，则易影响其成年后之健康，甚至形成终身不治之痼疾，故在此时期，亟应予以适宜之护理。

2. 学校为一种团体生活，人数众多，彼此接触频繁，最便于传染病之传播，且易由学生为媒介，传染于学生之家庭，故学校每易成为传染病流行之中心介绍所，因是学校必须实施卫生管理以资防制。

3. 学生时期较成年人之成见为少，其性格之可塑性较大，欲养成良好之卫生习惯，宜从此时期起始，即学生在家庭中染有不良之卫生习惯亦易于矫正也。

三、学校卫生之实施

学校卫生系以学校为工作范围，故此种工作，应由卫生行政机关主管，亦应由教育行政机关主管，过去颇有争论。就我国状况言之，根据过去十余年办理学校卫生经验，此种工作，以由教育机关、卫生机关合作为宜，因教育行政机关，对于学校具有监督指导之职权，推行此种工作，自易为力，卫生机关则富有卫生工作之实验，故以双方合办效率最优。我国各地办理学校卫生，多组有卫生教育委员会，即系由教育主管机关与卫生主管机关合组而成，以主持学校卫生事宜，此殆为一种较近于理想之组织也。会中应设主任1人，由富有学校卫生经验之医师担任，秉承委员会之指示办理学校卫生事宜，再按事务之繁简，另用医师、护士等若干人为助理，如不能任用专任之主任医师，即由卫生院中医师兼任亦可。

学校卫生实施之工作可分为5项：

1. 为保护工作。如体格检查，按期测量身高体重，矫正体格上之缺点，讲堂席次与目力之调查，坐位高低之纠正，每日举行晨间清洁检查，膳食营养之改良等均属之。

2. 为环境卫生。如环境卫生视察，厕所之改良消毒，饮水之消毒，盥洗室、厨房、食堂、浴室清洁之管理，课堂宿舍，光线通气，温度、清洁之调节管理等均属之。

3. 为传染病管理。如种牛痘、霍乱、伤寒、白喉之预防注射，每日举行晨间检查，注意传染病早期症状之发现，以及患传染病者之隔离，曾与患传染病者接触者之管理等均属之。

4. 为卫生教育。如卫生习惯态度之养成，卫生知识之灌输，利用课程讲授，公开讲演，或个别谈话，散发卫生宣传品，映演卫生幻灯片电影，举办卫生展览会与急救训练等属之。

5. 为疾病治疗及急救。如按时开门诊，治疗简单疾病，并与医院商订合作办法，以便遇有重病，即转送至医院治疗，在县则可送至卫生院治疗，并应有救急之设备。

第六节　医药管理

一、医药管理之意义

医药管理即由卫生行政机关依据现行法令，对于医事人员医药营业及医药用品器械之合于法定条件者，予以承认许可，并继续予以监督，不合于法令条件者，予以取缔，违法者予以惩戒，种种行政处分之总称也。依现行法规之规定，应实施管理之医事人员，有医师、牙医师、中医、药师、药剂生、护士、助产士等7种，应管理之医药营业，有医院、药商2种，应管理之医用药品器械有成药、麻醉药、细菌学、免疫学制品及注射器、注射针等 4 种。

二、医药管理之重要

医事人员之职业与人民生命健康之关系至为密切，如医师、中医之业务为诊疗疾病，药师、药剂生之业务为调剂制药，护士之业务为护理病人，助产生之业务为接生，此类工作均须有专门训练者，方可胜任，故须加以严格管理。医院系以收容病人住院治疗为目的，与人民生命健康，亦有密切关系，故亦须加以严格管理。药商虽为商业之一种，但其所售之货物，与一般商品不同，设其物出于伪造，或成分应有之标准不符，则购者不仅受经济上损失，且不能收治疗上效果，故其管理，应较一般商业为严，至医疗用药品更严。因麻醉药品，若长期吸食，可使人成瘾，注射器、注射针，往往为注射吗啡、海洛因等毒品之工具，细菌学免疫学制品设不合于标准，应用后则不能收治疗或免疫之效，成药中所含原料之种类及数量，其中有无麻醉药品，所用药品，是否与所治之疾病相符，存在均与人民健康攸关，故此数者亦必须由政府施以严厉之管理也。

三、医药管理之实施

医药管理之实施，可分为登记、监督、查禁、惩戒 4 项，兹系现行法规分述其要点如下：

1. 登记：包括登记及注册、许可等 3 种而言。医师、牙医师、药师、药剂生、护士、助产士之登记，成药、细菌学、免疫学制品制成或检入申请之许可，均系属于卫生署之职权，但地方执行业务，仍须向地方主管官署注册，如无卫生署核发之证件，可地方主管官署，应取缔或不准其执行业务，中医之检查给证，系由卫生署暂时授权地方办理，医院设立之核准，药商之注册申请制造运入贩卖，注射器、注射针之核准注册，均属于地方主管官署之职权。

2. 监督：系对已受许可执行业务之医事人员之业务及已受许可设立经营之医院药商之营业予以监督而言，各种医事人员已登记后，在某地开业时，仍应向当地主管官署请求注册，经核准发给执照后，方能开业。凡医师等执行业务时，均应遵守有关其业务之法令，及尽其应尽之义务，例如医师诊视传染病人或传染病之尸体，即应于 12 小时内，向该管官署据实报告；医师等并不得无故拒诊；药师无论何时不得拒绝药方之调剂，并不得擅改方剂或发售超量药剂及毒品；助产士应按期向地方主管官署报告接生人数；护士不得执行医师职务等均为各该人员所必须遵守。又例如医院将治疗病人数目每半年报告主管官署1次，西药商应任用药师或药剂生，细菌学免疫学制造商每批出品，均应送交卫生署指定之检验机关检验，认为合于标准后，方准出售等，均应必须遵守之强制规定，主管官署自应随时予以监督，以查其有无违背法令。

3. 查禁：则为对于不合于法定条件之医事人员医院药商等之一种区分，如未经登记领证，而擅自执行医事业务，未经卫生署查验许可擅自出售成药，又麻醉药品依法系由中央专卖，如私人擅自制造贩运售卖等，均应予以查禁，并按禁烟禁毒条例办理。

4. 惩戒：则为对于违背法令者之处分，如医事人员有违反该医事人员条例之规定时得由该管行政官署，处予罚款，并可停止其执行业务，其情形较重者，更可按法定手续呈请卫生署撤销其职业证书，其因业务触犯刑法者，则应送由当地法院办理。医院、药商、细菌学免疫学制造商违反各该管理规则者，亦有罚钱之规定。

以上仅就各种现行法规中略举数例，详细规定可参阅各种卫生法规及现行法。

第七节 卫生教育

一、卫生教育之意义

卫生教育，即应用种种教育方式，种种教育工具将卫生知识灌输于民众，使民众了解卫生之重要及日常生活上必须实践之卫生要点，以改善其生活。此种工作亦有名之为卫生宣传。但宣传二字含有将事实改造变造，将有利之点扩张，不利之点隐饰之意，故为吾人所不取。

二、卫生教育之重要

卫生教育工作之重要，可分为3点讨论：

（一）公共卫生固可予人民以健康上若干保障，但有多种疾病之预防，非公共卫生所能收效，或收效甚微，其能否避免，悉视每人能否实践个人卫生为断。如何使人民有充分之个人卫生知识，则赖于卫生教育之实施。

（二）政府一切卫生行政设施，能否推行顺利与人民之态度有密切关系。人民对于此种设施如能有真切了解，自能拥护接受，否则即不免阻碍横生，尤其我国现时进行困难滋多。盖卫生为较新事业，各种卫生工作，若预防注射，饮水消毒等等，人民每引为诧奇妄事猜测，而盲目反对，致阻碍卫生行政之推进。故欲推行卫生政令，则卫生教育工作，尤不可缓。

（三）我国人民个人生活习惯既多不合于卫生，对于公共卫生观念尤形薄弱，其所以致此者，实由于知识浅陋之故。盖人同此心，心同此理。健康寿考，为人人之所欲，徒以不知保健之道，致其生活习惯，不能适合卫生之要求，故为充实人民卫生知识起见，亦需有卫生教育之实施。

三、卫生教育之实施

实施卫生教育，就其所用工具，可为3类：

（一）为利用视觉者。如卫生展览会、幻灯片、电影、卫生图画、标语、传单小册、刊物等属之。

（二）为利用听觉者。如卫生讲演、个别谈话、无线电扩音等属之。

（三）为综合的。如戏剧表演、有声电影等均属之。若就其施行之范围，可概分为学校卫生教育及一般社会卫生教育两类。普通个人卫生，公共卫生之常识，为人人须知，故我国均列于中小学校课程之内，但此为教学范围，卫生机关只能处于辅助地位。且学校卫生教育，在前学校卫生节内，已有论及。勿容再赘。至一般社会卫生教育实施之方式甚多。需视地方环境施教对象之知识程度如何而灵活运用，不可拘于一格。此处仅提示若干原则，以为实施之参考。

1. 所用材料内容，应能与当时当地之环境配合，如夏季宜以预防肠胃传染病为题材，霍乱流行病以霍乱为题材等。

2. 施教方式，贵能变化，以引起民众之兴趣。切忌抄袭或千篇一律。

3. 文字应力求通俗，避免应用专门术语，务期明白易晓俾民众易于了解。

4. 应用图画宣传，应求图形美观，色彩鲜明，并力求趣味化。

5. 对于乡村民众，因乡村民众识字者少，宜多利用图画及展览标本模型，少用文字，庶乡间民众易于接受。

6. 应利用种种人民集会之机会，如保民大会与乡间固有之庙会赶场、赶集等实施卫生教育工作。

7. 应利用种种组织，为实施卫生教育之固定团体，如母亲会、儿童会等，并可利用此种组织实施训练工作，如育婴训练班、烹饪训练班等。

8. 施教取材内容，应据实叙述，切忌涉于夸张，教育与宣传不同，亦即在此。

第八节　生命统计

一、生命统计之意义

生命统计为应用统计之一种，即利用统计方法，以研究某一特定区域内，居民生命之消长，所包括者为居民生命所由、起始、继续及终了之原委，通常系指人口出生，婚嫁以及疾病死亡之统计而言。

二、生命统计之重要

观察一地生命统计结果，对于该地人民生命消长现象，即可得一客观的完全之认识，并可进而推求其与各种影响人类生活因素闻之因果关系，其结果对于卫生行政之贡献有三，即：

1. 各种卫生行政工作均应以生命统计之结果为设计之依据，否则即不免文不对题，南辕北辙之弊，政府人力物力，亦将不免于浪费。

2. 一地卫生实施优良者，其死亡率、疾病率常低，其卫生实施恶劣者，死亡率、疾病率常高，而一地卫生状况之优劣与该地卫生政绩如何复有密切关系。故根据一地死亡率与疾病率之高低，即可判断该地卫生状况之优劣与卫生行政成绩之良窳。

3. 传染病管理贵能迅速苟无迅速之疫情报告，则不易施适时之处置。举办生命统计遇有死亡及传染病患者，均须按时报告主管机关，即便采取适宜措施。

三、生命统计之实施

卫生行政方面所需之生命统计材料，必须适合完全、正确、迅速三原则。一切生命统计方法之设计，均须以适合此三原则为鹄的。我国过去所颁布与生命统计有关之法规，计有户籍法，户口调查统计报告规则及编查保甲户口条例等数种。但执行此种法规者，多为警察及保甲机关，每不能顾及卫生行政方面之需要，以致对于卫生行政应用之价值甚低。卫生部颁布之生死统计暂行规则，其规定虽较进步，但卫生机关仅于每月终了后编制统计之责。对于迅速一点，仍不能满足，为补救起见，卫生机关应切实与警察机关或自治保甲机关合作办理生命统计，以应需要。又城市与乡村环境不同。生命统计办法亦宜异制，以免滞碍难行之弊。

就城市言之，静态之人口统计及动态之婚嫁统计，宜由警察及自治保甲机构主持，疾病统计，应完全由卫生机关单独办理。至出生死亡统计则应由双方合作办理。由警察或保甲自治机关接收人民之报告，除依照其所执行之法规予以登记外，同时应通知卫生机关。而卫生机关内应设主管生命统计部分，于接获该项通知后即派调查员前往实地调查，对死亡原因一项，尤应特予注意，详记其症状并由医师根据所填之症状推定死因，以期正确。如有变死（伤害中毒或不明死因之猝死）之疑，立报司法机关，会同验断。

在乡村方面亦应由卫生机关与警察或自治机关合作办理。以各保卫生员为基层调查报告人员，本保遇有出生死亡，由警察或保甲长通知卫生员，由卫生员前往调查于每月终了将调查表送交卫生所。卫生所汇集各卫生员之调查表报由卫生分院转报卫生院。在无卫生分院之处，即径报卫生院，死因一项亦应由医师根据卫生员于调查表上所填之症状推定之，统计报告之编制，则应由卫生院汇总办理。但调查人员如发现在传染病人或传染病尸体或变死体之疑者，应立即报告于该管官署，速予必要处置。

以上不过就我国现实情形，略述办理生命统计工作之要点。详细办法当视各地情形而定，以期对现行法令及地方之特殊环境均能兼顾。

第四章　我国县卫生行政问题

第一节　县卫生行政实施上应注意之点

我国中央卫生行政机关，已具有相当之基础。各省市专理卫生行政机关，亦渐次成立。惟卫生行政之对象为全民，其目的在保障并增进人民之健康。公医制度为我国卫生行政理想之目标，故非基层之卫生医疗机关普遍设立，全民均能获得相当卫生医疗保障，则卫生行政之目的，不可谓为已经贯彻。我国县卫生事业，虽经过数年之努力促进，已有若干成绩，然考其实际，则数量既少，质量多劣，距吾人理想之目标尚远。至民国二十九年（1940）《县各级卫生组织大纲》公布，对于县卫生行政机关之级制组织职掌均有明确规定。实为我国县卫生行政之一大进步。此后当可循此方针，逐步推进，以实现吾人理想之公医制度。但《县各级卫生组织大纲》内容既极详密完备，所需人员经费必甚众多。就我国现状言之，人员之供给，经费之筹措，在多数县分均不无相当困难。然此种问题，殆均系推行县卫生行政之先决问题。本章拟就此种问题，略作讨论，本节先将推行县卫生行政应注意各点，略述如下：

一、县卫生之推进，应循渐进之原则，依县各级卫生组织大纲之规定，县应设卫生院，区设卫生分院，乡镇设卫生所，保设卫生员。在多数县分对人员、经费两皆困难，实施此种完备组织自非一蹴可及。故应根据各县实际情形，拟定分期实施计划，逐渐推进。卫生院为全县卫生行政中心，自应仅先成立，以符定制，县经费不裕地方，如一时不能依照法定编制设卫生院时，可依照县各级卫生组织大纲第9条之规定，由县政府呈经省政府核准，暂行比照卫生分院之组织设置之，以后再分期徐图充实。

二、县卫生之设施应循经济之原则，政府一切行政，一切设施，在原则上，均应力求完备。但亦有一最高限度，即须与国民经济能力互相适应。我国经济落后，生产事业不发达，致各县之财政，多不充裕，故县之卫生设施，不可不力求经济，而经济一词复含有二义：

1. 为费用之节俭，对不急需之费用不切需之设备，均宜暂从简约，例如卫生院所之房舍，如能新造，固属合于理想。但当无力筹措建筑费时，即将旧有公共馆舍或庙宇等修葺应用亦无不可也。

2. 为每一单位费用收效之增项，换言之，即以最少之费用，收最大之效果。使每一人能为最大之服务，每一物能尽最大之利用，每一钱能发挥最大之效能，亦即一人作二人之用，一物作二物之用，一钱作二钱之用也。

三、县卫生工作应先侧重收效最大之工作。县各级卫生组织为卫生行政之基层组织，其工作至为繁多。一县之人员经费有限，创办之始，各种工作，势难同时并举，且亦不宜同时并举，盖以有限之人力财力，同时办理多种工作，则力量分散，不易收良好之效果也。莫如先集中力量办理数种人民最感需要且收效最大之工作，至何种工作为人民最感需要，何种工作收效最大，何种工作次之，则应由各地卫生行政人员，就各地客观情况，权其轻重，别其缓急，计划决定。

四、各地卫生工作实施应以普遍为原则，政府卫生行政，应以全民之健康为对象。故县卫生工作之实施，亦应以普遍为原则。在我国各县现在交通情况之下，每一卫生机关服务之范围甚小，能利用之者不过距离十数里以内之居民。一县之面积纵横常在2里之上，故需普遍设立卫生分院、卫生所，方足以应全县之需要。使每一居民均可于其附近若干里内，即能获得卫生设施之效果，卫生机关人员当深入民众，为民族社会而服务，且多方面应由卫生人员去求工作，不应由民众或个人要求卫生人员方去工作。在卫生机关未能普遍前，应充分利用巡回制度，不宜使全县工作集中于少数城镇，且全县经费取之于全县居民，若仅使一部居民享受特惠，亦失事理之平者也。

第二节　县卫生人员问题

各种卫生事业，均需有专门技能人员主持执行。我国卫生事业方在发轫，对于医事人员之需要，随事业之发展，日益迫切。我国过去医事教育不甚发达，所训练之医事人员数目亦甚少，远不足以应现时需要，故各地多感人员不易罗致。设全国各县均依照县各级卫生组织纲要设置各级卫生组织，则此问题将更严重。依县各级组织纲要之规定：每一县设一卫生院；每卫生院除事务员不计外，技术人员应置院长1人，医师1人至3人，公共卫生护士1人至2人，护士4人至8人，助产士2人至4人，药剂员1人至2人，检验员1人至2人，卫生稽查1人至4人，卫生员若干人。区设卫生分院，分院应置主任1人，并酌置公共卫生护士、护士、助产士、卫生稽查及卫生员，卫生所应置护士或助产士1人。我国全国于民国二十七年（1938）共计有1,949县，此后不免续有增设，兹暂作2,000县计算，每县平均划分为3区，50乡镇，共500保，则全国共须有 2,000 所卫生院，6,000 所卫生分院，10 万所卫生所，100 万名卫生员。各医院所需技术人员即按编制上之最高额与最低额折中计算，假定每卫生院设院长 1 人，医师 2 人，公共卫生护士 1 人，护士 6 人，助产士 3 人，药剂员、检验员各 1 人，卫生稽查 3 人，卫生员 4 人，每卫生分院置医师、公共卫生护士、护士、助产士、卫生稽查各 1 人，卫生员 2 人；每卫生所置护士或助产士 1 人，卫生员 1 人。每保卫生员 1 人。则全国各县所需之医事人员数目约如下表：

表 2 全国各县卫生机关所需医事人员数目表

机关数目 人员类别	县 卫生院 2,000	区 卫生分院 6,000	乡（镇） 卫生所 100,000	保 卫生员 1,000,000	共计
医师	6,000	6,000	—	—	12,000
县卫生院护士	2,000	6,000	—	—	8,000
护士	12,000	6,000	50,000	—	68,000
助产士	6,000	6,000	50,000	—	62,000
药剂员	2,000	—	—	—	2,000
检验员	2,000	—	—	—	2,000
卫生稽查	6,000	6,000	—	—	12,000
卫生员	8,000	12,000	100,000	1,000,000	1,120,000

查我国现有之医事人员，据卫生署之医事人员登记统计；截至民国二十八年（1939）九月止，其登记医师 9,963 人，护士 4,979 人，助产士 3,967 人，药剂生 2,564 人，此中在中央及省市卫生机关及军医机关服务者为数甚多，在私立医院、药房工作及自行开业者，复占一大部分。故能参加县乡卫生工作者，恐不及全数 1/3，其实际需要相差甚远，此问题如一日不能圆满解决，则我国卫生事业即无法达到完善之途径。关于人才供给固属于教育行政方面之职责，但卫生行政方面亦不可不予以协力。此问题既如此严重，亟宜将医事人员分为高级、中级、初级三种，分别设法训练，以求解决。

高级医事人员以医师为主要，增加医师之法，舍增设医学院校及扩充原有医学院校外，无他良法。近年医学院校已较战前增加，自民国二十九年（1940）起中央并已制定培育公医学生办法：规定公医学生在校读书完全免费，毕业后须为政府服务12年，此外卫生署更设有公共卫生人员训练所，以训练各级卫生人员，自民国三十年（1941）起将该所扩大组织，与卫生实验处合作，改设卫生实验院，俾能一方面得从事于卫生技术之实验研究，一方面仍继续训练工作。惟将侧重于训练高级卫生人员，如医师、卫生工程师等，招收已毕业而所受公共卫生训练不甚充分之医师及已毕业之工程师等予以公共卫生学识之训练，以应卫生工作扩展之需要。以后并拟使所有从事公共卫生工作之医师等，每服务若干年后，即至卫生实验院进修1年，则其个人之知识技术当能随科学发展而进步。如此则高级医事人员问题当可逐渐解决。惟医学院校现有数量仍嫌过少，亟须大量增加，至全国药师其数尤少，故增设药学专校或药科专修班等亦为现代所需要。

中级医事人员包括公共卫生护士、护士、助产士、药剂员、卫生稽查数者而言，护士、助产士教育，属于中等职业教育，应由各省增设护士、助产士，职业学校以资培育；而药剂员、检验员、卫生稽查三种，尚未列入正式职业教育系统，应由各省卫生行政机关，设立卫生人员训练，以供全省需要。公共卫生护士为护士既毕业后再受若干时期之公共卫生学识训练者，此后护士学校均应增加充分之公共卫生学课程，特别注重公共卫生实习，俾护士在护士学校，即可获得公共卫生训练。但在现状之下，国内各护士学校每因缺乏师资及实习设备，多数似尚不能负此任务，故仍应由各省卫生人员训练所，招收普通护士学校毕业生加以训练，以资补救。

初级卫生人员即为卫生员，此项人员复可分为两种：一即为卫生院卫生分院及卫生所所任用之卫生员，此项人员系以卫生员为专业；一即每保设置1人之卫生员，此项人员系以卫生员为副业，而另有其本身固有或兼有之职业。此两种人员每县需要甚多，应由各县卫生院及卫生分院负责训练。（惟县卫生院或分院如人员缺乏、设备不周者，应先由省卫生处或省卫生人员训练所设法予以训练或协助）各保之卫生员，应选择各保居民中有正当职业富有服务热忱并曾受小学教育，或具有与小学毕业同等程度之青年训练之。训练期间宜短，并应拦不妨碍其职业之时间实行训练。关于卫生员训练之内容及方法，卫生署印有陈志潜医师编著之《卫生员训练方案》，可供参考。

第三节 卫生经费问题

财政为庶政之母，凡百事业非钱莫办。依《县各级卫生组织大纲》之规定，县区乡（镇）保均应设置相当之卫生机关。此种机关所需经费应如何规定标准、如何筹措，均为推行县卫生行政之先决问题。县各级卫生机关，究各需若干经费，此应视各县经济情形及设置员额之多寡而异，殊难划一。卫生署前于民国二十六年（1937）三月制定，县各级卫生行政实施办法纲要。对于县各级卫生机关所需经费，曾参各地历年情形，作相当之规定，可供参考。虽于县卫生机关之级制名称与《县各级卫生组织大纲》不无出入。如旧制区设卫生所，乡镇设卫生分所，村落设卫生员。新制则区设卫生分院，乡（镇）设卫生所，保设卫生员。然旧制之卫生所与新制之卫生分院，旧制之卫生分院与新制之卫生所，其组织体制职掌设备大体相仿。村落与保之范围虽不一致，但卫生员之职务则一，故其规定仍足为推行新制之参考。

县卫生经费应占全县岁出总数之成数，依《县卫生行政实施办法纲要》之规定，其数额应以全县地方岁出总数5%为标准，此种规定似觉稍低。在《财政收支系统法》第49条规定教育、文化、经济建设、卫生治疗、保育、救济经费之总额其最低限度，省区或市县不得少于其总预算总额60%。卫生治疗经费在60%中，应占如何比例虽无明确划分规定。假定为平均分配，则卫生治疗经费可占预算总额15%，纵因政府政策关系有所偏重，不能平均分配。但卫生治疗经费应在《县卫生行政实施办法纲要》规定5%以上则可断言。财政收支系统法，迄今尚未施行。在其施行以前，各县卫生经费，可仍暂依《县卫生行政实施办法纲要》之规定办理，以占全县应出总数5%为最低限度。

县各级卫生组织实际需要之经费数目，县卫生行政实施办法纲要拟定之数县卫生院开办费为1万元至2万元，设备费2,000元至3,000元，在建筑费未筹足时，可利用旧有房舍庙宇暂先修缮应用，经常费每月约需600元至1,400

元。其分配之百分率约如次：

薪　金	60%
办公费	10%
购　置	20%
其　他	10%

其他较大之经费，如改善环境卫生之设置，上下水道、屠宰场所、井厕改良、粪秽污物处置，道路沟渠清洁，所需设备费及防疫经费等，应视地方财政情形于经常费外另行编列。卫生分院（旧制卫生所）每一单位开办费约需1,000元至1,500元，经常费每月应需要300元至600元。卫生所（旧制卫生分所）每一单位开办费需100元至140元，经常费约月需50元至100元。卫生员可视各地情形而定。但上开之数目，系依据民国二十六年（1937）物价拟定。近年物价高涨，原定数目自难敷用。各地应用时，应参照各当地物价薪资情形比照增加。

至县各级卫生组织经费之负担，依《县各级组织纲要》之规定，县乡（镇）之收入，均有法定之独立财源。所有县乡（镇）各种经费，均应由县及乡（镇）分别负担，故卫生院之经费应由全县负担，各卫生所之经费应由各乡分别负担，卫生分院之经费亦应由县负担。因区署之地位，仅因全县面积过大，或有特殊情形，故设区署为其辅佐机关，其职权为代表县政府督导各乡（镇）办理各项行政及自治事务，故区之一切经费自亦应由县库支出也。

附录

卫生署组织法

民国二十九年（1940）四月十七日公布

第一条　卫生署直隶行政院掌理全国卫生行政事务

第二条　卫生署对于各级地方政府执行本署主管事务有指导、扶助之责

第三条　卫生署就主管事务对于各级地方政府之命令或处分，认为违背法令或逾越权限者，得呈请行政院停止或撤销之

第四条　卫生署置左（下）列各处

一、总务处

二、医政处

三、保健处

四、防疫处

第五条　总务处掌左（下）列事项

一、关于收发分配撰拟文件事项

二、关于典守印信事项

三、关于档案之整理保管事项

四、关于本署及附属各机关职员之任免及成绩考核事项

五、关于本署法规之汇编及刊物之发行事项

六、关于本署官产物及图书管理事项

七、关于卫生教育用品及医疗防疫制品之发售事项

八、关于本署经费之出纳事项

九、关于本署庶务及其他不属各处事项

第六条　医政处掌左（下）列事项

一、关于医院疗养院及其他医疗机关之监督指导事项

二、关于医院人事资格之审定及业务监督事项

三、关于医师药师等公会之监督事项

四、关于药商及药品制造之监督事项

五、关于成药之审验取缔事项

六、关于药用植物之培植及药品制造之奖励事项

七、关于药典之修订编纂事项

八、关于麻醉药品毒剧药品及毒剧物之管理取缔事项

九、关于其他医务行政事项

第七条　保健处掌左（下）列事项

一、关于公共卫生设施之指导监督事项

二、关于地方卫生机关之督促设置事项

三、关于卫生医事人员之训练养成事项

四、关于国民营养体力之改进事项

五、关于各地方上下水道设施计划之审核登记事项

六、关于饮料食品及其他用品之检查事项

七、关于国民保健工作之设施改进事项

八、关于卫生宣传事项

九、关于其他保健事项

第八条　防疫处掌左（下）列事项

一、关于传染病之防治及处理事项

二、关于防治特殊地方病之指导协助事项

三、关于各种防疫设施之督促事项

四、关于水陆检疫所之视察设置及指导改善事项

五、关于水陆港埠应施检疫之传染病及疫区之调查指导及通告事项

六、关于水陆港埠流行病之调查统计及报告事项

七、关于国际检疫事项

八、关于生物制品之指导监督事项

九、关于其他防疫事项

第九条　卫生署设署长、副署长各1人，简任①署长综理署务监督，所属职员及机关副署长辅助署长处理署务

第十条　卫生署设秘书2人至4人，其中1人简任，余荐任②分掌机要文电及长官交办事件

第十一条　卫生署设处长4人简任分掌各处事务

第十二条　卫生署设科长8人至12人，荐任科员32人至48人委任承长官之命分掌各科事务

---

① 简任，经过选择而任用官员。官阶名称。辛亥革命以后文官的第二等，在特任以下，荐任以上。
② 荐任，辛亥革命后至解放前，第三等的文官，由各主管长官推荐给中央政府任命。

第十三条　卫生署设技正6人至10人，其中4人简任，余荐任；技士12人至24人其中6人荐任，余委任技佐16人至28人，委任承长官之命办理技术事务

第十四条　卫生署设视察3人，其中1人简任，余荐任承长官之命，分赴各地视察指导卫生行政事宜

第十五条　卫生署得聘用顾问及专门人员

第十六条　卫生署设会计主任1人、统计主任1人，办理本署岁计[①]、会计统计事项，受卫生署长之指挥监督，并依国民政府主计处[②]组织法之规定，直接对主计处负责，会计室及统计室需用佐理人员名额由卫生署及主计处就本法所定委任人员及雇员名额中会同决定之

第十七条　卫生署置中医委员会掌理关于中医事务，前项委员会设主任委员1人，委员5人至9人，专员2人至4人，编审1人或2人由卫生署就富有中医学识者聘任之

第十八条　卫生署得酌用雇员

第十九条　卫生署处务规程以命令定之

第二十条　本法自公布日施行

省卫生处组织大纲

民国二十九年（1940）六月二十一日行政院公布

第一条　省设省卫生处隶属于省政府掌理全省卫生事务

第二条　省卫生处设置处长1人简任或简任待遇

第三条　省卫生处处长得列席省政府委员会议

第四条　省卫生处承办省政府一切关于卫生之政令

第五条　省卫生处置科长、科员、技正、技士，其名额、官等、俸给及编制曰省政府依事务需要及财政状况，拟定报由卫生署转呈行政院核定之

第六条　省卫生处得设省立医院卫生试验所，初级卫生人员训练所，卫生

[①] 岁计，一种计量方法，意为一年内收入和支出的计算，旧中国国家年度收支的总称。
[②] 主计处，机构名，清末海军部下属审计机构。

材料厂及其他卫生机关

第七条　省卫生处对于县卫生院市卫生局（或卫生事务所）负监督指导之实

第八条　本大纲自公布之日施行

县各级卫生组织大纲

第一章　总则

第一条　县为改善全县卫生，增进居民健康，依县各级组织区域，设置左（下）列卫生机关。

1. 县为卫生院

2. 区为卫生分院

3. 乡（镇）为卫生所

4. 保为卫生员

第二条　前条各卫生机关，应视县之人力财力物力，依本大纲所定之标准，分期设置之。

第三条　县卫生经费，应确定数额，列入县预算。

第二章　县卫生院

第四条　县设卫生院隶属于县政府，兼受省卫生处之指导，办理全县卫生行政及技术事宜。

第五条　卫生院置院长1人，由县长商承省卫生处长，遴选国内外医学专科以上学校毕业，领有中央颁发之医师证书，并具有左（下）列资格之一者，呈请省政府委派之。

1. 曾受公共卫生专门训练者。

2. 具有相当临床经验，且在国内公共卫生机关服务1年以上者。

第六条　卫生院置医师1人至3人，公共卫生护士1人至2人，护士4人至8人，助产士2人至4人，药剂员1人至2人，检验员1人至2人，卫生稽查2人至4人，事务员1人至3人及卫生员若干人，医师、护士、助产士、药剂员之资格，均以领有中央颁发之证照者充任，公共卫生护士及卫生稽查，均须受有各该专门训练者充任,卫生员以初中或高小毕业,而受有半年至1年之卫生训练者充任,除医师由卫生院院长遴选,呈请县政府委派,并转呈省政府备案外,余均由卫生院院长委用,呈报县政府备案,并分报省卫生处备查。

前项人员之数额,得由县政府呈请省政府核准,酌量增减之。

第七条 卫生院之职掌如左(下):

1. 拟具全县卫生事业计划。

2. 承办全县卫生行政事务。

3. 造报全县卫生经费预算及决算。

4 指导视察,并协助各卫生分院及卫生所之技术及设施事项。

5. 训练初级卫生人员。

6. 实施医疗工作。

7. 推行种痘及预防注射,并办理关于传染病之预防及遏止事项。

8. 办理全县学校卫生及妇婴卫生。

9. 改善全县环境卫生及街道房屋之清洁事项。

10. 管理全县医药事项。

11. 办理全县生命统计。

12. 研究及防止全县之地方病。

13. 编制卫生宣传材料,并推广民众卫生急救知识。

14. 办理其他有关卫生事项。

第八条 卫生院应设门诊部,及20至40床之病室,办理门诊治疗,住院治疗,巡回治疗等,除直接治疗病人外,并收治各卫生分院及卫生所转送之病人,在传染病流行时,得设传染病室,实行隔离治病。

第九条 县经费不充裕之地方,得由县政府呈经省政府核准,暂行比照卫生分院之组织设置之。

第三章 县卫生分院

第十条 卫生分院隶属于卫生院,兼受区长之督促,办理本区一切卫生保健事项,在卫生院所在地得免设之。

第十一条 卫生分院设于区署所在地,或其他适当地点。

第十二条　卫生分院置主任1人，由卫生院院长遴选，领有中央颁发之医师证书者，呈请县政府委派，并酌置公共卫生护士、护士、助产士、卫生稽查及卫生员，均由卫生院院长委用，呈报县政府备案，其任用资格与第六条同。

前项人员委用后，由卫生院分报省卫生处备查。

第十三条　卫生分院之职掌如左（下）：

1. 诊疗疾病及处理卫生所转送之病人，遇有必须住院，及危重病人，不能自行处理时，应介绍至卫生院或其他就近之医院诊治。

2. 传染病之处置隔离及报告。

3. 推行种痘及预防注射并举行各种防疫运动。

4. 改良水井处置垃圾扑灭蚊蝇及其他环境卫生之改善。

5. 推行妇婴卫生办理安全助产。

6. 办理学校卫生及卫生宣传。

7. 办理生命统计。

8. 指导并协助卫生所，办理各项卫生保健工作。

9. 办理其他有关卫生事项。

第四章　乡（镇）卫生所

第十四条　卫生所隶属于卫生院，兼受乡（镇）长之督促，办理全乡（镇）之卫生保健事项，在卫生分院所在地得免设之。

第十五条　卫生所设于乡（镇）公所所在地。

第十六条　卫生所置主任1人，由县卫生院院长遴选具有左（下）列资格之一者，呈请县政府委派之。

1. 护士曾受公共卫生训练者。

2. 助产士曾受公共卫生训练者。

3. 医师职业学校毕业者。

但在经费困难地方，得以其他曾受相当技术训练之人员充任之。

第十七条　卫生所得酌置卫生员由卫生院院长委派担任之。

但得由乡（镇）公所干事，或中心学校教员，曾经相当卫生训练者兼任之。

第十八条　卫生所之职掌如左（下）：

1. 处理轻微疾病及急救，其遇有不能自行处理之病人，应介绍至就近卫生医疗机关治疗。

2. 推行安全助产及妇婴卫生。

3. 助理学校卫生。

4. 推行种痘预防注射及传染病之紧急处置与报告。

5. 报告出生及死亡。

6. 改良水井处置垃圾，扑灭蚊蝇及其他环境卫生之改善。

7. 卫生宣传。

第五章　卫生员

第十九条　保卫生员，由卫生院院长，就曾经相当卫生训练之保民委派之，受卫生所主任之指挥监督，及保长之督促，办理本保卫生事宜。

第二十条　保卫生员工作项目如左（下）：

1. 检查道路沟渠厕所之清洁，随时督率各甲各户整理扫除。

2. 为保内儿童及成人种痘。

3. 处理保学生壮丁居民之损伤急救及各种轻微疾病。

4. 凡有疫病（传染病）发生时，即飞报卫生所，在不设卫生所地方，迳报卫生分院或卫生院。

5. 调查本保各户人口之出生死亡，汇报卫生所，不设卫生所地方，迳报卫生分院或卫生院。

6. 利用时机，宣传卫生意义。

7. 介绍重要病症人，至附近卫生机关治疗。

第二十一条　保制备保健药箱一个，其储备药品，由卫生署定之。

第六章　附则

第二十二条　卫生院得轮流召集全体卫生工作人员，予以训练，其训练办法另定之。

第二十三条　本大纲自公布之日施行。

县卫生工作实施纲领

民国二十九年（1940）十二月九日公布

一、总则

1. 县卫生工作之实施应依本纲领之规定斟酌地方情形进行之。

2. 县各级卫生组织应上下贯通分工合作以确立公医制度之体系。

3. 县卫生工作对于预防与治疗应同时并重。

4. 县各级卫生组织，应依据实地调查研究结果，选择地方最切要之卫生事项为中心工作提前办理。

5. 县各级卫生组织，应与其他县政工作及各种社会活动，密切配合联系以增进工作之效率。

6. 县各级卫生组织，实施预防工作及对于贫苦民众之医疗工作，以不收费为原则。

二、行政组织

1. 县卫生工作，应以县卫生院为中心，视县之人力财力物力，拟定分期推进步骤，逐将各区设置分院，在各乡镇设置卫生所及在各保设置卫生院。

2. 县卫生院在县经费不充裕地方，得暂行比照卫生分院之组织设置区以下仍应按照上条规定分别设置。

3. 县卫生院每年应拟具全县卫生事业计划及编制工作年报。

4. 县卫生经费，应确定数额列入县预算县各级卫生组织之经费标准应照附表之规定。

5. 县各级卫生人员，应按照县各级卫生组织大纲所定资格，慎重派充省卫生主管机关，应严密调查登记以备选用。

6. 县卫生院院长或其他高级医务人员随时赴各乡镇实地考察辅导推进。

7. 县各级卫生组织之负责人员，应切实注意所属职员之道德修养及学术技能之增进。

8. 县各级卫生组织应定期开会研究各项问题计划改进。

9. 县各级卫生组织之房屋建筑、家具、药品、医疗器械、卫生材料、图书表格、制服式样均应依照规定办理以期划一。

三、医事

1. 县卫生院及分院，应设门诊医治病人乡镇卫生所及保卫生员，仅限于处理轻症疾病及急救，遇有不能自行处理之病人应介绍至就近医疗机关治疗。

2. 县卫生院应设 20 至 40 病床。

3. 县卫生院及分院，应组织巡回医疗队派往所属乡镇巡回医治疾病。

4. 县各级卫生组织，应有随时施行急救及救护工作之准备。

5. 县卫生院对于全县各级卫生机关应用之器材药品，应遵照规定之标准统账统发。

6. 县卫生院，应切实管理县境内公私医院诊所医事人员药商及成药。

四、防疫

1. 县卫生院对于全县之地方病及流行病蔓延情形，应事先调查以为防疫设施之参考。

2. 县卫生院，应督促所属各级卫生机关，报告法定传染病之发生情形，并汇编月报呈报卫生署及省卫生主管机关，其详细办法另定之。

3. 县卫生院，应设置简易必需之检验设备，并应准备简便之检验物容器分发卫生分院及卫生所应用。

4. 县卫生院及分院于必要时，应设隔离病室收治传染病人。

5. 县各级卫生组织对于传染病之排泄物及被病毒沾污物件应实施消毒。

6. 县各级卫生组织，应切实施行种痘，县卫生院分院及卫生所并应施行霍乱伤寒白喉及其他预防注射。

7. 县卫生院及分院除应注重 9 种法定传染病外并应注重沙眼、疥疮、头癣、花柳病、疟疾、回归热、麻风、住血虫病、钩虫病、黑热病、甲状腺肿重要之营养缺乏症及其他特殊之地方病之调查及防治。

8. 县卫生院于必要时应组织防疫队，并在交通重要地点设置临时检疫站检验旅客。

9. 县卫生院于必要时应联络本县有关机关组织县防疫委员会，主办各种防疫运动并应与临县合作实施流行病及地方病之联合防治。

五、环境卫生

1. 县卫生院及分院，应随时举行各乡镇保甲之环境卫生视察并设计指导所属各级卫生组织实施改善。

2. 县各级卫生组织，应注重改进全县之环境清洁。

3. 县各级卫生组织，应从事改进水井及简易给水工程之敷设。

4. 县各级卫生组织在胃肠系传染病流行时，应施行水井水担之消毒及公共茶馆开水之供给。

5. 县各级卫生组织，应建造简易公共厕所并改善旧有厕所及粪坑严密管理之。

6. 县卫生院分院及卫生所，应设置灭虫站并附设沐浴及理发之设备。

7. 县卫生院分院及卫生所，应管理清凉饮料之出售及食饮店摊之清洁。

8. 县各级卫生组织，应从事蚊蝇臭虫跳蚤鼠类及野犬之扑灭。

六、妇婴卫生

1. 县卫生院分院及卫生所，应推行新式助产及孕期健康检验。

2. 县卫生院应附设产科床位或产院收容产妇。

3. 县卫生院分院及卫生所，应推广妇婴保健营养知识及家庭卫生。

4. 县卫生院分院及卫生所，应定期举行母亲会儿童以及家政卫生训练。

七、卫生教育

1. 县卫生院分院及卫生所，应利用乡镇民众集会日期举办卫生展览及各种卫生运动。

2. 县各级卫生组织，应随时举行卫生化装表演卫生讲演并张贴卫生标语及发送传单小册。

3. 县卫生院应与教育主管部门会同举办全县各级学校卫生。

4. 县卫生院应举办卫生员训练班授以工作必需之技术及常识。

5. 县卫生院分院及卫生所应举办壮丁及民众之急救救护训练。

6. 县卫生院应设置常备之医学卫生图书巡回阅览。

7. 县卫生院及分院应利用病人候诊时间宣传卫生常识。

八、统计

1. 县各级卫生组织应与同级自治组织合作办理生死调查登记及统计。

2. 县各级卫生组织应用之各种表格应由县卫生院统筹制备分发应用。

3. 县各级卫生组织之工作统计应由县卫生院集中编制之。

4. 县卫生院应编制每年统计。

九、附则

本纲领第 15、24、35 及 51 各条所规定之图表标准均由卫生署订定颁行。

表3 附县各级卫生组织经费分配表

项 别		县卫生院	区卫生分院	乡镇卫生所	保卫生员
开办费	建筑费	1,000~2,000元			
	设备费	3,000~5,000元	400~800元	300~400元	50元
经常费（月计）		1,000~2,000元	300~500元	50~100元	2~5元
临时费		临时规定在县预备费项下拨给			
特别事业费		其数额视需要另筹之			
备 考		原建筑费未能筹足以前可利用旧有房屋加修缮费 2,000~3,000元	房屋以利用公产为原则	房屋以利用公产为原则	设置药箱一只

实施新县制与卫生建设

中央训练团党政训练班讲演录
民国三十二年（1943）六月

一、推行地方自治与卫生工作

地方自治之推行为本党一贯之政策，总理于建国大纲中，曾明确昭示实行地方自治为建国基本工作，并手订地方自治开始实行法，以为实施之准绳。训政时期约法及国民政府施政纲领中于地方自治实施之步骤及进度，尤有详细规定，可知地方自治之推行，实为今后施政之重心。此不特于平时为然，战时尤为重要。抗战建国相辅相成，加强地方自治之实施，不特为达成建国工作之必备条件，且为巩固战时政治社会基础之必要措施，故抗战建国纲领中曾以此列为政治部分施政纲领之一。而本党五届十中全会宣言，对内对外要义第3点，确立建国要务中，更列举实行。国父实业计划与完成地方自治为今后一切努力之总目标，故欲奠定三民主义建国之基础，必须努力地方自治之完成。

"县为地方自治之单位"，建国大纲中曾明确昭示。故欲推行地方自治，必先完成县政建设，新县制之实施，即在建立健全之基层组织，以奠定自地方自治之基础。诚如总裁所云："新县制之基本精神，在于唤醒民众，发动民力，加强地方组织，促进地方自治，以奠定革命建国之基础。"故欲期地方自治之基础得以确立，必需努力新县制建设之完成。

新县制之建设应如何着手？说者每谓必须增进地方生产，改善民众生活，提高知识水准，健全基层组织，训练四权运用，以期促进地方政治、军事、经

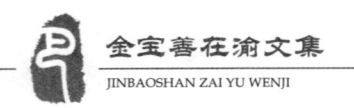

济、文化之建设，自是针砭时弊，无可置疑之必要措施。惟一切建设之动力，不外人力、财力、物力，而财力、物力之来源，尤赖人力以创造，是以建设之先决条件，必须有体格健全之广大民众，而维护民众之健康，则有待于卫生工作之普遍推行。为此卫生工作之实施，实为推行新县制之基本工作，亦为实施地方自治之必要条件，殆无可疑议。

二、国民健康及医药缺乏情形

新县制之实施，既有赖于广大健壮之民力，然则国民健康之现况，究属如何，不可不一为查考。我国过去以科学医药之落后，卫生设施之缺乏，国民卫生智识之低下，卫生习惯之不良，以致疾病流行，死亡相继，人民健康，日趋恶劣，举其要者，约有4端：

1. 体格之孱弱

国民体格之孱弱，为众所熟知之事实。就儿童言，据民国十八年（1929）至民国二十三年（1934），南京、上海等大城市检查学童126,283人体格之结果，90%约有缺点（见表3），健全者不足1%。在经济发达、人力民财较富之六都市，尚属如此，一般乡村儿童体格不良之程度，当更甚于此者。就成人言，据民国二十九年（1940）浙、皖、赣三省壮丁体格检查之结果，其中无重症缺点列入甲等者，不过8%，列入乙等者亦仅30%，此外均有重症体格缺点，不适服现兵役，健全之儿童既少，健全之壮丁自亦减少，是乃当然之结果。

2. 疾病之流行

其情况可分三方面言之：

（1）急性传染病之流行

急性传染病之流行，至为可惊。民国三十一年（1942）霍乱大流行，患者达10万人，死亡亦在3万以上。民国二十七年（1938）、民国二十八年（1939）每年患者各在10万以上，民国二十九年（1940）、民国三十年（1941）虽以防治较早，亦尚散见于各处。民国三十一年（1942）全国又呈流行之象，自四月至十月计先后达13省市，患者1万余人，死亡5,000人以上。此外伤寒、赤痢、白喉、天花诸症，则每年各省均有发现。流行性脑脊髓膜炎，民国二十八年（1939）流行于闽、赣间，死亡颇多；鼠疫则福建、浙江、江西、湖南、绥远、宁夏、山西、广东、广西近年来均有发现。就民国三十一年（1942）而论，发现鼠疫省份计达8省，患者1,197人，死亡1,109人。

（2）地方病之普遍

我国地方病之为害，几无省无之，影响地方建设至深且巨。如疟疾为我国重要之地方病，每年患者人数虽无精确统计，试就吾国东南、西南10省，估计之患病人数每年当在1,600万人以上，次如住血虫病，分布区域，极为广阔，长江所经各省，沿海之福建、广东，无不见其蔓延。据全国经济委员会卫生实验处在浙江开化、衢县两处之调查，患者约占农民40%以上，因于住血虫病之死亡，占该地区死亡率之半数，可见其为害之烈。姜片虫病①在浙江绍兴、萧山一带患者约占人口60%以上，儿童则竟有91%以上者。此外如黑热病流行于苏北、安徽、河南、河北、山东等省，以苏北一隅计患者人数在20万人以上，钩虫病则分布于苏、浙、粤、川、皖、鄂等一带蚕桑区域，据调查广州市附近种桑、种菜之农民感染钩虫病约占60%。至于麻风患者在闽、粤等省约达百万以上。上述各种地方性疾病其在主要病区，不仅患者累累，死亡相继，甚至使昔日繁荣富裕之乡（镇）一变而为荒凉之区域，且因钩虫病等病者多在壮年时期，不能从事农业生产，影响农村经济亦至巨。

（3）其他传染病之蔓延

我国肺痨、梅毒两种疾病传染最为普遍，据北平市第一卫生事务所十余年来之调查，该区人口每年每10万人中死于肺痨者，最高曾达435人［民国十五年（1926）］，最低亦在200人以上［民国二十三年（1934）］。河北定县中华平民教育促进会卫生教育部，于民国二十二年（1933）调查该县人口每年每10万人中死于肺痨者有376人，平均我国每年每10万人死于肺痨者，约有300人。据此以计，每年之死于肺痨者，约有120万人。至梅毒一病之传播，亦极

---

① 姜片虫病，由布氏姜片吸虫，简称姜片虫，寄生于人、猪肠内引起的一种人畜共患寄生虫病。

可惊,南京市卫生事务所检查产妇患梅毒者占全体 18%,贵阳卫生事务所作同样检查,患者百分率更在此数以上,其严重情形可见一斑。

3. 死亡之众多

基于以上各种因素遂致我国人口之死亡率异常高超,我国现时之死亡率据估计约为 30‰,即每年每千人中死亡达 30 人,较之欧美各国平均仅为 15‰ 者,超过 1 倍。至 1 岁以下之婴儿死亡率,我国约为 200‰(见图 1),产妇死亡率约为 15‰,较欧美各国高三四倍之多(见图 2)。

4. 寿命之短促

由于体格之孱弱,疾病之众多,死亡率之特高,故平均寿命,亦形短促。据专家估计我国人民平均寿命约 30 岁,仅及英美等国人民平均寿命之半数(见图 3)。人寿既短,服务社会之期间亦少,而国家遂蒙巨大之损失。

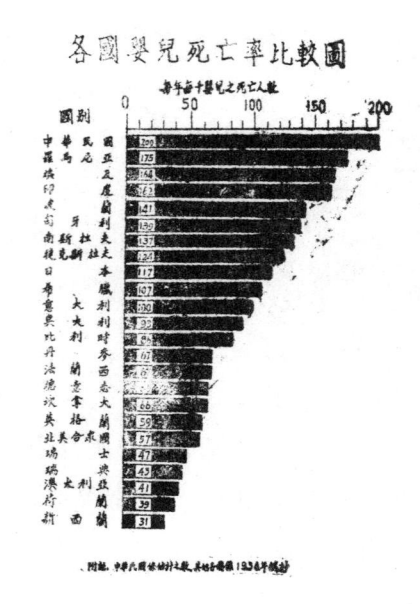

图 1 各国婴儿死亡率比较图

注:中华民国系估计之说,其他各国系 1936 年统计。

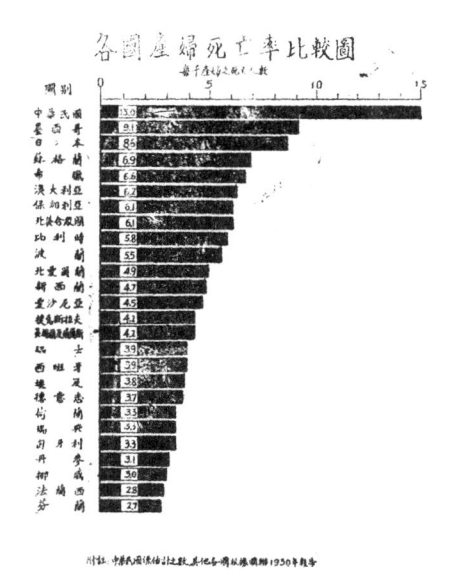

图 2　各国产妇死亡率比较图

注：中华民国系估计之说，其他各国系 1936 年统计。

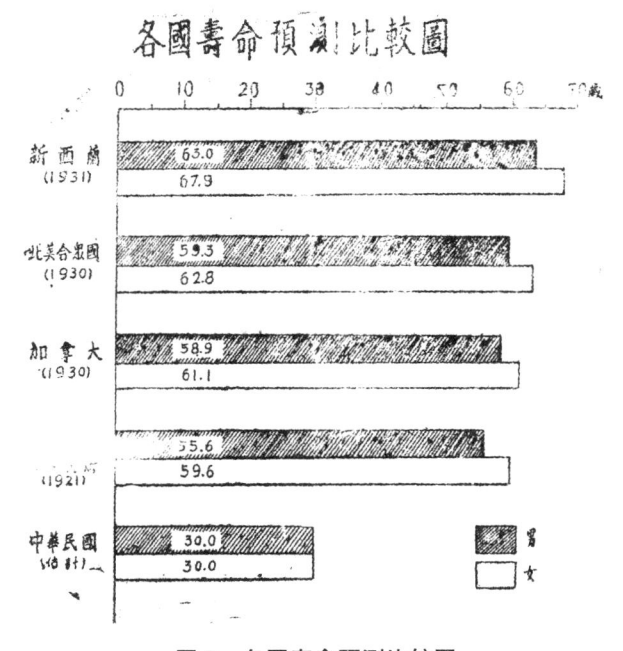

图 3　各国寿命预测比较图

我国人民之健康状况，既如上述，其需要医药之救济，自极迫切。但根据各方调查：死亡人口中生前未受任何治疗者，北平第一区于民国二十二年（1933）为24.7%，南京区域于民国二十四年（1935）为47.6%，南宁市区于民国二十八年（1939）为31.7%，以此推及一般县乡人民，其患病而能享受医疗者恐仅1/10而已，考其原因，因贫穷而无力求医者为数固多，但医药卫生设备之未能普遍，殆为无可否认之事实也。

三、实施新县制中之县卫生建设

国民健康之不良及医药设施之缺乏，既如上述。其影响所及，不特使建国人力遭受极大之损失，且足阻碍社会经济文化之进步，故如何减少国民病亡，如何增进民族健康，实为今后重要之课题。新县制之基本精神既在"发动民力"，从事县政建设则为"民力"来源之健康基础，必须设法使之促进。且卫生工作之对象在全民，欲期普遍设施，必须积极推进基层卫生组织，是卫生建设在实施新县制中实占有极重要之地位，未可一日视为缓图，至为明显。

我国县卫生事业，过去未能积极推展，县卫生行政依县组织法规定初属于公安局之职掌，县政府于必要时得呈请省政府设置卫生局专理卫生事项。但各县之设立卫生局者，全国殆无一县，民国二十一年（1932）内政部曾通令各省分令各县设立县立医院，办理医疗、救济及县卫生事业。江苏、浙江两省所属各县设立县立医院者先后达数十县。民国二十三年（1934）四月第一次卫生行政技术会议通过《县卫生行政方案》，将县卫生机构加以变更，决定县设卫生院、区设卫生所，较大农村设卫生分所，每村设卫生员或卫生警，使卫生行政成为一整个系统，较之县设县立医院办法远为进步，江西、湖南、陕西等省多按照实施。民国二十六年（1937）三月卫生署复拟订《县卫生行政实施办法纲要》，经呈准公布施行，对于县各级卫生机关之组织标准、职掌、人员工作范围，均有明确规定，俾各地实施工作有所遵循。至民国二十八年（1939）九月《县各级组织纲要》公布后，为配合新县制之实施，行政院复依据县各级组织纲要之基本精神制定《县各级卫生组织大纲》，公布施行，县卫生组织至此乃完全确定。同年十二月并公布县卫生工作实施纲领，是为我卫生行政上之一大进步。

新县制下之县卫生建设应如何实施，依照县各级卫生组织大纲及县卫生工作实施纲领之规定，有如下述：

（一）县卫生机关

依县各级卫生组织大纲之规定，县设卫生院隶属于县政府，兼受省卫生处之指导。规定设院长1人，医师1人至3人，公共卫生护士1人至2人，护士4人至8人，助产士2人至4人，药剂员、检验员各1人至2人，事务员1人至3人及卫生员各若干人。县卫生院之职权，依县各级卫生组织大纲之规定，为办理全县卫生行政及技术事宜，共列职掌14项为：

1. 拟具全县卫生事业计划。

2. 承办全县卫生行政事务。

3. 造报全县卫生经费预算及决算。

4. 指导视察并协助各卫生分院及卫生所之技术及设施事项。

5. 训练初级卫生人员。

6. 实施医疗工作。

7. 推行种痘及预防注射并办理关于传染病之预防及遏止事项。

8. 办理全县学校卫生及妇婴卫生。

9. 改善全县环境卫生及街道房屋之清洁事项。

10. 管理全县医药事项。

11. 办理全县生命统计。

12. 研究及防治全县之地方病。

13. 编制卫生宣传材料并推广卫生急救知识。

14. 办理其他有关卫生事项。

（二）区卫生机关

区卫生机关为卫生分院，卫生分院应设于区署所在地或其他适当地点。卫

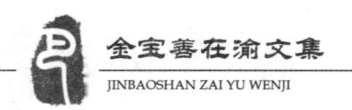

生分院在卫生系统上隶属于卫生院，但须兼受区长之督促。卫生分院设主任1人并酌设公共卫生护士、助产士、卫生稽查、卫生员等，其职掌为办理本区一切卫生保健事宜，析言之计有9项：

1. 诊疗疾病及处理卫生所转送之病人及转院诊治事项。
2. 传染病之处置隔离及报告。
3. 推行种痘及预防注射并举行各种防疫运动。
4. 改良水井、处置垃圾、扑灭蚊蝇及其他环境卫生之改善。
5. 推行妇婴卫生，办理安全助产。
6. 办理学校卫生及卫生宣传。
7. 办理生命统计。
8. 指导并协助卫生所办理各项卫生保健工作。
9. 办理其他有关卫生事项。

（三）乡（镇）卫生机关

乡（镇）之卫生机关为卫生所，隶属于卫生院，兼受乡（镇）长之督促。卫生所应设于乡（镇）公所所在地，在卫生院或卫生分院所在之乡（镇）可免设之。卫生所设主任1人，其资格须为护士或助产士，并酌设卫生员，[得由乡（镇）公所干事或中心学校教员之曾受相当卫生训练者兼任]。卫生所之职掌为办理全乡（镇）之卫生保健事项，其工作有7项：

1. 处理轻微疾病之急救，办理转院诊治事项。
2. 推行安全助产及妇婴卫生。
3. 助理学校卫生。
4. 推行种痘及预防注射。
5. 报告出生及死亡。
6. 改良水井，处理垃圾及其他环境之改善。
7. 卫生宣传。

（四）保卫生员

各保设卫生员，由卫生院长由本保中曾受卫生训练之居民委派兼任之，其任务为办理本保卫生事项，其工作项目有七：

1. 检查道路、沟渠、厕所之清洁，随时督率扫除。
2. 为保内儿童及成人种痘。
3. 处理保学生、壮丁、居民之损伤急救及各种轻微疾病。
4. 传染病之报告。
5. 调查本保各户人口之出生死亡。
6. 利用时机宣传卫生意义。
7. 介绍重症病人至附近卫生机关治疗。

四、县各级卫生设施现况之剖析

县卫生设施战前未能积极推展，就民国二十六年（1937）之统计，全国各县设有卫生机关者仅217县。抗战以还，因事实需要，已见增加，但至民国二十八年（1939）即新县制开始推行之初，全国各县之有卫生机关者亦仅494县，其中包括县卫生院、县卫生所、县立医院、县立医务所等名称，组织至不一律。新县制实施以来，迄今已届3年，所有实施新县制各省除绥远、青海两省尚无县卫生机构外，其他15省1,297县中设有县卫生院者已达798县，其尚未调整仍称县立医院或县立医务所者计157县。因人力物力未足，或因已遭沦陷，未能设置县卫生机关者357县，历年来县卫生机关增加率如以民国二十六年（1937）为100（县），则民国二十八年（1939）为232（县），民国三十一年（1942）为360县。兹将新县制实施前后县卫生机关增加状况及现有设施概况列表如下：

表1 现有县卫生机关统计表 民国三十一年(1942)

省别	现有县数	已设卫生院县数	已设卫生机关尚未调整县数	未设卫生机关县数
四川	135	80	0	55
广西	99	47	52	0
陕西	92	32	21	39
河南	111	17	53	41
福建	64	64	0	0
浙江	76	65	0	11
甘肃	67	31	4	32
青海	17	0	0	17
广东	97	70	3	24
贵州	85	78	7	7
西康	46	3	17	36
湖北	75	16	0	42
云南	112	100	0	12
安徽	62	37	0	25
绥远	16	0	0	16
湖南	75	75	0	0
江西	83	83	0	0
合计	1312	798	157	367

表2 新县制实施前后各县卫生机关数目表

省别	民国二十六年（1937）县卫生机关数	民国二十八年（1939）县卫生机关数	民国三十年（1941）县卫生机关数
四川	0	9	80
广西	88	99	47
陕西	8	14	32
河南	0	0	17
福建	15	62	64
浙江	14	6	65

续表

省别	民国二十六年（1937）县卫生机关数	民国二十八年（1939）县卫生机关数	民国三十年（1941）县卫生机关数
甘肃	0	5	31
青海	0	0	0
广东	0	39	70
贵州	0	64	78
西康	0	0	3
湖北	0	8	16
云南	3	37	100
安徽	0	0	37
湖南	6	68	75
江西	83	83	83
绥远	0	0	0
合计	217	494	798

尚未调整为县卫生院之县卫生机关数未包括在内。

县以下卫生机构在新县制实施之前为数极少，自新县制实施以后，已渐次增加；但以人力、财力之限制，仍不得不采取渐次推进之方法。根据民国三十一年（1942）度统计已设县卫生分院170所、乡（镇）卫生所1,156所、保卫生员342个，分布县分计215县。

新县制实施以后，各县卫生机构在数量上已见积极之扩展，但其素质则尚待努力充实。就经费论，新县制实施以后因事业之需要，县卫生经费已渐见增加，如贵州、广西、江西、云南等较之民国二十八年（1939）至少增加1倍以上，四川所增加者尤多，但可为遗憾者因受基数太低之影响，在整个县岁出总数中所占之百分比为数仍微。就四川省言民国三十年（1941）度各县卫生费占岁出百分比最多为5.5%，最少为0.7%，平均在1.7%左右；贵州省民国三十年（1941）度县卫生经费占县总岁出之比例为1.6%，广西省比例较高，民国三十一年（1942）度为2.1%，但较之其他支出相去尚远，就人员言各县卫生人员均

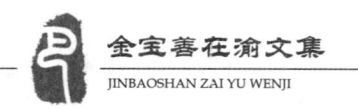

感缺乏，因是素质之未能满意自属无可讳言。至于医药设备终因经费困难更形缺乏，影响工作推进至巨。故县卫生设施在数量上虽有扩展，而其素质则亟待充实；如何解决此种困难，是有待吾人今后之努力。

五、推进县卫生建设之原则

县卫生设施之现况既如上述，今后推进之途，一面应筹设县以下基层卫生机构，以期普遍深入；一面应加强现有组织，充实设备，增加经费，改进工作，并应遵循下列各原则。

1. 应循渐进之原则

新县基层卫生设施之建立所需人员经费自属不少，目前县自治财政颇感困难，人才极缺乏，实施此种组织，自非朝夕所能成就，必须根据各县实际情形，拟定分期实施计划，逐渐推进，徐图建树。其经费人员特别困难之县，如一时不能依照法定编制设立卫生院时，亦应依照县各级卫生组织大纲第9条规定，由县政府呈请省政府核准暂行比照卫生分院之组织设置，至于已设各院所，亦应分期充实人员、经费及设备，并随时督导改进其工作。

2. 应循经济之原则

政府一切设施在原则上均应力求完善与充实。但以我国地方经济之薄弱，恐非短期内所能达到目的。因之吾人设施之原则，必须与国民经济能力相配合；益以吾国经济落后，生产事业尚未发达，各县财政均属捉襟见肘，无可讳言。为此县卫生设施即须斟酌先后缓急，力求经济，一切设施在积极方面应使能发挥其最大之效能；在消极方面应使无丝毫之浪费。故不急需之费用，不必有之设备，不切要之工作，均应求其简省；同时并应利用义务劳动办法，发动民众自治，从事改良及修建厕所、水井，清除道路、疏滤沟渠等工作，庶几乡（镇）环境卫生，能在经济原则之下，建立基础实为必要。

3. 应循有效之原则

卫生工作范围至广，而一县之人力、财力有限，势难同时并举，且以有限之人力及财力，如欲同时办理各项工作，必致力量分散，不易获得良好之效果，为此县卫生建设应先集中力量，择其最感需要而收效最宏之工作，如种痘以防天花，实行预防注射以防霍乱、伤寒，推行妇婴卫生以减少妇婴死亡，实施卫生教育以提高人民卫生知识等，均可提先办理。各地卫生人员即应审察当地种种客观情形，权其轻重，别其急缓，统筹计划，切实办理，此实为办理县卫生工作时所不可不注意者也。

4. 应循普遍之原则

县卫生工作之对象既在全民，是以县卫生工作之实施，即应普遍为原则；同时并以我国目前交通状况之下，每一卫生机关所服务之范围极为有限，因而受其利益者亦不过距离十数里内之居民而已，且在县境辽阔、人民稀少者，即使普设各级卫生机关，亦属未易将工作范围普及于一般穷乡僻壤之居民。为此卫生人员亟应深入民间为民服务，尤为吾人应有之信念。同时保卫生员之任务，即系预为达到此任务之方法，以其所担负之工作，实为最切要而简易可行，并就短期训练即足以胜任者，此实为深入民间之最重要的设施。至于如何能使全县民众获其利益，如何能使此种基层的卫生建设——保卫生员——可以推行尽利，则均属从事县卫生工作者之责任，不容推辞者也。

六、推进县卫生建设之问题

新县制下县卫生设施之推进于其进程之中，必有若干困难须待吾人之努力克服。就现状而言，人员之补给与经费之筹措，在多数县份均已不无相当困难，今后为推进县以下基层卫生建设所需人员及经费，自属更多。然此二者殆为推行县卫生工作之先决条件，亟宜设法解决，故不得不稍为论列：

1. 人员问题

各级卫生机构均须有专门技术人员主持执行，依照县各级卫生组织大纲规定每一卫生院应置院长1人，医师1人至3人，公共卫生护士1人至2人，护士4人至8人，助产士2人至4人，药剂员1人至2人，检验员1人至2人。

每一卫生分院应置主任1人，并酌设公共卫生护士、护士、助产士、卫生稽查及卫生员，卫生所应置护士或助产士1人。我国全国计有1,949县，此后不免续有增设，兹暂作2,000县计算，每县须分设区卫生分院、乡（镇）卫生所及保卫生员［如依"《中国之命运》书中所诏示，区分院及乡（镇）卫生所一律称为乡（镇）卫生院，则乡（镇）卫生院约为8万，即每县40乡（镇）卫生院"］，各卫生机关所需技术人员按之编制以最高额与最低额之折中计算，假定每一卫生院设院长1人，医师2人，公共卫生护士1人，护士6人，助产士3人，药剂员、检验员各1人，卫生稽查3人，卫生员4人；每一乡（镇）卫生院置医师、公共卫生护士、护士、助产士、卫生稽查各1人、卫生员2人、每保卫生员1人。则全国各县所需医事人员数目至巨，计需医师86,000人，公共卫生护士82,000人，护士92,000人，助产士86,000人，药剂员2,000人，检验员2,000人，卫生稽查86,000人，卫生员166,000人（保卫生员尚不在内约需1,000,000人）。但以我国现有之医事人员据卫生者医事人员登记统计，截至民国三十一年（1942）底止，共登记医师13,405人、护士5,566人、助产士4,986人、药剂生12,979人，其中在中央及各省市卫生机关及军医机关服务者为数较多，在私人医院、药房工作及自行开业者亦占一大部分，其能参加县乡卫生工作者，恐不及全数1/3，为此与实际需要相差甚远，此问题如一日不能圆满解决，则我国县卫生建设，即无法达到完善之目的，其解决之法，似应由下列各点著（着）手：

（1）高级医事人员之培植

高级医事人员以医师为主，增加医师之法，舍增设医学院校及扩充原有医学院外，无他良法。近年以来，医学院校已较战前增加，但其数量仍嫌过少，亟应大量增设。至于医师之公共卫生训练除卫生署设有中央卫生实验院及西北卫生干部人员训练所可以负责办理外，尤望各医学院校之公共卫生教学，随时充实加强。

（2）中级医事人员之培养

中级医事人员包括公共卫生护士、护士、助产士、药剂员、卫生稽查等而言，护士、助产士、药剂员教育属于职业教育，应由各省增设护士、助产士、药剂员职业学校，以资培育。而检验员及卫生稽查二种尚未列入正式职业教育系统之内，应由各省卫生人员训练所加紧训练，以供全省需要。至于为造就公共卫生护士，固应在护士学校增加充分之公共卫生学程，而一方面应仍由各省卫生人员训练所招收普通护士，加以训练，俾资补救。

（3）初级卫生人员之训练

初级卫生人员为卫生员，卫生员之训练应由各县卫生院负责，课程宜力求简要切合实用，选择乡郊青年施以适宜之训练，在卫生院人员设备较为完备之地方，似可达到此目的。

2. 经费问题

财政为庶政之母，县各级县卫生机构之设置均需有相当之经费，俾资运用，此等经费标准如何？如何筹措？均为推行县卫生建设之先决问题。总理于建国大纲中第 11 条亦曾订定"土地之岁收，地价之增益，公地之生产，山林川泽之息，矿产水力之利，皆为地方政府之所有，而用以经营地方人民之事业及育幼、养老、济贫、救灾、医病与其种种公共之需"，故卫生经费在地方岁出总数中，自应占有适当之比例。《财政收支系统法》第 49 条规定："教育、文化、经济、建设、治疗、体育、救济、经费之总额，其最低限度省、区或市、县分不得少于其总预算 60%"，卫生治疗经费在此 60% 中，应占如何比例虽无明确划分规定，假定平均分配，则卫生治疗经费应占 15%，纵因政府政策关系有所轻重，最低限度亦不能少于 5%，如目前各省县卫生经费仅占岁出总数平均为 1.7% 左右，实属太低，亟宜设法提高。

至于县各级卫生组织经费之负担，依照《县各级组织纲要》之规定，县乡（镇）之收支均有法定之独立财源，所有县、乡（镇）之各种经费均应由县及乡（镇）分别负担。此外各项卫生建设、各简易水道之装置、水井河道之开凿与疏浚、厕所之改良、房屋道路之清洁整理等等，实为最基本的设施，尤应悉力以。庶几民众生活，得以改善，亦即地方自治之基础得以早日奠定，而新县制之建设，得以早日完成，此诚吾人所应努力奋发，期其早日实现者也。

表3　全国各大城市中小学校学生体格缺点统计表
[民国十八年(1929)至民国二十七年(1938)]

缺点种类	检查人数	有缺点人数	缺点百分率(%)
沙眼	234,303	113,534	48.5
齿病	235,921	88,590	37.6
扁桃腺肿大	237,961	53,871	22.6
淋巴腺肿大	148,391	23,136	15.6
营养不良	236,063	34,543	14.6
视力障碍	207,885	25,215	12.1
包茎	110,565	11,945	10.8
皮肤疾患	204,828	19,341	9.4
其他耳病	198,261	13,516	6.8
贫血	41,061	2,769	6.7
听力障碍	177,594	10,582	6.0
其他眼病	136,987	6,803	5.0
鼻病	125,664	3,080	2.8
呼吸系病	219,401	3,920	1.8
其他疾病	150,664	2,195	1.5
循环系病	231,873	3,095	1.3
疝气	111,316	1,228	1.1
整形外科病	151,830	1,577	1.0
脾病	98,512	719	0.7
甲状腺肿大	121,298	741	0.6
辨色力失常	19,003	80	0.5

附记：本表系根据南京、上海、北平、青岛、威海卫、杭州、苏州、吴兴、长沙、福州、镇江、开封、重庆、成都、广州、南昌、贵阳、昆明各处学生体格检查报告编制。

学生体格完全而无缺点者每百人不满十人。

下 编

长期抗战与防疫

战争的胜败，与士兵和民众的健康是有极密切的关系的。若是士兵和民众的身体不健康，虽然军械比敌人好，人数比敌人多，也没有制胜的可能，尤其是我国这次抗战，是民族的生死关头，必须长期抵抗，前方和后方要同样的努力进行，方能打倒敌人，获得最后的胜利，所以对于士兵和民众的健康问题，必须加以密切的注意。在抗战过程中，对于受伤兵民的救护和治疗，当然很重要，但是根据以往世界各大战役的经验，疫病的防止，较之救治受伤尤为重要，这一点往往为一般人所忽视，例如1828年俄罗斯和土耳其的战争，据估计伤亡的兵士不过2万人，而死于疫病者有8万人之多，又美国南北战争，北军共死亡304,000余人，其中死于疫病者有186,000余人，此外还有24,000人虽不能确定他们致死的原因，但也与疫病有关，兵士所患疾病之中，以疫病为最占多数。到了上次世界大战的时候，各国对于军队中的防疫设施进步甚速，在美国损失的33,000余人中，还有23,000余人死于各种疫病，当时正值流行性感冒大流行，要是没有防疫设施，恐怕死的人还要多上几倍。上面所举的几个例，虽然都限于军队方面，但是全面抗战实际上已没有前后方的分别，并且后方的民众，也就是前方的战士，其重要性是和兵士没有区别的，民众的损失，也就是战斗力的损失，所以对于广大民众的防疫问题，更有注意的必要。

在抗战期内军民迁调频繁，甲地的病往往蔓延于乙地而引起流行，并且一般难民生活困苦，住居环境恶劣，营养不良，抵抗力自然较平时薄弱，所以得病的可能性亦较大，我国卫生设施尚未能普及于各处，在平时已常常有疫病的流行，如民国二十一年（1932）霍乱流行，据全国经济委员会卫生实验处调查统计，流行区域20省市，计300另6个城市中发现霍乱病人10万余人，死亡者3万余人，此外天花、脑膜炎、伤寒等流行的倒也不少，在抗战期内，因为有上面所说的原因，疫病的流行更在意料之中，如新近在湖南的常德和桃源已经发现真性霍乱，在这种气候尚未炎热的时候，发生霍乱，是以往所没有的，又江西省现在脑膜炎流行，陕西有斑疹伤寒，亦颇剧烈，若不加以防止，将来蔓延开来，危险何堪设想。此外如伤寒、赤痢、白喉、猩红热和天花等也已经有零星的发现，西南各省的恶性疟疾是终年不断的，都有蔓延成疫的可能，如果真有疫病盛大的流行，则抗战必受影响，如何能获得最后的胜利呢？所以我们必须加以极端的重视，俗语说"人定可以胜天"，幸而现代科学昌明，对我上面所说的各种病，都可用种种方法来防止它们的发生和蔓延，不过我们必须要未雨绸缪，早期设法，不要等到疫病已经蔓延再加补救，现在夏季将临，应该对于霍乱、赤痢、伤寒三种病特别加以注意，最好不要它使（使它）发生，必须从速加以扑灭。

现在我将实施防疫应注意的要点，以及现有的防疫设施情形和诸位讨论一下，按疫病的蔓延，是没有地域界限的，换一句话说，是可以自甲地蔓延到乙地，复从乙地蔓延到丙地，从一个人生病可以传染给数千数万乃至数百万人生病，俗话所说"星星之火，可以燎原"，是一点不错的，所以防疫工作，并不能仅限于一两个大城市，必须各地同时并进，普遍推行，方可有效。中央和各省市县的卫生机关，固然须处于领导和执行的地位，努力进行，而各地的医院，开业医师，慈善团体和一般民众，也须尽力合作，协助政府之不足，使防疫工作得以顺利推行。现在对于军队方面，军政部军医署已设置防疫大队及重病医院数处，对于民众方面，内政部卫生署已在西安、长沙、广州设置华北、华中、华南三个防疫区，与国联防疫委员会和地方卫生机关医院慈善团体等合作，组织多数防疫队，和防疫医院分布于各地，其重要工作，有下述各种：

1. 防疫教育

如编印图画标语张贴于交通要道和娱乐场所；编印传单小册分发民众传阅；利用广播电台报告疫病情况和宣传防疫教育；向集团民众演讲防疫方法。

2. 预防接种

实施大规模的布（补）种牛痘和注射霍乱、伤寒等疫苗。

3. 环境卫生

如保护饮水；改进粪便和垃圾的处置方法；举行灭蝇灭虫灭鼠等工作；厉行清洁等。

4. 截断疫源

如搜集疫病报告，早期发现疫症病人；在舟车码头检验患病的旅客；隔离患者；实施消毒。

现在湖南、湖北、广东、广西、江西、福建等省的卫生机关，对于防疫工作也都很为重视，努力进行，不过我们总觉得因为人力、财力和其他种种关系，还不能普遍推行，希望已经有相当防疫设施的地方还须加倍努力，没有防疫设施的地方应该急起直追赶快组织起来，我们要认清防疫比较救护和治疗受伤的兵民还要重要，减少 1 个兵士或 1 个人民患病，即可以增加一分抗战的力量，我们要长期抗战获得最后的胜利，必须永远有健康的士兵和民众，所以在长期抗战过程中，必须实施长期防疫。

《新运导报》1938 年第 14 期第 57—59 页

我国学校卫生教育过去办理情形及今后推进办法

一、引言

现在卫生教育之目的,在使学生之态度及行为,有正常之发展,增加其生活力量,并促进其活动之兴趣,而达到身心最高健康之目标。是故教育之实施,必须身心并重,惟欲达到学生身体健全之目的,则必须特别注重学校卫生之实施。欧美先进各国,对于学校卫生各种工作,莫不殚精竭力研究实施,良以近代教育,既系以学生整个生活为标准,健康为生活之第一要素,学校卫生实为增进青年健康之唯一途径也。

本文先就我国过去办理学校卫生之情形加以检讨,再根据已往之实际经验,述举今后推进办法,借供从事学校卫生教育者之参考。

二、过去办理情形

(一)沿革

我国办理学校卫生之历史,尚未甚久,民国初年,国内学校仿行欧西办法,聘用医师兼任校医者颇不少,惟除为已病之学生施行治疗外,对于其他卫生方面,以及教育方面,绝不注意,自不能称为有系统训练之学校卫生设施。及至民国十五年(1926),前京师警察厅试办"公共卫生事务所"开始实验城市学校卫生,订定工作范围及应用表格,选择四校试办,此实为我国举办学校卫生之发端，亦即是学校卫生实验工作之起始。经三年之实验研究，对于整个学校卫生之实施，始略具雏形，民国十八年（1929）二月国民政府卫生署鉴于学校卫生之重要，乃协同教育部组织学校卫生委员会，并颁布学校卫生实施方案，举凡关于学校卫生之一切实施办法，均有详明之规定，于是上海、南京、天津、杭州等处先后举办。民国二十五年（1926）四月卫生署召开全国学校卫生技术会议，订定大中小学及乡村学校卫生设施标准，旋经教育部核定公布，截至民国二十六年（1937）止，各省市举办学校卫生者达22单位，学生总人数20余万人。抗战发生后，四川省于民国二十七年（1938）亦设置健康教育委员会，举办学校卫生。

（二）行政组织

依据学校卫生实施方案之规定，学校卫生行政应由卫生机关与教育机关合作办理，由卫生机关负技术之责，教育机关负行政之责，双方相辅而行。中央设卫生教育设计委员会，省市设健康教育委员会，主持一切，其系统如下：

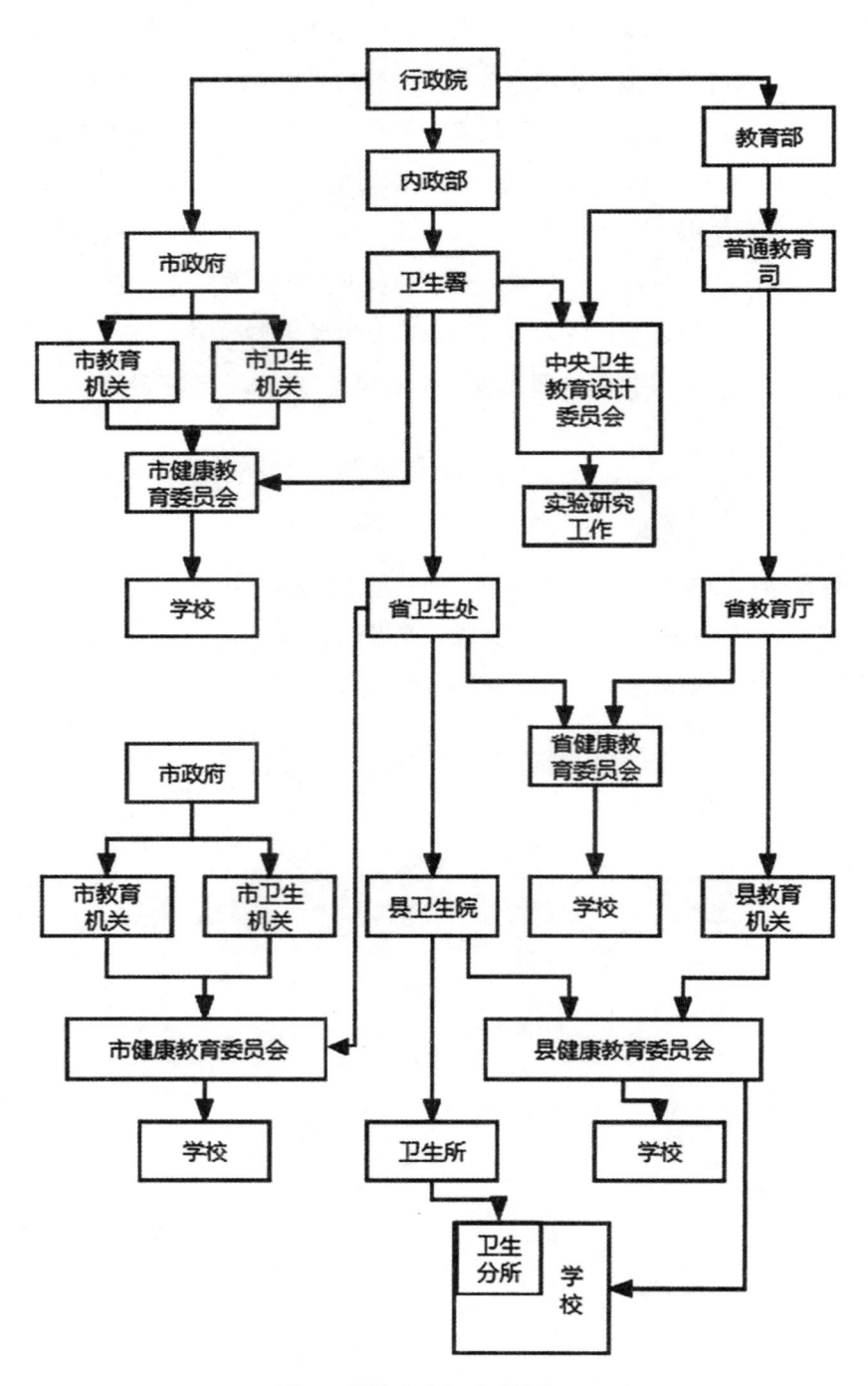

图1 学校卫生行政系统表

但以往各地方因情形特殊，办理学校卫生之行政组织，颇有不同，约可归纳之为 3 种如下：

1. 教育机关主办者

（1）设卫生教育处或健康教育处于教育厅下处理一切学校卫生事宜，并另组织卫生（或健康）教育委员会，负设计指导之责，如湖北省级汉口市。

（2）设卫生或健康教育委员会于教育厅下，由主任委员兼主任医师司理一切学校卫生事宜，如安徽、福建、湖南、陕西、江西等处。

（3）设健康教育委员会，下置主任医师及技术人员，处理一切学校卫生事宜，如南京市、北平市等处。

2. 卫生机关主办者

如近来之贵州、福建两省及民国二十一年（1932）前之北平、南京两市。

3. 自办者

多有实验性质，如中央大学、遗族学校等，均由中央卫生机关予以人力上之协助。

在学校方面成立卫生室者甚多，其组织如下：

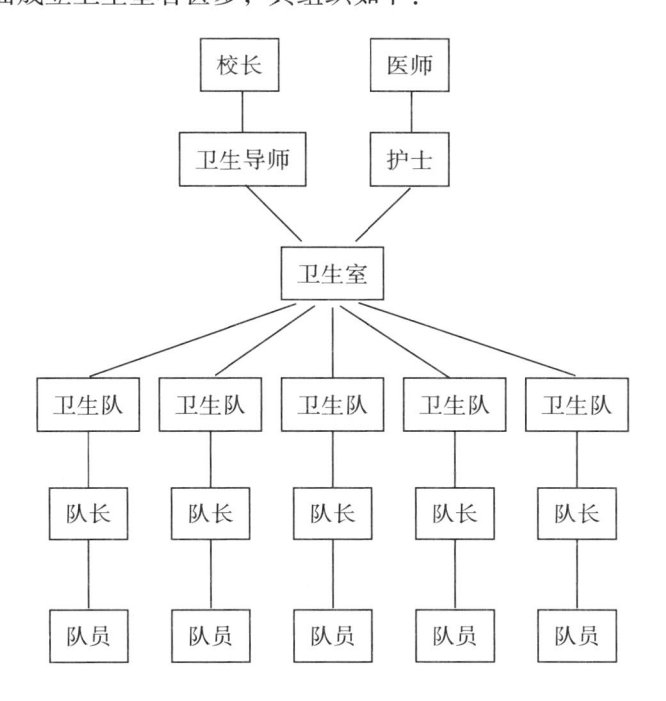

（三）工作范围及概况

办理学校卫生之重要工作，约可分为健康教育、保健工作、预防工作、诊病工作、救护训练、环境卫生、职工卫生及事务工作等8项，应以健康教育为二作中心，在大学及高中方面应注重保健、防疫及卫生问题之质疑，在初中方面，以利用童子军为原则，在小学则以健康生活及卫生习惯为中心，兹将办理学校卫生之工作范围，列表如左（下）：

以往各地方办理学校卫生，大都仅限于中小学校，在大学方面，除中央大学及北平师范大学等办理有系统之学校卫生工作外，其余多系校医性质，仅事医治疾病，或略作防疫工作而已，兹将以往各地方办理中小学校学校卫生之概况，按工作种类分述之：

1. 健康教育

（1）教学及训导

①卫生常识分在常识或自然公民各课程内讲授，不另列卫生课程。

②组织卫生自治团体，小学以卫生队训练之，初中充分利用童子军之组织，高中及大学则利用军训组织。

③训导项目计有卫生习惯训练，公开卫生演讲，晨会卫生谈话分班演讲，个人谈话，卫生队训练等。

（2）活动

①卫生队大检阅。民国二十二年（1933）起方有卫生队之组织，民国二十五年（1936）江西、福建、湖南等省举行卫生队大检阅，民国二十六年（1937）安徽、湖北亦相继举行，成绩甚佳。

②卫生展览会。江西、湖北、湖南等省，均先后举办卫生展览会，多由卫生署派员协助，民国二十六年（1937）春，卫生署派员携带巡回展览品，在安徽十专员区署所在地各举办卫生展览1次。

③卫生电影及幻灯放映。在南京及北平，均利用卫生机关摄制之影片及幻灯片，分别在各校映射，湖南则由教厅自购影机一架，轮流映射，观众以学生及家属为对象。

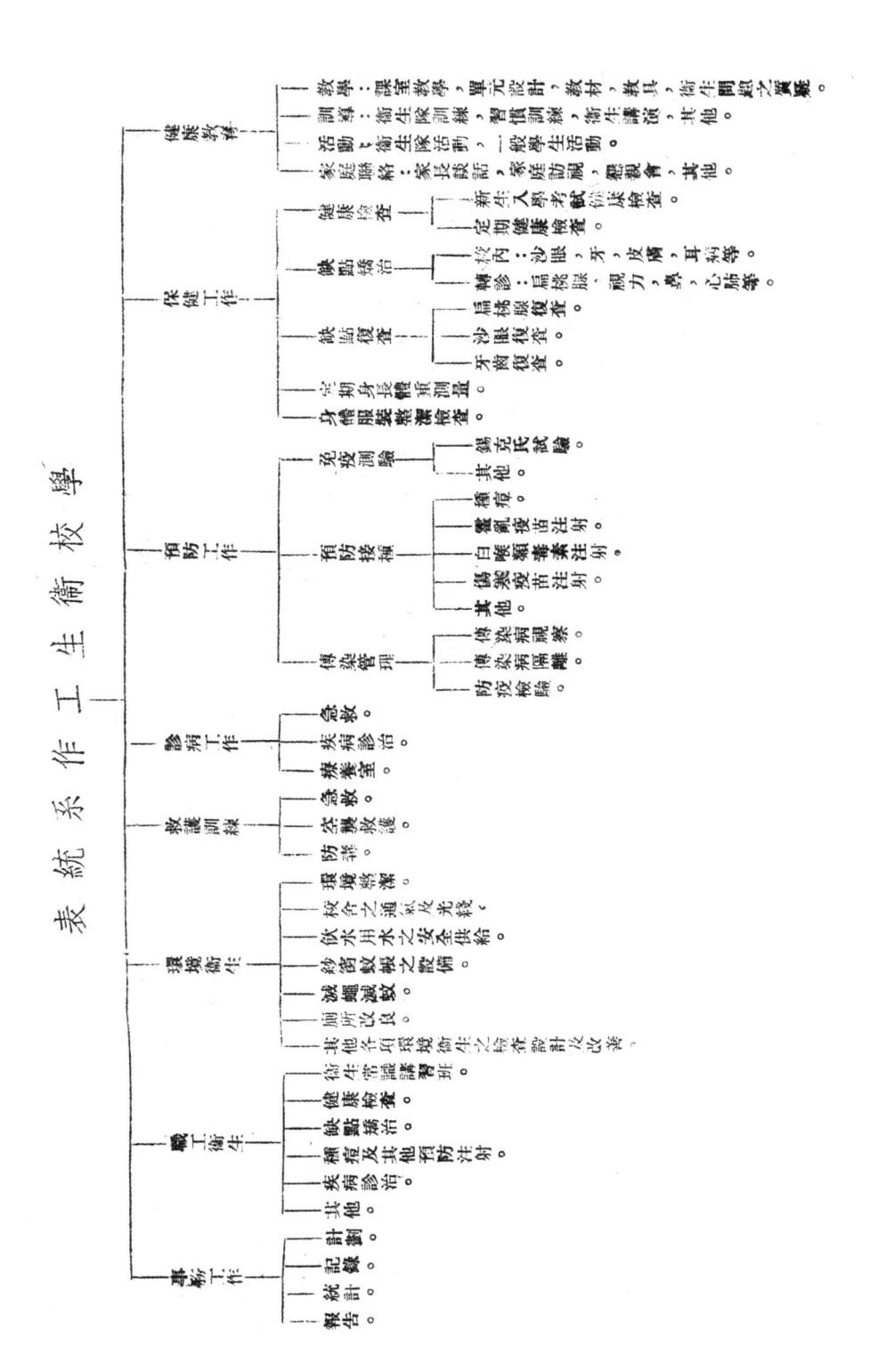

图 2 学校卫生工作系统表

学校卫生工作系统表
- 健康教育
  - 教学：课室教学，单元设计，教材教具卫生问题之广泛。
  - 训导：卫生训练，习惯训练，卫生讲谈，其他。
  - 活动：卫生队活动，一般学生卫生活动。
  - 家庭联络：家长谈话，家庭访问，恳亲会，其他。
- 保健工作
  - 健康检查
    - 新生入学考试健康检查。
    - 定期健康检查：牙、皮肤、视力、热、心肺等。
    - 砂眼、耳病等。
  - 缺点矫治
    - 转诊：扁桃腺。
    - 砂眼、牙病等。
  - 缺点复查
    - 砂眼复查
    - 扁桃腺复查
    - 牙病复查
  - 定期身长体重测量
  - 身体服装整洁检查
- 预防工作
  - 免疫测验
    - 锡克氏试验
    - 其他。
  - 预防接种
    - 牛痘疫苗
    - 白喉类毒素注射
    - 霍乱疫苗注射
    - 伤寒疫苗注射
    - 其他。
  - 传染病管理
    - 传染病视察
    - 传染病隔离看护
    - 防疫检验
- 诊病工作
  - 急救
  - 疾病诊治
  - 疗养室
- 救护训练
  - 急救
  - 防空救护
- 环境卫生
  - 环境整洁
  - 校舍之通风及采光
  - 饮水用水之安全供给
  - 纱窗纱板之设备
  - 灭蝇灭蚊
  - 厕所改良
  - 其他各项环境卫生之检查及改善
- 职工卫生
  - 卫生常识讲习班
  - 健康检查
  - 缺点矫治
  - 种痘及其他预防注射
  - 疾病诊治
  - 其他
- 事务工作
  - 计划
  - 记录
  - 统计
  - 报告

④卫生游艺会。各处均有举行，多半由各校自行举办。

⑤卫生作业比赛

A. 图书比赛。除由卫生署举行全国中小学生卫生图书比赛1次外，南京市及湖北省均会个别举行1次。

B. 演讲比赛。在南京、江西、福建、湖南、安徽等处每年均有举行者。

C. 救护用品比赛。曾在安徽省会举行1次。

⑥救护用品制造。在安徽于民国二十六年秋，各学校利用劳作课程，制造口罩、纱布垫、棉花球、小夹板等品，大量捐送前方应用，并由职业学校制造脱脂纱布，及脱脂棉花，大批捐赠省抗敌后援会，作伤兵裹伤之用。

2. 保健工作

（1）健康检查

①定期健康检查。每生每隔1年受检查1次，据各处统计结果，学生健全无缺点者平均每百人不满10人，缺点以沙眼及齿病为最多。

表1　中国八大城市中小学校学生体格缺点统计表

缺点种类	检查人数	有缺点人数	缺点百分比（%）
沙眼	126,283	65,824	52.1
牙病	124,253	51,207	41.2
扁桃腺肿大	126,283	31,670	25.1
淋巴腺肿大	45,243	8,330	18.4
营养不良	126,283	17,982	14.2
视力障碍	96,251	13,225	13.7
皮肤疾患	99,507	9,080	9.1
包茎	41,453	3,544	8.5
视力障碍	65,960	4,554	6.9
其他耳病	95,113	6,408	6.7
贫血	34,592	1,740	5.0
鼻病	43,764	1,552	3.5
其他眼病	45,243	1,326	2.9

续表

缺点种类	检查人数	有缺点人数	缺点百分比(%)
其他疾患	89,399	1,888	2.1
疝气	38,073	639	1.7
脾病	41,107	585	1.4
肺病	126,283	1,667	1.3
心病	126,283	1,242	1.0
辨色力失常	5,214	34	0.7
整形外科病	40,834	261	0.6
甲状腺肿大	39,462	185	0.5

学生体格完全而无缺点者每百人不满 10 人，根据民国十八年（1929）至民国二十三年（1934）南京、上海、北平、青岛、威海卫、杭州、苏州、吴兴各处学生体格检查报告编制。

②身长体重测量。其用意在测定学生身体健康之变动，每月举行 1 次，其有不正常情形者立即予以详密之检查。

③入学体格检查。在查验身心是否可以攻读，故检查项目较少只就能否胜任；与有无传染疾病两原则为合格与否之标准，计不及格者占全体受检人数之 10% 左右。

（2）缺点矫治

以矫治沙眼为最费时间，以矫治皮肤病为最易奏效，对于齿病在南京、北平、安徽、湖南等处均已设置专科，处理效果甚佳，其他各处尚无此项设备，至扁桃腺之割治则仅在南京市有大规模之施行，结果甚佳。

缺点矫治分为 3 种方法施行：

①在校内逐日矫治，多利用上课前之 5 分钟时间。

②设总矫治处（如病扁桃腺肿大之矫治）。

③其需较大手术者则转送特约医院（如疝气、包茎等）。

（3）晨间检查

其用意为发觉早期传染病及养成卫生习惯以前，系由各级任教员，负责于每晨举行之惟费时太多及任教员多表反对后，改由卫生队队长作初查教员作复查，效果甚佳。

3. 预防工作

（1）预防接种及免疫测验

①种痘。每生每两年接种1次，与健康检查同时举行。

②霍乱及伤寒预防注射。在流行区域内霍乱每年1次，伤寒每两年1次在南京及安徽等省实施强迫注射，其余各省市为自愿注射。在举办之初，成绩不甚佳及至民国二十五年（1936）以后凡实施强迫注射者，全体学生约有95%接受注射，反之不实施强迫注射时，则受注射学生仅约占全体70%强。

③锡克及狄克测验。曾在南京市、北平市、上海市、长沙市等处施行，兹举北平市之例如左（下）：

A 白喉　受锡克氏测验者11,716人，现阳性反应者7,397人，占全体受验者63.14%。

B 猩红热　受狄克氏测验者11,716人，现阳性反应者5,679人，占全体受验者48.47%。

（2）隔离

除曾发现麻疹即在家庭予以隔离并拒绝其入校外，历年来在各地学校尚无其他急性传染病盛行之报告。

4. 诊病工作

分学校门诊（派医务人员到校工作）及转诊两项轻病在门诊医治，重病或传染病送医院诊治，学生患病者以皮肤病及眼病为最多。

5. 救护训练

在抗战发动前后，全国各大中小学校举办救护训练，多由办理学校卫生人员前往施教关于急救、空袭、救护、防毒之学识，曾受是项训练之学生，在军医卫生机关及地方防护组织服务者颇不乏人。

6. 环境卫生

应先行视察，次设计，再事改善，惟环境卫生之改善与经济力成正比例，大规模之环境改善除具有实验学校卫生性质之学校外（如南京之贵族学校），殊难实现。试以南京市及安徽省举例言之，曾由教育主管机关制定分期改善计划，先由厕所、厨房着手，次为饮水设备、垃圾处置，再为教室运动场，最后为课室、宿舍及办公室，惟以种种关系只对于饮水设备及垃圾处理方面达到改善之目的而已。

教室之课桌椅原系参照欧美各国标准制造，但因西人身体比例与国人不同故不适用，后经多方研究曾拟定标准如左（下）：

①桌之高度应为坐于椅上，两手下垂时，自地平至肘上1寸之距离。

②椅之高度应等于踵至腋窝之距离。

7. 职工卫生

对于学校教职员及校工亦施行健康检查，缺点矫治预防接种疾病诊治等惟大都取自愿制不加强迫。

8. 事务工作

关于工作应用表格及记录等，各地方均根据学校卫生实施方案所规定者办理甚为整齐，在统计及比较上亦极便利，此为其他卫生工作所不及。

（四）经费

经费为事业之母，根据以往各地办理学校卫生之经验，每生每年约需8角，凡学生人数愈多则每生之负担可愈轻。

三、今后推进办法

吾人鉴于过去办理学校卫生事业之实际经验，认为应加改进之处尚属甚多，兹述今后推进办法之要点如下：

1. 行政组织

过去各地方办理学校卫生，或由卫生机关主办，或由教育机关主办，颇不一致，卫生与教育机关之合作，多不切实，在教育上之效果，尚多不能充满吾人之期望，故今后在行政组织上，应以教育机关为主体，卫生机关居辅助地位，

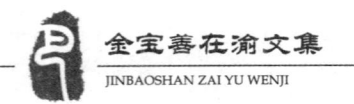

全国各级学校之卫生教育应在统一之组织下活动。

2. 工作范围

除仍照学校卫生实施方案所订定者切实施行外，应以救护训练为中心工作之一，以前对于教职员及校工之卫生颇多疏忽，应予重视，又方案内容之应修正者尚属不少，应召集全国学校卫生技术会议详加研讨加以改进。

3. 人员训练

目前办理学校卫生之人才极为缺乏，亟须积极训练以充实之，如开办学校卫生技术人员训练班及学校教师健康教育训练班等均属需要，关于一切技术训练，应由卫生机关负责办理，此外，并实行巡回观摩法以增加工作效率，并可促进全国学校卫生工作趋于一致。

4. 推进步骤

推行学校卫生应参酌地方教育设施情形以定缓急，如以省行政单位言之，应先举办省会之学校卫生，次及各县，再次为乡镇，最后为农村。如以学校性质言之，则应先在师范学校广造健全师资，充实基本人员以便工作得以普遍推行。小学校学生需要健康保障较之中学及大学学生尤为迫切，故办理学校卫生应先由小学而渐及于中学及大学，同时更希望工作之推行，能随时与学生家庭及社会团体取得联络，务期能以学校为中心，进而推广于家庭社会。

办理学校卫生既为增进青年健康之惟一途径，而我国对于学校卫生之实施亦已初具规模，此后如何推行发展，使全民族日趋强健尚有待于全国教育界及卫生界同人之努力进行焉。

《医育》1939年第3卷第4期第4—11页

实施县各级组织纲要与卫生事业

我国正在抗战建国之艰难时期，非将全民整个组织起来，通力共济，不能成功。预谋实现此项目的，当以改良县政为最基本之工作。现中央已公布《县各级组织纲要》，关于县之各级组织，均有明确之规定。

卫生事业关系民族之强弱，国家之盛衰，至深且巨，其重要性久已为世人所公认。当以新县制实施时，县各级组织中，应如何设置卫生机构，普遍医药救济，实为不容或缓之要■。然而吾国人口，根据民国二十七年（1938）出版战时内务行政应用统计专刊之户口统计，全国各地人口总计有4万万7千9百余万之多；国人身体之不健康，据民国十八年（1929）至二十七年（1938）全国各大城市中小学23万余学生体格检查统计，体格完全而无缺点者每百人中不满10人；民国二十六年（1937）某三省壮丁体格检查报告，能合格者每百人中甲等不及10人，乙等不及30人。由于体格之衰弱，疾病之众多，一般死亡率特高，每年每千人估计达30人，与文化进步国家相较，多至1倍以上，其中40%均死于疫病；婴儿死亡率，每婴儿千人，每年死亡估计为200人，较之欧美各国约高4倍；产妇之死亡率为15‰，较之欧美各国亦高3倍。而一方面医学专门人员为数甚少，试举医师一项，全国现在只有1万人，若以文化进步国家每人口千人有医师1人之标准言之，则知我国医师尚不敷40万人。目前全国医学教育机关不满20校，每年毕业学生不及300人。欲求人数之充足，有需数百年之时间。其他药师、护士、助产等之缺乏，亦有同样情形。在此人口众多，死亡疾病加倍，医药人员缺乏，人民经济落后各种条件之下，欲谋卫生事业之普遍，实非易事。兹特根据以往十年中办理各处乡村卫生之经验，以及抗战后，前后方医疗救济之实况，拟一较为合理之计划。

此项计划之基本原则如次：

1. 任用少数医务人员为干部，训练乡村中青年为基层工作人员。

2. 以整个民众之疾病及其健康问题为对象，着重预防工作。

3. 自乡村间之卫生机构以至县中心机关，依人民能负担之经济能力组织一整个的卫生制度。一方面以少数金钱为普遍之实施；一方面使各级机构之技术工作，由简入繁，不使发生流弊。

根据上述三种原则，县设卫生院，分区设卫生分院，乡镇设卫生所，保设卫生员。其系统如下图：

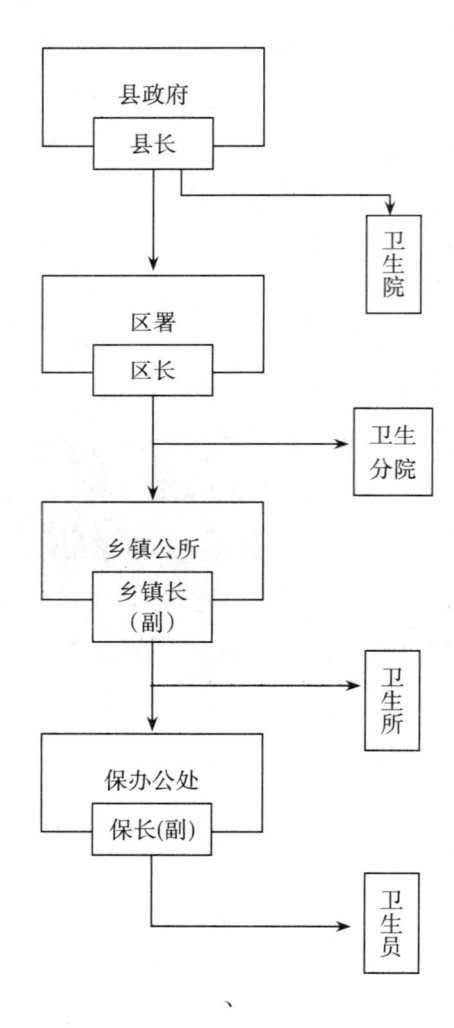

```
┌─────────────┐
│   县政府    │
│   县长      │────────┐
└──────┬──────┘        │
       │           ┌───┴───┐
       │           │ 卫生院 │
       ▼           └───────┘
┌─────────────┐
│   区署      │
│   区长      │────────┐
└──────┬──────┘        │
       │           ┌───┴───┐
       │           │卫生分院│
       ▼           └───────┘
┌─────────────┐
│  乡镇公所   │
│  乡镇长(副) │────────┐
└──────┬──────┘        │
       │           ┌───┴───┐
       │           │ 卫生所 │
       ▼           └───────┘
┌─────────────┐
│  保办公处   │
│  保长(副)   │────────┐
└─────────────┘        │
                   ┌───┴───┐
                   │ 卫生员 │
                   └───────┘
```

兹据照上图县各级卫生机构分述如下：

一、县卫生院

隶属于县政府，兼受省卫生处之指导，办理全县卫生行政及技术事宜。县卫生院院长出席于县政会议及县行政会议。

（一）人员

1. 人数

卫生院置院长1人，医师1人至3人，公共卫生护士1人至2人，护士4人至8人，助产士2人至4人，药剂员1人至2人，检验员1人至2人，卫生稽查2人至4人，事务员1人至3人及卫生员若干人。

2. 任用

卫生院院长，由县长商承省卫生处长遴选国内外医学专科以上学校毕业，领有中央颁发之医师证书，并具有下列资格之一者，呈请省政府委派之：

（1）曾受公共卫生专门训练者

（2）具有相当临床经验，且在国内公共卫生机关服务一年以上者；卫生院医师、护士、助产士、药剂员之资格，均以领有中央颁发之证照者充任；公共卫生护士及卫生，稽查均须受过各该专门训练者充任；卫生员以初中或高小毕业而授有半年至一年之卫生训练者充任；除医师由卫生院院长遴选，呈请县政府委派并转呈省政府备案外，余均由卫生院院长委用呈报县政府备案，并分报省卫生处备查。

（二）工作

1. 承办全县卫生行政事务。

2. 拟具全县卫生事业计划。

3. 造报全县卫生经费预算及决算。

4. 指导视察并协助各卫生所及卫生分所之技术及设施事项。

5. 训练初级卫生人员。

6. 实施医疗工作。

7. 推行种痘及预防注射，并办理关于传染病之预防及遏止事项。

8. 办理全县学校卫生及妇婴卫生。

9. 改善全县环境卫生及街道房屋之清洁事项。

10. 管理全县医药事项。

11. 办理全县生命统计。

12. 研究及防治全县之地方病。

13. 编制卫生宣传材料并推广民众卫生急救知识。

14. 办理其他有关卫生事项。

卫生院应设门诊部及 20 至 40 病床之病室，办理门诊治疗、住院治疗、巡回治疗等。除直接诊治病人外，并收治各卫生所及卫生分所转送之病人，在传染病流行时，得设传染病室，实行隔离治疗。

二、分区卫生分院

隶属于卫生院，办理本区一切卫生保健事项，在设有卫生院地方得免设之。

（一）人员

1. 人数

卫生分院置主任 1 人，并酌置公共卫生护士、护士、助产士、卫生稽查及卫生员。

2. 任用

卫生分院主任，由卫生院院长遴选领有中央颁发之医师证书者，呈请县政府委派。公共卫生护士、护士、助产士、卫生稽查及卫生员，均由卫生院院长委用，呈报县政府备案。其任用资格与一、甲、第二款同。前项人员委用后，由卫生院分报省卫生处备查。

（二）工作

1. 诊疗疾病及处理卫生分所转送之病人，遇有必须住院及危重病人不能自行处理时，应介绍至卫生院或其他就近之医院诊治。

2. 传染病之处置、隔离及报告。

3. 推行种痘及预防注射，并举行各种防疫运动。

4. 改良水井，处置垃圾扑灭蚊蝇及其他环境卫生之改善。

5. 推行妇婴卫生，办理安全助产。

6. 办理学校卫生及卫生宣传。

7. 办理生命统计。

8. 指导并协助卫生所办理各项卫生保健工作。

9. 办理其他有关卫生事项。

三、乡镇卫生所

隶属于卫生分院，办理全乡或镇之卫生保健事项，在设有卫生分院地方得免设之。

（一）人员

1. 人数

卫生所置主任 1 人，并酌置卫生员。

2. 任用

卫生所主任，由县卫生院院长遴选具有左（下）列资格之一者，呈请县政府委派之。

（1）护士曾受公共卫生训练者。

（2）助产士曾受公共卫生训练者。

（3）医事职业学校毕业者。

但在经济困难地方，得以其他曾受相当技术训练之人员充任之。

卫生所卫生员由卫生分院委用，但得由曾经相当卫生训练之乡镇公所干事，或乡镇中心学校教员兼任之。

卫生员之资格及任用方法，与一、（一）、第二款同。

（二）工作

1. 处理轻微疾病及急救。如遇有不能自行处理之病人，应介绍至就近卫生医疗机关治疗。

2. 推行安全助产及妇婴卫生。

3. 助理学校卫生。

4. 推行种痘预防注射，及传染病之紧急处置与报告。

5. 报告出生及死亡。

6. 改良水井、处置垃圾、扑灭蚊蝇，及其他环境卫生之改善。

7. 卫生宣传。

四、保卫生员

（一）人员

1. 人数

每保置卫生员1人。

2. 任用

由卫生院院长委用，但由曾经相当卫生训练之保民政文化 2 干事或保国民学校教员兼任之。

（二）工作

1. 检查道路沟渠厕所之清洁，随时督率各甲各户整理扫除。

2. 为本保内儿童及成人种痘。

3. 处理学生壮丁居民之损伤急救及各种轻微疾病。

4. 凡有疫病发生时，即飞报卫生所，在不设卫生所地方，迳报卫生分院。

5. 调查本保各户人口之出生死亡，汇报乡或镇卫生所在，不设卫生所地方则径报卫生分院。

6. 利用时机宣传卫生意义。

7. 介绍重要病人至附近卫生机关治疗。

保婴制备保健药箱1个，其储备药品另表定之。

五、经费

按以上机构，假定依每县20万人口计算，每年约需经常费为3万元，开办费约为6万元，视当地经济情形由城及乡次第普遍设置。但在经费不裕地方，得先于县之中心设立卫生院或与卫生分院适当自机构，再逐年分期推广。

查现在各地县卫生经费，往往无着，以后应确定数额列入县预算，其数额应以全县岁出总数5%~16%为标准。其特殊卫生事业建设费，得比照其需要及各项卫生收入依法追加之。

六、人员之训练

公共卫生设施之推行，全赖有曾经受过卫生训练之人员负担其工作。高级卫生人员，如县卫生院院长、卫生分院主任等之训练，应由中央公共卫生人员训练所统筹办理；中级卫生人员，如公共卫生护士助产士等训练，由中央或省卫生机关办理；至基层卫生工作人员，如卫生员等之训练，则应以卫生院或卫生分院自办为原则。

七、药品器材之统制

卫生事业愈发展，则药品器材之需要量亦愈大，现时我国多数药品尚属不能自制，除应设置大规模之制药厂以求自给自足外，凡县各级卫生机关应用之药品器材，应由省卫生机关予以统筹供给，并应拟定县各级卫生机关应用之标准药械单规定名称数量，以利制备。

八、建筑设备之划一

卫生院所之建筑式样、内容、设备以及家具、服装各种应用表格等，均应指定统一格式，以期一致。关于人事方面，卫生院院长应严密稽核各级工作效率，更与其他各级行政机关取得密切联系，以利工作之推行。而中央机关及省县机关对于各级卫生医务人员应予以技术人员待遇，俾得安心工作，各卫生医务人员亦应勤勉促公，不得见异思迁，此皆推进卫生事业中所应注意及之者也。

上述计划，实为最小限度之需要，如经费人员，均感不足时，不妨分期实施，宁缺毋滥，中央及省之卫生主管机关，均当全力促助其成，以树立公医制度之基础。

《训练月刊》1940年创刊号第101—104页

药物自给之重要

（讲演稿）

中国药物自给研究会于 2 月 2 日在重庆杨公桥本会（召）开首次理监事联席会议，延约卫生署署长金宝善先生莅会讲演，承于百忙中拨冗准时参加，并恳切致辞，略以：作战三四年之经验，已深深感到药品自给的重要，在作战以前，海口畅通，进行事务又多，未免忽略了这个问题，这是我们的错误。世界各国莫不树立有新的制药工业，中国国际地位日益增高，尚缺乏大规模并办有成效之制药工厂，不仅战时需要甚殷，应加紧建设，同时为复员以后之自足自给，亦应于此时立定坚强之基础。近来药商及小规模之制药厂随社会之需求，不无一时兴盛现象，但如何加以指导与辅助，使趋于合理化与标准化，此时应特别注意。至市上发现伪药乱真，关系人民生命甚巨，尤不可不设法纠正。今天开会，药学先进聚于一堂，不但自给问题之解决已现曙光，即将来各种与药学有关问题亦赖此机构，可以随时讨论研究，本人对之甚发生兴趣，希望嗣后能时常参加，以期得到药学上之正确见解，借为办理行政之助。时间匆促，特再（在）撮（这）节表示意见如下：

1. 国产原料数量甚多，应设法用科学方法加以鉴定，尽量为世利用。

2. 药品应促进必使合乎标准，并应使大家明了管理药品之重要性。

3. 奖励制造，但应以国家整个利益为前想，并应多用国产原料与采用科学方法，务使出品精确，有信用，值得政府之注意奖励。

4. 化验及研究均宜多下工夫。

凡此琐琐，言之各文，实甚关重要，希望药学界有地位的诸位先生领导进行，则中国药学事业前途当不可限量。本署近来亦注意罗致药学人才，将来工作进行如有需要合作之处，望各位不要客气，当尽量携手进行云。

《中国红十字会会务通讯》1941 年第 2 期第 1 页

我国之公共卫生

一、绪言

我国历代对卫生事业素不讲求,以致国民体格衰弱,疾病众多,寿命短促,影响国势匪浅。溯自创办卫生行政以来,为时不过 10 年,虽经政府多方促进,已植有相当根基,然以吾夫百年强种之大计,实尚辽远,爰将国人健康情形及我国公共卫生设施之现况,加以检讨,更于将来推进之方法,略抒所见,以质国人。

二、国人健康概况与需要公共卫生之迫切

我国民众之健康程度,究属如何,可就下列各种统计以窥其大概。各大城市检查学童体格约 23 万人之结果,有体格缺点者在 90% 以上,×××三省壮丁 5 万之体格检查,无重症体格缺点者不过 40%,民国二十一年(1932)霍乱流行,患者达 10 万人,死亡 3 万人,民国二十七年(1938)再度流行,患者亦在 10 万人以上。他如伤寒、赤痢、白喉、麻疹、天花等之流行几遍全国。江北一带之黑热病,长江下游及江浙一带之住血吸虫病,广东等省之麻风,西南各省之疟疾,患者均在百万以上。肺痨病据北平一地之调查,每年 10 万人中死于此病者约有 300 人,依此推测全国,每年死于肺痨者约在 120 万人以上。花柳

病之蔓延，尤为普遍。据南京市卫生事务所检查产妇血液，呈梅毒阳性反应者占全体产妇18%，而贵阳卫生事务所之报告，产妇血液呈梅毒阳性反应者竟达半数以上。上述各种传染病及寄生虫病，均可利用公共卫生设施以防制之。欧美各国数十年来推行公共卫生之结果，伤寒、赤痢、肺痨等病之患病率及死亡率减低甚多，霍乱、天花几已绝迹，在全体死亡人数中，其因传染病而死亡者，仅占10%，而我国则在40%以上。又我国之死亡率，据估计每年每千人口约须死亡30人，较之欧美各国之死亡率高达1倍；婴儿死亡率我国约为200，较诸欧美各国高达4倍；产妇死亡率，每千人约死亡15人，较之欧美各国亦超过3倍。关于国民医药享受之情形，据南京市生命统计联合办事处调查，在市区每死亡百人中，约有40人生前从未经任何医药治疗，乡区则每死亡百人中约有70人未经任何医治。观此可知我国民众健康方面各种之弱点，无不亟待医药之救济，与夫卫生工作之普及。抗战以来，民众颠沛流离，营养缺乏，身体劳顿，生活艰苦，得病机会较平时为多，其需要医药卫生救济，自更较平时为迫切，然如何能使医药卫生设施普及于各处，以增进民众健康，实为我国当前最重要之问题。

三、我国公共卫生设施之现况

我国中央卫生机构，自民国十七年（1928）设置卫生部起，方具雏形，嗣后虽经数度改隶，而树立卫生基础之工作，则尤能与时俱进，各项医疗防疫卫生及训练等机关年有增添，工作范围亦日益推广。至地方卫生机构，近年来亦增设甚多，其中亦有基层卫生机构，业已相当完备者。兹就现时中央及地方卫生设施概况，按工作之性质分述于后：

1. 医疗卫生

近来各省增设县、乡卫生机关甚多。据最近调查，江西设有卫生院85，卫生所65；福建设有卫生院60，卫生所71；贵州设有卫生院8，卫生所55；云南设有卫生院23，卫生所21；湖南设有卫生院35，卫生所27；广西设置12卫生区，每区各设省立医院及卫生事务所1处，此外全省共设县立医院11，县立医务所77，乡镇医务所716。他如湖北、四川、陕西、甘肃、浙江等省，亦各设有卫生院所十余处不等。中央除在绥远及西康设置蒙古卫生院及西康卫生院，以促进各该省之卫生建设外，复在各公路线重要地点，设置公路卫生站或卫生所，已成立者，计有卫生站19，卫生所3，每一卫生站各设有分站2，计共有分站28。

2. 防疫

关于国际检疫工作，卫生署在沿海重要港口设有检疫所5，在长江设有检疫所1，在西南边境设有检疫所2。关于各地疫病之防治，卫生署设置医疗防疫队26队，计104分队，防疫医院12所，卫生工程队2队，细菌检验队2队，卫生材料站5站，分布于华中、华西及西南一带。在西北各省，则另设有卫生队12队，由西北卫生专员统率之，各省自设医疗防疫队或卫生队者，计浙江4，湖南6，四川3，陕西6，广西12，云南2。此外对于有地方性之特殊传染病之防治，如防治鼠疫，福建省设有防疫处，云南省设有鼠疫防治委员会；防治疟疾，云南省设有抗疟委员会、抗疟队及疟疾研究所，皆由中央与地方卫生机关合作办理。

3. 救护

关于急救救护等工作，除由各地方卫生机关办理外，中国红十字会救护总队部设置大队部4，中队12，医务队75，汽车队18，及材料库8，分布于战区及后方各省，从事救护医疗工作，任用医护人员，共达1,800余人，其各队驻扎地点，视各地需要及环境情形随时调动。此外各地教会医院及私立医院，对于受伤民众亦予协助收容。

4. 人员之训练

中央设立之公共卫生人员训练所，现共有3所，训练公共卫生医师、药师、护士、助产士、卫生工程师、卫生稽查、检验技术生等，毕业者已达5,000余人，分在各地方卫生机关服务。此外各省自办训练所者，亦有四川、福建等省，至初级医护人员之训练，则各地方卫生机关大都视需要随时举办。

5.药品器材之制造

关于生物学制品之制造,有中央防疫处、西北防疫处及蒙绥防疫处;关于麻醉药品之购买提制,有麻醉药品经理处;关于医疗器械及义肢等制造,有卫生用具修造厂,关于一般医疗药品之制造,中央拟设立大规模之中央制药厂,尚在计划筹设中,而福建及贵州等省,均已设有省营之制药厂;关于药品之购运储备,则有战时医疗药品经理委员会,购运国内外医疗上必需之药品,接济各地方医疗卫生机关及药房等,以期平抑市价。此外更设有中央药物研究所从事各种药品之研究。

四、今后公共卫生事业之推进

上述中央及地方各种卫生设施,大都均为十年之短过程内努力建设之结果,颇呈有突飞猛进之现象,惟已有之各种设施,尚多偏于城市,未能深入民间,以我国民众体格之衰弱,疾病之众多,需要医药卫生之迫切,今后从事卫生行政者,实更应努力推进,务以实施公医制度为目标,使穷乡僻壤,均普遍设有医药卫生机关,以为民众服务。兹就地方行政之机构体系、工作大纲、人员及经费及推进步骤四项,分述要旨如次。

1.机构体系

省县卫生行政机关,为推动地方卫生工作之枢纽,必须确立其体系,然后乃能如臂使指,运用灵活。依据近年来各地方实验之结果,办理省县卫生行政之机构体系应如左(下):

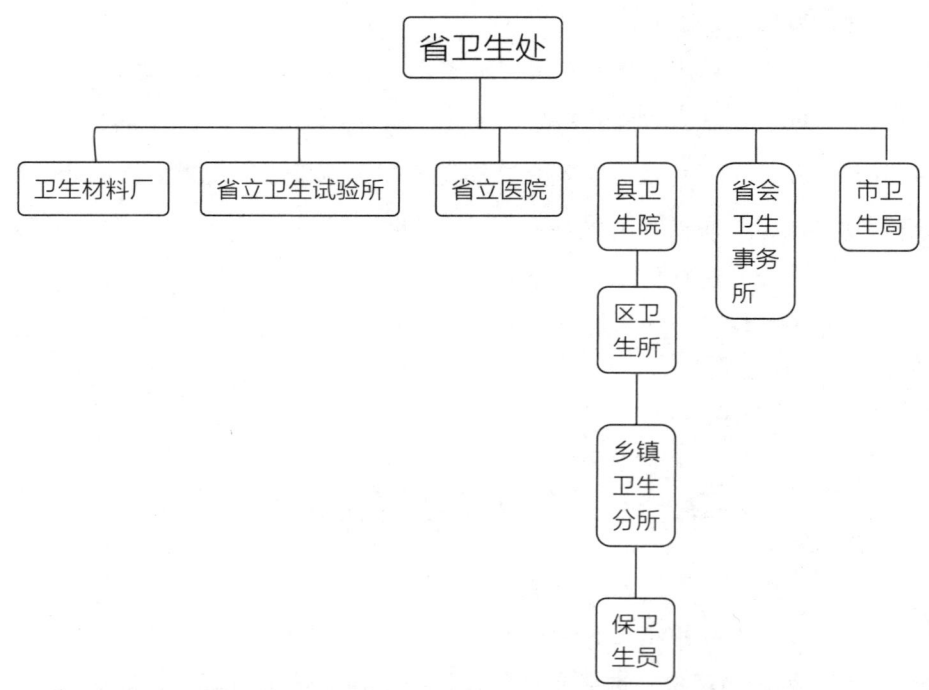

```
                    省卫生处
       ┌─────┬──────┬──────┼──────┬──────┐
   卫生材料厂 省立卫生试验所 省立医院 县卫生院 省会卫生事务所 市卫生局
                              │
                           区卫生所
                              │
                          乡镇卫生分所
                              │
                            保卫生员
```

省卫生处掌理全省卫生行政及技术事务，以隶属于省政府为原则，但在建设创始时期，得隶属于民政厅，其直属机关有市卫生局或省会卫生事务所，附属机关至少应有省立医院、卫生试验所及卫生材料厂。至各县则应设县卫生院，隶属于县政府，同时受省卫生处之指导监督。在县卫生院下各区设卫生所，各乡镇设卫生分所，各保设卫生员，自县以至民众，设置四级卫生机关，如是则医药卫生设施方能深入民间。

2. 工作大纲

（1）医疗救济

门诊、巡回诊疗、急救救护（如翻车空腹时受伤之急救等）、住院治疗、急救药箱之设置（如学校、区署、联保办事处设急救药箱，并授以急救技能）。

（2）防疫

传染病报告，检验（应普遍设置简易之检验设备），检疫，隔离治疗（住院或在家隔离），消毒（病人排泄物及被病毒沾污物件之消毒等），接种牛痘，施行霍乱、伤寒、白喉及其他预防注射，防治霍乱、痢疾、疟疾，预防花柳病及驱除地方特殊病症，如麻风病、住血虫病、钩虫病、黑热病、甲状腺肿等。

（3）环境卫生

饮水改良（水井简易改造、沙滤池及简易饮水管之敷设、疫症流行时水用漂白粉消毒、公共茶缸及开水供给等），厕所改善（简易公共厕所之建设、露天粪坑之加盖等），协助难民收容所及难童保育院等之清洁卫生（坑厕、厨房之改善及教室之清洁等），灭虫（灭虫站之设置、并合办公共浴室及理发室、同时施行疥疮等皮肤病之治疗、种痘及预防注射），污水沟渠之疏通，清凉饮料之管理等。

（4）妇婴卫生

改良接生（如推行新式助产、设置平民产院、本地妇女之助产训练等），妇婴卫生宣传及教育（如成人班授以个人卫生急救医药常识及家庭常识、儿童班授以卫生习惯及救护常识等），妇孺健康及营养之指导（如疾病缺点之诊治、不良习惯之矫正、饮食物之注意等）。

（5）学校卫生及民众卫生教育

关于民众卫生教育者，如利用乡镇赶集赶场日期举办卫生展览，与新生活运动会等合办卫生运动，张贴标语，举行民众卫生讲演，利用报纸宣传等。关于学校卫生者，如学生健康检查，体格缺点之矫治（暂以沙眼、皮肤病、营养三项为主），卫生习惯之养成，环境卫生之改善（以防蚊、防蝇、饮食清洁为主），急救训练，简易治疗（以使用简易治疗药箱为原则），普设运动场等。

（6）壮丁健康

重要疾病之治疗，体弱有病者之诊察，急救训练等。

（7）卫生器材及药品之购备

抗战期内卫生器材及药品因货少价昂，运输困难，不易获效，故必须拨发专款预先购备或就地制造，以应急需。

（8）其他

初级卫生之训练如种痘、急救、利用急救药箱、报告传染病、报告生死、改良井厕；推行新生活清洁运动，如为女性更授以助产技能；以及社会服务工作之推行，如设置公共食堂、公共浴室、制售豆浆等，其所需经费以自给自立

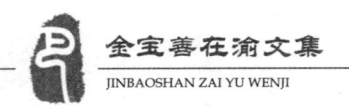

为原则等。

3. 人员及经费

卫生建设事业所最感困难者，厥为专门人员及经费之不足，而人员为尤难。中央虽设有公共卫生人员训练所及战时卫生人员联合训练所，大量造就专才，无如幅员辽阔，需才至多，究属供不应求，各省县卫生机关设立后，应与各医院、护士学校、助产学校、医事职业学校等取得联络，培养所需人员，边疆省份，如能就地取材，予以受训机会，留为桑梓职务，尤其俸给，加以保障，则于发展地方卫生事业，尤其坚固不拔之基础。至卫生事业所需之经费，省卫生处、省立医院、卫生试验所、卫生材料厂以及省会卫生所（局）等均为必要设立之机关，其经常费连同事业费须以省预算岁出 5% 为准则，至各县卫生院所需经费，以各地方已办者之经费，约需如次：

（1）开办费

项目	甲种	乙种
建筑费	20,000 元	10,000 元
设备费	5,000 元	3,000 元

【附注】在建筑费未能筹足之前，可利用旧有屋宇加以修缮，修缮费拟定约 1,000 元，故如设备费在内，甲种计需 6,000 元，乙种计需 4,000 元，即可开办。

（2）经常费

依据地方经济情形，与工作实施需要酌量规定，其数额标准每月约定 800 元至 2,000 元，其分配之百分率拟定如次（指卫生院而言）：

薪金 60%

办公费 10%

购置 20%

其他 10%

（3）卫生事业费

此项经费预算专为推广乡镇及乡村卫生工作，即举办卫生所、卫生分所、及保卫生员之用（卫生院除外），其数额，可按本年地方经费情形，及工作计划，依照各单位经费标准酌定之。关于卫生所之单位经费标准，开办费约定400元至800元，经常费约定每月300元至500元。卫生分所开办费约定300元至400元，经常费约定每月50元至100元。保卫生员开办费50元，经常费约定每月2元至5元。如今年拟办卫生所及卫生分所若干所，则卫生事业费，可按上述标准编列预算，又如设置巡回卫生队，亦应预先规定单位经费标准，以利次第设施。

4. 推进步骤

省卫生组织大纲应先制定，俾设立之各省份，其现有之省卫生机关（各省卫生处或省卫生实验处或省卫生委员会等）均统一其组织，其未设立者，亦应依照即速成立，其应附设之省立医院卫生材料厂等，亦均于省卫生处成立后，次第予以设立；而对于县乡卫生事业之推进，省卫生处更应视环境情形，拟定逐年增设之次第，一方面训练生员以备不足，一方面确定卫生事业经费以利举办。自创办之初，地方经济人才未能充分，尤以技术方面之指导为需要，此应由中央予以充分之协助。凡一切地方卫生医疗设施，对于民众方面，均应以免费为原则，各地方应能依此推进，则公医制度方面能逐步普及，而国民健康亦能日趋得以增进焉。

《时代精神》1941年第3卷第4期第32—36页

我国战时卫生设施之概况

金宝善　许世瑾

一、引言

自战事发生以来,转瞬已逾三载,在此期内,前后方需要救护、防疫、医疗、保健等设施均较平时为殷切,以我国办理卫政为时不过十年,现有之卫生设施,较之战前是否已有进步?以及是否足敷战时之需要?亟应加以检讨,备供改进之参考,除军医各种设施有关军情未予论列外,兹根据民国二十九年(1940)一月调查所得,就卫生机关之分布情形、组织概况及经费三项,分别讨论于后,挂一漏万,在所难免,尚希国内同人指正之。

二、卫生机关之分布

先就中央卫生机关言之,在战前之卫生主管机关为行政院属之卫生署,及至民国二十七年(1938)一月一日,卫生署改隶于内政部,在系统上虽有更易,而事业不仅照常进行,且更较前扩充,新设之附属机关有医疗防疫队、公路卫生站、西北卫生队、西北医院、西康卫生院、蒙自检疫所、腾越检疫所、卫生用具修造厂、战时卫生人员联合训练所及第一分所等,分布地域达18省。

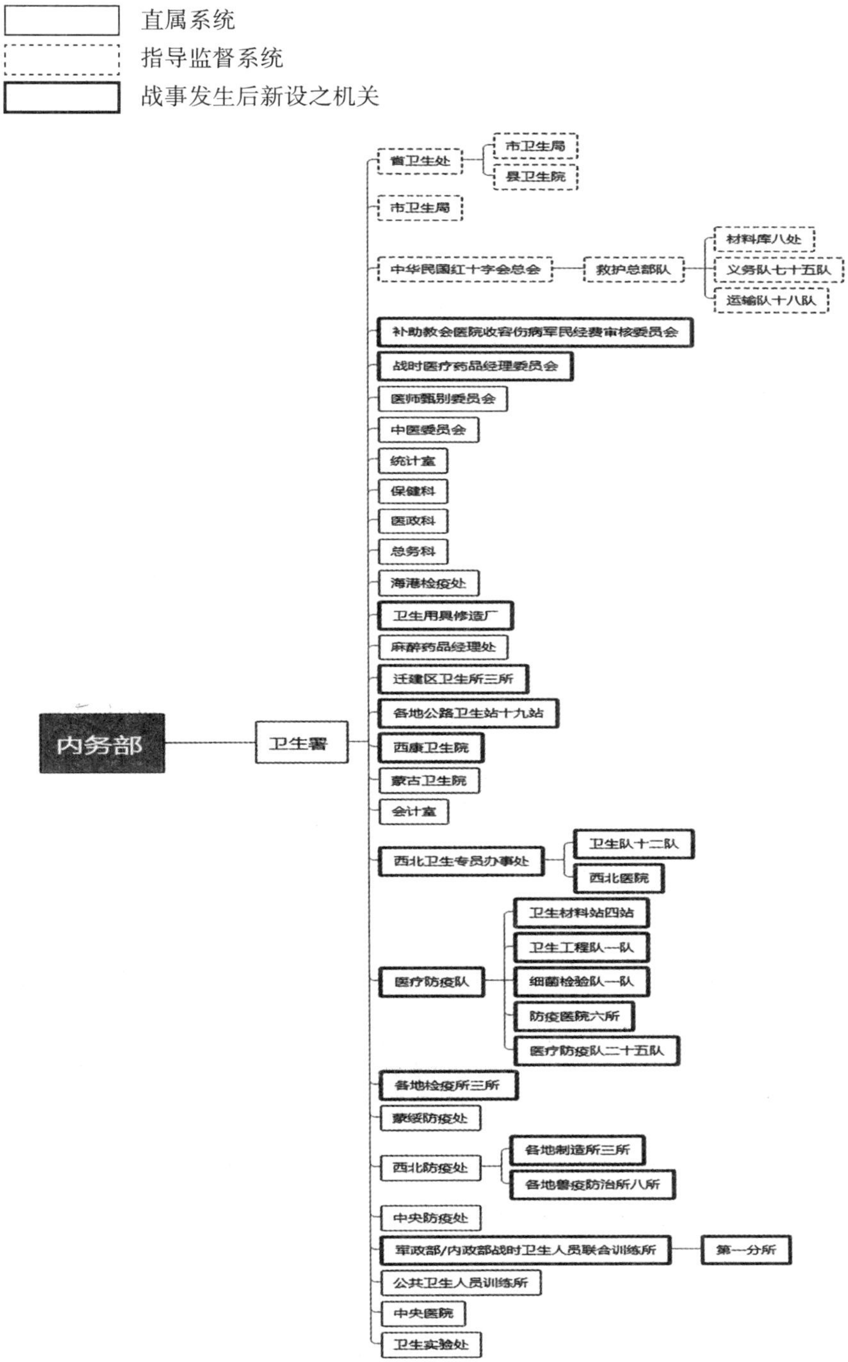

```
□ 直属系统
┈ 指导监督系统
▩ 战事发生后新设之机关
```

内务部 ─ 卫生署
- 省卫生处 ─ 市卫生局 / 县卫生院
- 市卫生局
- 中华民国红十字会总会 ─ 救护总部队 ─ 材料库八处 / 义务队七十五队 / 运输队十八队
- 补助教会医院收容伤病军民经费审核委员会
- 战时医疗药品经理委员会
- 医师甄别委员会
- 中医委员会
- 统计室
- 保健科
- 医政科
- 总务科
- 海港检疫处
- 卫生用具修造厂
- 麻醉药品经理处
- 迁建区卫生所三所
- 各地公路卫生站十九站
- 西康卫生院
- 蒙古卫生院
- 会计室
- 西北卫生专员办事处 ─ 卫生队十二队 / 西北医院
- 医疗防疫队 ─ 卫生材料站四站 / 卫生工程队一队 / 细菌检验队一队 / 防疫医院六所 / 医疗防疫队二十五队
- 各地检疫所三所
- 蒙绥防疫处
- 西北防疫处 ─ 各地制造所三所 / 各地兽疫防治所八所
- 中央防疫处
- 军政部/内政部战时卫生人员联合训练所 ─ 第一分所
- 公共卫生人员训练所
- 中央医院
- 卫生实验处

图1 中央卫生机关行政组成系统表

至地方卫生机关,在战事期内之推进,亦颇为迅速,各省市新设独立之卫生主管机关,在民国二十七年(1938)内成立者,有福建、广东、浙江3省之卫生处,贵州省之卫生委员会,与重庆市之卫生局,在民国二十八年(1939)内成立者,有四川省之卫生实验处与甘肃省之卫生处,同时新设之县卫生机关亦颇不少,以江西等12省言之,在战前设置县卫生院,县立医院或县立医务所者共仅217县,截至民国二十八年(1939)底止,已增至494县之多,就中江西、福建、广西、湖南、贵州5省之县卫生机关,已普设于全省各县,图2及图3显示民国二十六年(1937)七月与民国二十八年(1939)十二月全国卫生机关分布情形,可资参证。

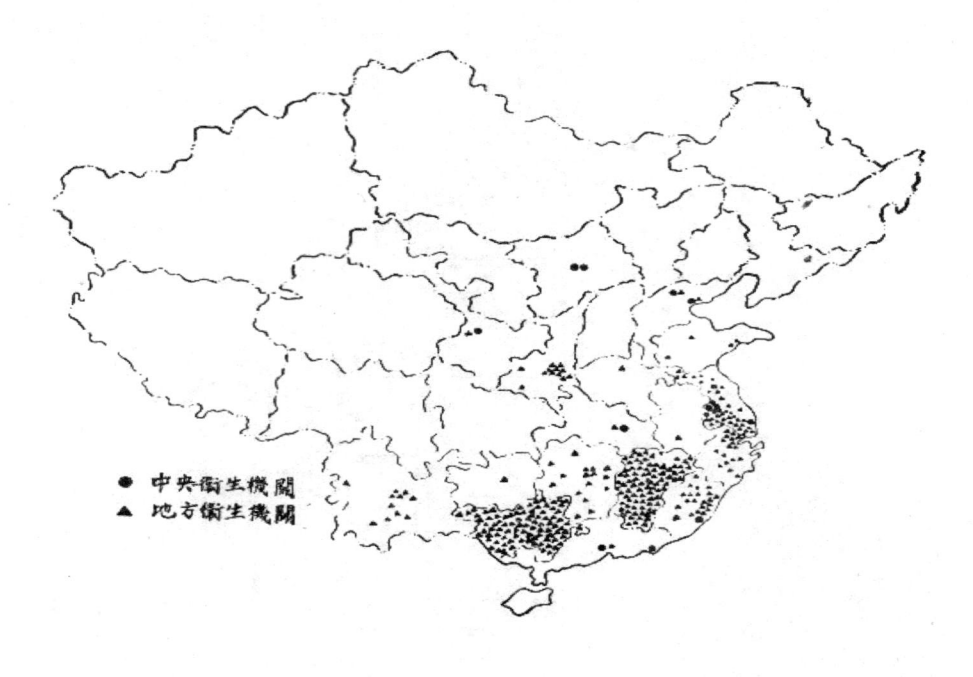

图2　全国卫生机关分布图(一)
(民国二十六年七月)

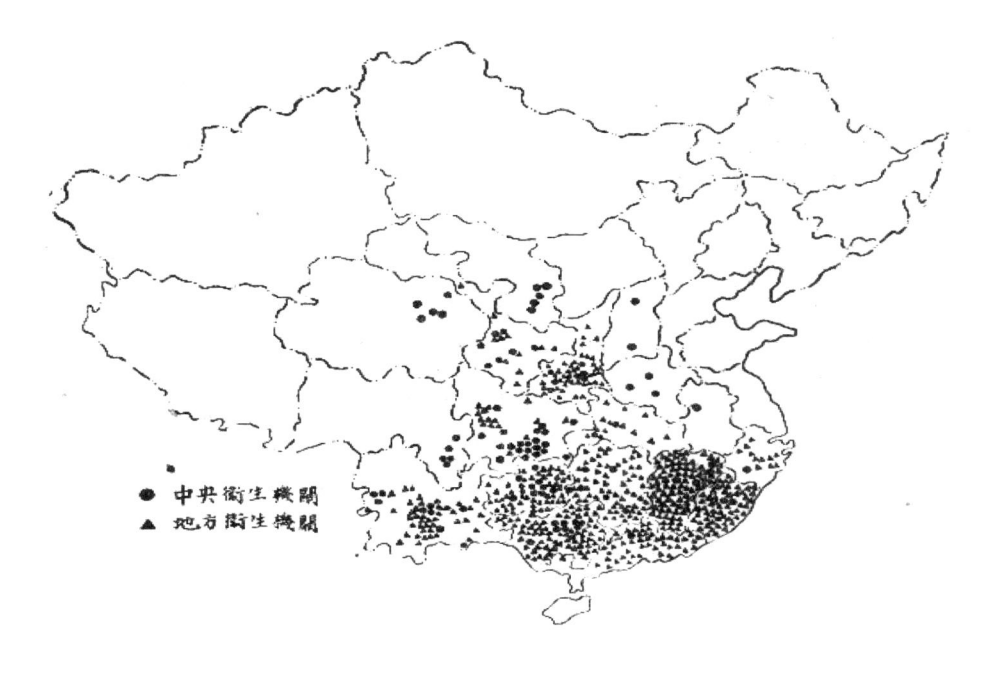

图 3　全国卫生机关分布图（二）
（民国二十八年十二月）

此外中国红十字会总会为救护受伤军民，特设救护总队部，组织各种医务队，分发各战区服务，其分布地视战局而有更易（详见后救护节）。

三、组织概况

兹就现有各种卫生设施，按其主要工作之性质，归纳为防疫，救护，医疗，卫生人员训练及药品器材之储制等 5 项，分述于下：

（一）防疫

在民国二十七年（1938）及民国二十八年（1939）度内，传染病之流行甚盛，尤以霍乱为甚，均系先在湘西一带发现，渐次沿水陆交通线蔓延于川、鄂、陕、豫、赣、闽、粤、桂、滇、黔等省，次为疟疾，在各省均有流行，而以滇、黔、川三省为最剧。此外在福建省有鼠疫发现，甘、宁、青三省有白喉流行，接近战区地带有斑疹、伤寒流行，至天花、伤寒、猩红热、赤痢、回归热等病，则各省均有散在性之发现。在战事期内人民迁徙靡定，饮食居住，多失常态，疫症发生，势难幸免，而民众患疫，足以蔓延于军队而致削减作战实力，故战时防疫工作，实占极重要之地位。

为适应需要，中央及地方卫生机关设置防疫机关甚多，按其性质约可分为三期：一为检疫所，一为流动性之防疫队及防疫医院，一为防治特种疫病之机关，复分述之。

1. 检疫所

在战前卫生署设有津塘秦、上海、厦门、汕头、广州及武汉检疫所，共6所。现时沿海各地之检疫所，均委托海关代办，武汉检疫所改称汉宜渝检疫所，继续在宜昌、重庆执行检疫工作，另在云南边境增设蒙自检疫所及腾越检疫所，检查自滇越路及滇缅路入境之旅客。此外湖南省曾于民国二十八年（1939）夏季设临时检疫所12，广西设检疫所4，贵州设检疫站，均以检查公路及水道之旅客为目标。

2. 防疫队及防疫医院

内政部卫生署举办者，有医疗防疫队25队，计100分队，细菌检疫队1队，卫生工程队1队，防疫医院6所，共病床600架，卫生材料站4站，分布于川、康、黔、滇、鄂、湘、桂、粤、闽、浙、皖、赣等省，医护工作人员达340余人，各队院之驻扎地视疫症蔓延情形而随时迁动。至在陕西、甘肃、宁夏、山西、河南等省，则由西北卫生专员统率之卫生队12队，分遣防疫，各省卫生机关设置防疫队及防疫医院者亦颇不少，如浙江设医疗防疫队4，江西设防疫医院1，临时防疫所9，湖北设巡回医疗防疫队1，湖南设临时防疫队4，隔离医院10，陕西设卫生总队1，分队5，广东设防疫区署4，防疫医院1，重庆设霍乱病院，床位300，均以防疫为中心工作，视当地之需要而临时设置者，此外有永久性之省立传染病院，在江西及福建各有1所，四川亦在筹设中。

3.防治特种疫病之机关

（1）关于防治鼠疫者

福建省因每年均有腺鼠疫发现，已成地方性疾病，省政府特设置防疫处，专事鼠疫之防治。其附属机关有闽南防疫所、闽北防疫所及闽西防疫所，并附设防疫队7队。

民国二十八年（1939）秋季，缅甸与我滇省接壤之南坎地方，发生鼠疫，由内政部卫生署会同云南省卫生实验处，联络滇缅线有关各机关组织滇边鼠疫防治委员会，实施各项鼠疫防治工作，截至最近止，国境内并无鼠疫发现。

（2）关于防治疟疾者

云南省疟疾之蔓延，甚为剧烈，内政部卫生署特会同云南省政府拟定5年防疟计划，组织云南抗疟委员会，在委员会下设蒙自、思茅、云县3抗疟所，另组抗疟队巡回工作，并设疟疾研究所，以研究防治之方法，现已全部组织完成。

（3）关于防治兽疫者

甘、宁、青等省畜牧事业颇为发达，而各种兽疫亦时有流行，内政部卫生署特设置西北防疫处及蒙绥防疫处，办理防治兽疫事宜，在西北防疫处下，复设置兽疫防治所8所，布于青海、甘肃、宁夏各畜牧中心，以防治兽疫之蔓延。

（二）救护

战时之救护工作至属重要，在前方作战之士兵，其需要救护之殷切，固不待言，即在后方如空袭受伤之救护，亦至为需要，关于救护之组织，除军医机关外，各地方卫生机关，大都均有救护队之组织。在重庆市则由各有关机关联合设置医护委员会，下设重伤医院及救护队，计有重伤医院3所，合作医院9所，病床共达1,500架，救护队有基本队27队，预备队26队，共有队员260余人，他如成都、西安、兰州、昆明、贵阳等大城市，亦均有类似之救护组织。

中国红十字会总会所设之救护组织颇为庞大，在救护总队部下，设置3种工作队：一为医务队，包括医疗队、医防队及卫生队；二为运输队，计分救护车队、卡车队、骡马队及船舶队等，并附设修理所及汽油站；三为材料库，自民国二十七年（1938）一月成立以来，逐次扩充，截至最近止，计共有4个大队部，12个中队，75个医务室，18个汽车队及8个材料库。医护工作人员共达1,800余人，各队分配于战区及后方，依战局而移动，其任务除救治受伤兵民外，亦兼理防疫卫生等工作，各队中附有X光机设备者，计有18队，附有显微镜及检验设备者，计有9队，附有灭虱及沐浴工具者，计达33单位。

此外基督教负伤将士服务协会，青年会军人服务部，红十字会华中及华南之国际委员会及红十字会等，除为负伤将士服务或从事难民之救济外，亦多与卫生机关合作，兼理救护工作。又战区各地之教会医院及私人医院，大都由卫生署补助药品及经费，设置免费病床，以救治伤病民众及兵士。迄至民国二十八年（1939）年底止，此种医院已达71，病床已达3,650。

（三）医疗卫生

县乡各级医疗卫生事业之办理，其目的在使公医制度普及于民间，俾民众得享受医药设施之利益。依据民国二十三年（1934）四月，第一次全国卫生行政技术会议通过之《县乡卫生行政计划大纲》，县应设卫生院成立医院，民国二十六年（1937）三月，前卫生署复制定《县卫生行政实施办法纲要》，规定县设卫生院，区设卫生所，乡镇设卫生分所，村设卫生员，数年来各省依照规定设立县卫生院者，日形增加。除战区不能设置者外，其余邻近战区及后方各地之县卫生事业，有如雨后春笋，推进颇为迅速，表1为江西等12省民国二十六年（1937）七月与民国二十八年（1939）十二月两时期各县卫生机关数目之比较，除浙江省因战局关系减少县卫生机关8处，江西省无增减外，其余各省均见增加。尤以福建、贵州、湖南之进步为最速。截至民国二十八年（1939）十二月止，江西、福建、贵州、广西、湖南5省，几每县均已有相当之卫生设施。次为云南及广东，亦均有30余县设置卫生机关，以病床数言之，福建省最多达3,240，次为贵州，共有1,584，每一县卫生机关之平均病床数，以湖北为最多，计有70，次为福建，计有52，湖南之县卫生机关虽较前增多，但平均病床数反形减少，即因新设之县卫生机关多未置病床之故，各省所设县卫生机关之名称，至不一律，计有县卫生院、县立医院、县卫生事务所、县卫生所、县立医务所、县卫生队、中心卫生院、卫生戒烟院等8种之多，亟应统一，又经费大都均嫌不足（详在经费节讨论），人事及设备方面，亦尚应求质的改进。

表1　各省设置县卫生机关数及病床数统计表

省别	县卫生机关数 民国二十六年七月	县卫生机关数 民国二十八年十二月	比较	病床数 民国二十六年七月	病床数 民国二十八年十二月	比较	每一县卫生机关平均病床数 民国二十六年七月	每一县卫生机关平均病床数 民国二十八年十二月	比较
江西	83	83	0	—	—	—	—	—	—
湖北	0	8	+8	0	560	+560	0	70.0	+70.0
湖南	6	68	+62	59	228	+169	9.9	3.4	−6.5
四川	0	9	+9	0	265	+265	0	29.4	+29.4
陕西	8	14	+6	160	300	+140	20.0	21.4	+1.4
甘肃	0	5	+5	0	80	+80	0	16.0	+16
福建	15	62	+47	780	3240	+2460	52.0	52.3	+0.3
广东	0	39	+39	0	78	+78	0	2.0	+2.0
广西*	88	99	+11	—	—	—	—	—	—
云南	3	37	+34	31	111	+80	10.3	3.0	−7.3
贵州	0	64	+64	0	1584	+1584	0	24.8	+24.8
浙江	14	6	−8	—	—	—	—	—	—
总计	217	494	+277	1030	6446	+5416	—	—	—

*广西之县卫生机关数包括各卫生区之省立医院数在内。

县以下区乡村有各级卫生组织设立者，尚属寥寥可数，仅江西、福建两省各有区卫生所60余处，云南个旧有区卫生所8，四川新都与湖南衡阳各有区卫生所4，贵州之定番、清镇各有区卫生所2，惟广西省设置乡镇医务所达716所之多，数量甚为可观，惜各所之经费极少，医务人员之程度亦至低下，故待改进之处，当属甚多。

中央设置之医疗卫生机关，均可分为两种：一为办理一般医疗之机关，除原有之中央医院外，新设西北医院一处，有病床300，一为实施地方卫生之机关，除原有蒙古卫生院外，于民国二十八年（1939）四月起，在西昌设置西康卫生院，在各公路干线重要地点设置公路卫生站19站，在重庆附近设置卫生所3所，每一公路卫生站均附设分站及巡回医队，办理公路员工旅客及附近民众之医疗卫生等工作，此外在筹设中者，尚有康定卫生院，新疆卫生院及滇缅路卫生站12站，均在短期内可以成立。

（四）人员训练

公共卫生设施之推行，全赖有曾受训练之人员负担其工作。我国各医事学校之设备及其教授材料，殊不一致，又以公共卫生一科，各校多未设置，为求其学术上之进修及技术上之一致，各级卫生人员之进修训练，实极重要。现时国内训练公共卫生人员之机关有三：一为内政部卫生署设立之公共卫生人员训练所，开办公共卫生医师、药师、护士、助产士、卫生工程师、卫生稽查等训练班及学校卫生、妇婴卫生、热带病学等讲习班，先后毕业者已达一千数百人，大都在各地卫生机关服务。一为内政部、军政部战时卫生人员联合训练所及其第一分所，训练战时防疫医疗救护等人员。自民国二十七年（1938）六月起至民国二十八年（1939）年底止，训练完毕者，已达3,631人，多分发至伤兵医院服务。一为四川省卫生实验处公共卫生人员训练所，成立于民国二十八年（1939）七月，尚无毕业学员，此外初级卫生人员之训练，各省举办者亦属不少。江西等11省卫生机关共用医师970人，护士1,067人及助产士453人（见表2），据著者估计，其中至少有半数系尚未受公共卫生训练者。

表2 省县卫生机关人员统计表[民国二十八年（1939）十二月]

省别	医师	护士	助产士	*其他医事技术人员	事务员	共计
江西	201	115	59	398	135	908
湖北	198	228	56	130	72	684
湖南	56	103	50	154	66	429
四川	50	61	16	96	44	267
陕西	33	82	18	78	41	252
甘肃	34	18	12	34	28	126

续表

省别	医师	护士	助产士	*其他医事技术人员	事务员	共计
福建	116	115	117	667	190	1205
广东	119	98	29	52	53	351
云南	36	52	6	42	76	212
贵州	103	168	62	354	148	835
浙江	24	27	28	60	6	145
总计	970	1067	453	2065	859	5414

*其他医事技术人员包括药师、药剂生、卫生工程师、卫生稽查、卫生助理员等。

（五）药品器材之储制

药品器材，为办理各种卫生工作所必不可缺者，卫生工作愈形推展，则其需要量亦日增大，尤以战时向国外采购药材不易，亟应以自给自足为目标，积极扩充制造，以供应用。现时国内制造生物学制品之机关，有中央防疫处及西北防疫处，其产量足供全国之需要，品质亦佳。关于麻醉药品之购买及提制，则有麻醉药品经理处，供给各地之需要，亦尚不感缺乏，关于医药器械及义肢等之制造，则有卫生用具修造厂，惟规模尚属不宏，未能大量出品，至关于一般医疗药品之制造，大规模之中央制药厂，尚在计划筹设中，除福建贵州广西三省设有制药厂，其出品差足自用外，其余各省尚无制药机关。此外中央设有战时医疗药品经理委员会，购运国内外医疗上必需之药品，接济各地方医疗卫生机关及药房等，以期平抑市价，又设有中央药物研究所，从事各种药品之研究。

四、经费

卫生事业之进展情形，已概述于前，至各级卫生机关之经费，是否亦较前增加，则可就民国二十五年（1936）与民国二十八年（1939）两年度预算数加以比较，以明其大概。中央卫生经费在民国二十五年（1936）度仅150万元，至民国二十八年（1939）度已增加至550余万元。在三年过程中，增加达400万元，不可谓无进步，惟民国二十八年（1939）度预算，仍仅占全部行政费之0.5%，较之先进各国，实觉瞠乎其后，各省民国二十五年（1936）与民国二十八年（1939）度卫生费之比较，浙江、湖北、湖南、福建、广西、贵州、甘肃等省均见增加。民国二十八年（1939）度各省卫生经费，以广西为最多，达150余万元，贵州之进步最速，民国二十八年（1939）度较之民国二十五年（1936）度增至10倍以上。

表3　各省卫生经费比较表

省别	民国二十五年(1936)度经费(元)	民国二十八年(1939)度经费(元)	比较(元)
浙江	106,864	403,404	+296,540
江西	599,613	566,547	-33,066
湖北	67,174	233,549	+166,375
湖南	114,009	186,487	+72,478
陕西	281,466	57,494	-233,972
福建	161,920	447,074	+285,154
广西	1,077,310	1,579,868	+502,558
贵州	62,248	699,965	+637,717
甘肃	83,774	142,289	+58,515
青海	39,600	22,560	-17,040
四川	?	320,000	—
广东	?	114,000	—

关于县卫生经费之统计材料，颇不完全，兹仅就江西、陕西、福建、广西4省加以比较，江西省各县卫生费占各县地方岁出总数5.18%，其比例在各省中为最高，次为福建省，各县卫生费占岁出总数4.23%，再次为广西，占2.91%，陕西最少，仅占1.49%。上述四省民国二十八年（1939）度所占之百分比，均较民国二十五年（1936）度为高，尤以福建省之增进为最速，自1.44%增加至4.23%，如再就各县卫生费各个加以比较，则以福建龙溪县之卫生费为

最多，达 31,440 元。陕西扶风县为最少，仅 240 元，江西靖安县之比例最高，卫生费占全县岁出 12.95%，陕西岐山县之比例最低，仅占 0.18%。

表 4　县卫生经费比较表

省别	民国二十五年(1936)度卫生经费 元数	占全岁出（%）	民国二十八年(1939)度卫生经费 元数	占全岁出（%）	比较 元数	占全岁出（%）
江西	272,883	3.29	387,076	5.18	+114,193	+1.89
陕西	59,866	1.14	90,972	1.49	+31.106	+0.35
福建	106,130	1.44	554,682	4.23	+448,552	+2.79
广西	236,832	1.80	532,300	2.91	+295,468	+1.11

表 5　县卫生经费比较表
［民国二十八年(1939)度］

省别	有卫生费之县	平均每县卫生费(元)	卫生费最多之县 县名	数目(元)	卫生费最少之县 县名	数目(元)	卫生费比例最高之县 县名	占全县岁出（%）	卫生费比例最低之县 县名	占全县岁出（%）
江西	83	4,664	大庾	15,360	兴国	2,209	靖安	12.95	余干	1.63
陕西	55	1654	南郑	10,800	扶风	240	安康	8.21	岐山	0.18
福建	61	9093	龙溪	31,440	宁洋	3,660	沙县	6.58	上杭	1.90
广西	99	5377	邕宁	21,928	永福	866	容县	7.80	藤县	0.55

*江西省有 45 县志卫生费均为 2,209 元

依据《县卫生行政实施办法纲要》之规定，县卫生经费宜确立数额，列入地方预算，其数额应以全县地方岁出 5% 为标准。民国二十八年（1939）度各县卫生费已达上述标准者，江西有 21 县，占全省各县 25.3%；福建省有 14 县，占全省各县 23.0%；广西省有 7 县，占全省各县 7.1%；陕西省仅安康一县达上述标准。

五、结论

1. 战时医疗卫生设施之需要，较平时为迫切。自战事发生以来，中央及地方卫生机关增设者甚多，尤以县卫生事业之发展为最显著，惟各县卫生机关之人员及设备，大都不甚充实，又区以下各级卫生组织成立者极少，诸待改进及扩充，务使医疗卫生设施深入民间，以达普遍推行公医制度之目的。

2. 办理卫生事业，首须有曾受公共卫生训练之人员担任之，现时各地方卫生机关之人员，尚有半数以上未受公共卫生训练，应予抽调进修，一方面各种医事学校之公共卫生教学设备，均应予以充实。

3. 现时全国卫生机关所需之药品器材，尚多依赖外国制品，实为一至严重之问题，故大规模之中央制药厂从速设立，又各省亦应设置相当规模之省立制药厂，俾足供本省之需要。

4. 中央及地方卫生机关经费，年有增加，足证执政者对于卫生事业之日渐重视，惟卫生费所占全部行政经费之百分比，尚属过低，希望与年俱增，在不久的将来，能普遍达到 5% 之最低标准。

《中华医学杂志（上海）》1941 年第 27 卷第 3 期第 133—146 页

民族之保健

国家之富强，■（系）于全国生产率之盛衰，而生产率之增进，又■（系）于国内科学实业之振兴与国民工作能力之健旺，此乃当代立国竞存，自卫图强所必具之要件也。吾人欲使国民智能及耐劳力能达水平之上，以谋增加一般之功能，则对国民心身之健全，殊不能不切实加以讲究，其讲究之道，即为实现民族之保健。

昔公元以前，斯巴达（Sparta）之来喀古土（Lycurgus）氏有鉴国势之浸弱：乃佐国王克里罗士（Charilaus）颁定法律，改革政治，同时实施并提倡尚武教育，由政府检查全国婴儿体格，瘦弱或有畸形者勒令抛弃不育。若成人体格欠良，则禁结婚，瘦弱或有畸形者，勒令抛弃不育。若成人体格欠良，则禁结婚。约数十年后斯巴达人民之尚武精神，健旺体格，举世无匹。于是遂启后世研究强种优生之学，实为民族卫生之先声。当纪元前四百余年柏拉图（Plato）氏主张"国家淘汰"即谓人类不健全之份子应悉行消灭，不任绵传，当时并未引起世人注意。迨1865年后，格罗汤（Galton）及达尔文两氏相继发表《遗传的才能与天才》及《进化论》两文，颇得欧美人士之信仰。至1907年，美利坚联邦东南数州颁有限制精神病人婚姻之法令。前次世界大战后，苏联政府成立，亦对有危险性遗传之心神障碍及未治愈之花柳病患者性的行为加以取缔。德国前经创败之余，励图恢复，希特勒主政，更抱狭窄偏畸之种族观念，认为除阿利安（大日耳曼）民族外，其他民族悉应列于次等或劣等，惟日耳曼民族，能创造世界秩序并享受物质文明，同时更极力排斥犹太人及其他民族，并利用优生学、医学卫生学学理，防止其所认为劣等民族与日耳曼民族血统之混乱，于1935年订定国籍法及德国血统保护法。在刑法及卫生法令内亦严禁花柳病、精裇病、传染病之传延，并注重婚姻之限制以防范恶疾之传染与不良体质或疾病之遗传，此外并颁定取缔劣质遗传法及婚姻保健法，普施生育结婚之奖励与健康妊产等保险法。1933年更颁不良婚姻防范法规，以严厉禁绝犹太血统，实行至今，不及20年，顿复强盛。

我华古代即提倡多子延嗣，以保国家之生聚，民族之绵延。周官曰："媒氏掌万民之判令，男三十而娶，女二十而嫁。"所以三十不取，则为鳏，二十不嫁，则为过标梅之期。媒氏即所设专司民众婚姻之官，务使国无旷男，室无怨女。其一般民众之婚媾，则较此为早。考墨子节用篇有曰："古者圣王为法曰'丈夫二十，无敢不处家（处同娶），女子年十五，无敢不事人'。"而国家促使及龄男女各行嫁娶之目的，则为"育嗣"盖当男女婚嫁要以能"传宗接代"永保子孙之迭绵。如绝嗣即为"不孝"。孔子曰："不孝有三无后为大。"即为人父母者对本人子女，除应尽生育教养之责外，并须能为子女完成嫁娶，甚至能见"抱孙"始称克尽子职，方为无忝祖德，无负国家。我国立国4000余年，屡经外患，而民族卒能迄今保全，且抗战5年，愈战愈励，未始非籍地传人众，再有我领袖善能运用此无穷人力之为功也，然倘之图人数增加，不求个人体力之强建，智能之发达，则当兹强权竞存世界，优胜劣败关头，殆终难免于贫弱、亡国、灭种等最后之惨运。

民族之保健，以强健国民之心身，永保民族旺盛为标的，不论在各种学术研究方面或政府及社会与个人行为实施方面，均应照此原则，促其实现。我华商周中古时代即已实行"同姓不婚"，春秋更纪有"同姓为婚其息不蕃"，所谓"息"者即为"子嗣"，所谓"不蕃"者即为"不能繁殖"或"繁殖不良"之义。宋儒更谓婚姻应避"中表之嫌"亦即谓姻亲不应通婚，是与现代科学研究结果，恰相符合。

欲实现民族保健，则必须实行下列各项设施。

1. 奖励补助及龄男女之结婚及生育。

2. 严禁避孕、堕胎或杀婴行为，非有病理不能生育原因，不得避孕堕胎。

3. 取缔早婚、乱配及一切性的异常行为，对习惯性风化罪及变态性欲者应防制或断绝其交接能力。

4.防制劣质遗传,凡先天性低能(如白痴,痴呆)、早发性痴呆、躁狂、遗传性癫痫、遗传性舞蹈病、遗传性盲、遗传性聋哑、著名畸形、高度酒精中毒等患者皆不容生育,须经断育手术或经阉堵使不能与他人有交接行为。其执行须设特别法庭,详密调查、检验、诊察,然后判决,并准自上诉,再施审判。处决之后,始付专门医院施行手术。

5.禁止不良婚姻,凡订婚或结婚前均须经各专门医师严密施行健康检查,然后方准嫁娶,若双方有一不幸,具有下列7项情形之一者,即不准结婚订婚。

(1)因结婚后对个人或双方健康及生活可发生恶影响者。

(2)患传染病有传染于对方之危险或危害能及于子孙者,如肺痨、梅毒、淋病、癞病等。

(3)患精神病、心神耗弱、酒狂或浮荡浪费之禁治产者或其行动有妨碍社会群众及个人之虞者。

(4)患前项防治劣质遗传法令所列举遗传病之一者。

(5)因疾病或其他关系绝对无生殖能力者(但双方皆绝对不能生殖者可以结婚)。

(6)任何一方为不开化、半开化或精神发育不全之民族低能者。

6.推进公共卫生,如:

(1)尽量培育医师、药师、牙医、兽医、助产士、护士、检验员、卫生稽察及其他有关专门技术人员。

(2)注重妇婴卫生及卫生教育之普及。

(3)推行学校卫生、著[①]重于体育德育智育之养成。

(4)推行职业卫生及环境卫生,实施健康保健,妊产保险,养老储蓄,人寿保险,残伤保险等制度,改善工场矿场及各种公共场所安全设施。

(5)普设公众诊疗机关,实行公医制度。

(6)普设育婴、济老、残废、感化等特殊教育疗养工作机关。

(7)研究、检查、取缔并防治急性,慢性传染病,扑灭病原。

[①] "著"同"注"。

(8) 研究制造并管理医药。

挽近十年来，我华人士颇知卫生之需要，卫生行政始得略奠基础，而国宇辽阔专门人员颇感缺乏，社会经济能力亦甚贫弱，故推进公共卫生设施，倍形困难，且所颁法令只应时代之需要而已。民法上只规定：因精神病及其他重大不治之恶疾得解除媒约或离婚，直系亲属及直系姻亲旁系八亲等内姻亲五亲等闪，不许为婚，但姻亲五亲等内之表兄弟姊妹欲不为忌，结婚年龄则规定男未满 18 岁，女未满 16 岁不得结婚。

刑法上只规定对心神丧失者行奸或有猥亵行为及自知有花柳病或麻风而交接传染于他人者均处以徒刑，并勒令医治。对有麻醉毒品瘾癖者、酗酒者，与习惯性犯罪之不良少年除处以本刑外，亦施以限期戒治与感化，但并未有禁止或取缔劣质遗传等之规定。同时卫生法规虽已颁行不下 70 余种，但各种慢性传染病或地方病之预防法令，精神病之监护法，国民保健法，婚姻保健法，各种职业安全保健法令，健康保险法令，奖励结婚生育法令及取缔不良婚姻法令，厉禁花柳病等措施，皆未得颁行实施，亦所以有待专门人才之教育，各地卫生设施之普及与全国公私经济能力稍有余裕时，再行逐步以推进之也。

《国民体育季刊》1942 年第 1 卷第 2 期第 9—11 页

进展中之边疆卫生

卫生行政之重要性，已为举世所公认，盖无健全之民族，即无构成富强国家之可能也。际此抗战期中需要卫生工作之迫切，尤为势所必然，举凡兵役工役之实施，交通工业之建设，非有卫生工作相辅而行，不克成功，我国因幅员广大，人才缺乏，故卫生建设大多限于腹地，边疆区域，则以事实上之困难，未获积极推行。抗战以来，边疆日与腹地接近，且与国际之交通，后方人力之训练，物资之开发与存储等息息有关，是以边疆卫生工作之推行，已为刻不容缓之要图矣。中央对于边疆卫生之推进向极注意，惟以边地辽阔，交通不便，人口稀少，更因民族性之不同，生活习惯之悬殊，固定居住者少，而逐水草游牧者多，故欲推进卫生工作，必须斟酌当地实际情形，因利乘便以期工作得以逐渐深入。吾人工作方式，对于游牧迁逐赶集地带，设立流动性之巡回卫生队，于人民聚居之区，则设立较为完善之直属卫生院所。俟卫生工作已有相当基础，而当地人力财力勉足敷用时，则设法促成其设置卫生处或其他专管机关，俾地方卫生组织有次第成立之可能，此外更于公路重要站点，又为地方能力所不及者，设立公路卫生站，以济其不足，要之推进边疆卫生实为一艰苦之工作，而限于人力物力，又非一朝一夕可以成功，至新疆西藏交通阻塞，力有未及，一时尚未能着手，兹将已在进展中之边疆卫生工作情形分列于次：

一、蒙古

蒙古区域辽阔，人民多事游牧亦有聚居于城市者，中央鉴于该地卫生工作之缺乏，因限于人力物力，故设立蒙古卫生院，附设巡回卫生队以资推进工作。目民国二十六年（1937）我军由归绥转移后，该院工作亦感相当困难，先在陕西榆林，后又迁至兰州，复随绥省府在五原之陕坝担任蒙绥边境之医疗工作，继以辖区过广人员太少，乃于乌伊两盟各设卫生所1所，并设巡回卫生队等，以深入蒙旗腹地沙王府阿拉善旗，定远营及绥西蒙旗地带推行卫生医疗防疫等工作。最近因鉴于阿拉善旗居民日多，而需要医疗卫生设施者日益迫切，故亦正计划设置卫生所暨伊盟卫生所，第一巡回卫生队，近已移驻于石咀山，第二队驻于平罗，第三队驻于定远营，乌盟卫生所则驻于陕坝，其第一队亦同在该处，第二队则驻于五原，工作方面已粗①具进展基础，于民国三十一年（1942），拟酌加经费，增强机构，俾随时得进入蒙境内工作以完成使命。

二、青海及宁夏省

青宁两省过去得全国经济委员会开发西北之利，卫生事业略具雏形，后以地方经费不足，又几告停顿，故于民国二十九年（1940）起由中央基于补助并恢复卫生实验处，省卫生机构既已树立，即又设法使卫生院队相继成立。青海省卫生实验处辖有4队，第一队驻于西宁，以担任第一行政区（西宁、湟源、贵德），第二驻队于乐都以担任第二行政区（民和、乐都），第三队驻于循化，以担任第三行政区（化隆、同仁、循化），第四队驻在大通以担任第四行政区（互助、门源、大通）等之卫生工作。宁夏省卫生实验处已改为省卫生处，辖有2队，第一队驻于吴忠堡，第二队驻于中卫县城，并有省立医院及卫生材料厂各1所，又为训练当地人才起见，设置卫生人员训练班及高级助产职业学校，将来对于专门人员之训练日益增多，此后工作设施自有就地取才之便焉。

---

① "粗"同"初"。

三、西康省

西康省分康宁雅3属多系未经开发之地，卫生医疗机关向感缺乏，本仅于康定有省立医院1所，设备方面，本署正在积极予以充实。康定以西之游牧区域，亦拟设法成立卫生院队，宁雅两属因乐西公路贯通其间，较为重要故于西昌、雅安、会理三地设立直属卫生院，以为树立公共卫生设施之基础，并设置巡回4队，以巡回于昭觉、汉源、越巂①、盐源等地。又于富林、冕宁两地，设立公路卫生站，西昌卫生院又设置规模较大之附属医院，以树立完善医疗机构之基础，防疫保健等卫生工作，在西康省方面推行已略具规模，并逐渐向西推广，俾省卫生机构，得以渐次树立焉。

四、甘肃省

甘省之西陲地接新疆人烟稀少，经济落后，与该省一般情形差异殊甚。该省于抗战以前，即已设有卫生实验处，民国二十八年（1939）八月改组为省卫生处，于省会设卫生事务所及兰州医院，并于各县分期成立卫生院所，惟于西陲力有未逮，近建成之哈兰公路横贯其间，为国际交通要道，已定设置哈密、猩猩峡②、永登、酒泉等公路卫生站4所，全省卫生网之形成，有于短时期内实现之可能。

---

①越巂，郡名，西汉元鼎六年（公元前111年）置。治所在邛都（今四川西昌东南）。
②猩猩峡，同"星星峡"，中国新疆维吾尔自治区东部峡谷。在哈密市东南，邻接新疆与甘肃省界。是北山因风蚀作用形成的乾谷，自古为中原地区与西域间的交通要冲，至今仍保有公路干线交通站的地位。

五、云南省

滇西邻接缅甸，地处边远，卫生机构极感缺乏，省方面虽有全省卫生实验处，以负责设立及推行省县卫生组织及行政，但因该省为疟疾流行最盛之区，故中央特协助省方设置一抗疟委员会，其下设疟疾研究所及抗疟大队，工作进行颇形顺利，又因该省之滇缅公路，为西南国际交通干线，故由卫生署设立滇缅公路卫生处，直接受中央管辖，该处下设置甲乙种卫生站各8站，巡回队14队，卫生站分布地点，计楚雄、祥云、下关、永平、保山、龙陵、芒市、遮放（曰种）镇南、云南驿、漾濞、瓦室、一邱田、腊勐、大佛寺、畹町（乙种）等处，惟该处生活程度过高，医务医生人员之待遇方面，又不能与其他机关保持平衡，故人员之罗致，颇感相当困难。

六、西北卫生专员办事处

中央方面以西北省份较为辽远，非派专员随时作技术上之指导协助不可，故于民国二十八年（1939）呈奉核准，设置西北卫生专员办事处，创设以来对于工作之推进颇为积极，并于西安、兰州各设置西北医院各1所，以期树立完善之医疗机构。又于兰州设置西北卫生干部人员训练所，以资造就当地人才而为当地之用，办事处下设卫生队5队，2队在晋境一带工作，1队担任细菌检验，1队担任卫生工作，除1队留为随时调派工作之用，设置专员之使命，已相当达成，但因西北各省之卫生建设，尚在推进之中。故专员办事处于民国三十一年（1942）度仍继续设置，以期完成工作，卫生行政包括至广，其工作之推进尤非有充分之人力物力不为功，而其成绩之表现则非旦夕之所能期望。故中央方面，虽精密设计增加经费，惟抗战后医药卫生人员之分配殊为困难，故非短期间内可达理想的成功也。边疆方面，以往因卫生工作缺乏医疗设备不全，致疾病疫广，均较内地为多，如游牧地带之花柳病，西北之回归热、斑疹、伤寒、白喉、脑膜炎，西南方面之疟疾、鼠疫等无不为造成边疆民众死亡率高超之原因，中央方面所以积极推进该地区之卫生工作，其成功也，不特死亡率得以减低，民众健康借以增强疾疫由以减少，即数千年来民族间之隔膜，借医疗卫生工作之媒介，互相接近，亦得因而彻底消灭，精诚团结，共在抗战建国之大道上努力奋斗，民族前途实深■■，尚望社会人士多加协助焉。

《边政公论》1942年第1卷第5—6期第20—21页

我国卫生行政的回顾与前瞻

这次大战的结束，虽然还需要相当的时间，但是许多有远见的国家，早已开始研究战后的问题，设计战后建设的方案。就我们现在所能得到的资料看来，各国方案的内容固然各有特色，但是有一点是共同的，就是都把提高国民生活水准，使国民可以比战前享受更大的幸福作为主要目标之一。

卫生行政的目的是在于提高国民健康水准，以促进民族素质的优化和民主幸福的增进，无疑卫生建设将是战后主要建设之一，事实上美、英、加拿大、印度等国公私方面所拟的战后建设或改造计划，也无一不把卫生作为建设的主要项目。我国战后建设，卫生自然也是一个重要部门，关于卫生建设的目标，总裁在中国之命运里，已然有很具体详明的指示，但是我们如何执行这个指示，实现这个指示，如何把这伟大的理想变为事实，则是我们现在就应当着手研究的问题。

我国战后一般建设问题，时间讨论已不为少，可惜对于卫生建设问题的讨论，还不够踊跃，作者在这篇短文里，想对于这个问题表示一点私人的意见，希望能引起国人讨论的兴趣。

我们要讨论将来的问题，便不能忽略过去，因为所谓将来，不过是过去的继续延长，将来与过去是息息相关的，将来的一切要受过去历史的影响，而过去的经验，更可以作为我们将来的参考。所以在谈论将来问题之前，我们应当把我国过去卫生行政的历史，作一番回顾，我们如果把开始办理海港检疫那一年〔清同治十二年（1873）〕作为我国近代卫生行政的开端，到民国三十二年（1943），已有70年的历史，这一期间的成败得失是值得我们注意，值得我们参考的。

我国古代本来早就有医药之官。在中央方面，周官有医师上士下士掌医之政令，秦代和两汉有太医令丞主管医药，属于少府管理，后汉又有药丞，有医工长，魏、晋、梁、陈大体上是因袭后汉的制度，后魏有太医博士、助教，北齐有太医令丞，后周有太医下大夫，隋有太医署令二人，主管医药，唐与隋制度相仿，明清两代则都有太医院的设立。在地方方面，唐代各州有医学博士掌疗民疾，有助教搜集研究医案药方，有医药生10人至20人掌州郡巡疗，元代各路有医学教授1员，明代的府有医学正科1人，管阶是从九品，州有医学典簿1人，县有医学训科1人，清朝的府有医学正科1人，县有医学训科1人。可见我国医药官的设置，不为不早，其中尤以唐制较为完备，可惜的是没有发展成为一个健全的制度，所以具有近代意义的卫生行政，即是说有组织的应用科学技术的卫生行政，我们不能不承认是从清末办理海港检疫之年开始，从那时到现在，这70年的经过，大体上可以分为两个阶段来叙述，而以民国十七年（1928）卫生部的设立，为两期转换的枢纽。

第一个阶段自清同治十二年（1873）到民国十七年（1928）卫生部成立止，共计55年。这一阶段可以说是我们卫生行政的萌芽期，在这一时期既没有普遍有系统的卫生组织，更谈不到有什么一贯的卫生政策，比较重要的卫生行政史实，我们更可举出下列几点：

1. 民国纪元前三十八年（1873）开始海港检疫。清同治十二年（1873）因为暹罗和马来群岛一带霍乱流行很盛，我国的上海厦门两地，因为船只往来，也被传染，并且死亡人数很多，当局为防止蔓延，对于进出口船只开始实行检疫，以后因为人才经费的缺乏，所有检疫工作，交由当地海关办理。这是我国海港检疫的开始，也是我国卫生行政的肇端，但检疫交由海关办理，因为当时海关我国不能自主，连带的把检疫事务也交给客卿代办，直到民国十九年（1930）才收回，这可以说是当时的失策。

2. 民国纪元前两年实施预防鼠疫。前清宣统二年（1910）东三省发现鼠疫，传染剧烈，宣统二、三两年，染疫而死的有6万多人，当时为扑灭东北鼠疫，曾在东三省组织国际防疫委员会，办理防治鼠疫工作，这可以说是我国大规模防疫的开端。当时参加工作的除本国人以外，还有英、俄、日等国专家参加，当时虽有外人参加，但指挥之权在我，这可以说是一个技术合作而不含政治背景的好例。

3. 中央防疫处的设立。民国六年（1917）十二月，绥远、山西两省鼠疫流行，在7个月内死亡达16,000多人，内务部为防止传染病，下令筹设中央防疫处，到民国八年（1919）三月正式成立。当时的中央防疫处职掌和现在稍有不同，当时的中央防疫处不仅是一个生物学制品的制造机关，同时还是防疫行政的主管机关，所以可以说是我国中央政府所设立的第一个卫生行政技术专管机关。

4. 中央卫生行政机构的设置。民国元年（1912）内务部成立，根据大总统教令颁布的内务部官制，内务部设立卫生司，主管卫生行政，但是卫生司所作的工作实在没有什么可以称述的。

5. 地方卫生行政机构的设置。在市的方面，清末北平（原北京）设置内外城巡警总厅，厅内曾设卫生处，这可以说是我国地方行政机关以内设置管理卫生行政机关的嚆矢，其后北平并有内外城官医院的设立，办理医疗救济工作。青岛市自民国十一年（1922）由我国政府接收后，在胶澳商埠督办公署保安处之下，设立卫生科，督办公署之下，另外设有普济医院传染病医院等业务机关。上海市在民国十五年（1926）八月二十四日成立淞沪商埠卫生局，民国十六年（1927）四月改称淞沪卫生局，这可以说是我国的第一个市卫生行政专管机关。在各省方面，间有一些省份，曾举办若干医疗救济工作，如河南省于民国元年（1912）在开封即有官医医院的设立，但省卫生行政专管机关在这期间则各省都没有设置。

第一阶段的卫生行政，实在很少重要的建树，不过我们要知道，这一时期的政治正处在清末和北洋军阀腐败统治之下，我们对他们是不能有什么更高的期望的。

第二阶段包括自民国十七年（1928）十一月一日卫生部成立起至最近止，共约十五年多的一段时间。这期间可以称为我国卫生行政的生长期，我国的卫生事业在这阶段已走了正常发展的道路，奠定了今后进展的初步基础，这一期间的历史为叙述的便利起见，我们更可以分为三个小的时期，每一时期所包括的时间大约是5年。

第一时期自民国十七年（1928）至民国二十二年（1933）。在这一时期卫生行政的主要事项有这几项。

1. 中央卫生行政专管机关的树立　卫生部于民国十七年（1928）十一月一日成立，这是我国卫生行政划时代的大事，根据中央政治会议第163次会议通过的卫生部组织法，设立总务、医政、保健、防疫、统计5司，内政部的卫生司，在同年十二月奉令裁撤，至民国二十年（1931）四月十五日，将卫生部改为卫生署，其后隶属上虽屡有变更，但对于行政上并没有很大的影响。

2. 确定卫生行政系统　民国十七年（1928）十二月一日国民政府公布全国卫生行政大纲，在大纲里规定省设卫生处，市县以下应分区设立卫生所办理卫生工作，后来的制度虽然有些修正，但大体上还是依据大纲的精神。

3. 加强卫生技术人员的培植训练　民国十八年（1929）卫生部为训练助产人才，设立国立第一助产学校，民国二十一年（1932）卫生署为造就护士人才，又设立国立中央护士学校，这两个学校都是国立同性质的第一个学校，以后均移交教育部续办。民国十八年（1929）卫生部会同教育部成立医学教育委员会，其后又陆续成立助产教育委员会和护士教育委员会，对于我国医事教育的改进上，如同学制的厘定，课程标准的订立等都有相当重要的贡献，自民国二十二年（1933）七月，开始举办公共卫生医师讲习班，以后扩充为公共卫生人员训练所。

4. 卫生技术研究实验机关的建立。近代卫生行政是以科学的卫生技术为基础的，为促进我国卫生技术的研究实验，卫生部在民国十八年（1929）首先设立中央卫生试验所，民国二十一年（1932）九月全国经济委员会设立中央卫生设施实验处，为全国卫生技术研究实验的最高机关。

5. 收回海港检疫权。我国海港检疫工作自交由海关外人代办，到民国十九年（1930）才交涉收回，在上海成立海港检疫总管理处，主管全国国际检疫工作，丧失了五十多年的海港检疫权才宣告收回。

6. 县卫生的促进。民国二十一年（1933）十二月第二次内政会议，通过依照各地方经济情形，设立县卫生医疗机关，以为办理医药救济及县卫生事业之中心案。关于县卫生从此有了一致的规定，江苏、浙江、江西等省，都相继有县立医院的设立。

7. 颁行中华药典。世界先进各国均有由政府编订的药典，我国卫生部成立后，即着手编制，到民国十九年（1930）编制完成，在同年五月十五日颁行中华药典第一版是为我国有药典之始。

8. 建立医疗事业中心。卫生部为建立医疗事业中心及训练临床人员在民国十九年（1930）设立中央医院于南京。

至地方方面，在这期间成立卫生实验的有浙、赣、湘、甘、宁、青六省，陕西省则有卫生委员会的设立，设立县立医院的，江苏有9县，浙江有7县，江西有22县，广西有5县，为数虽不为多，实已开启县卫生的端绪。

第二时期，自民国二十二年（1933）起至民国二十七年（1938）止。这一期间的工作，除继续前期已有的工作以外，新兴的事业，我们可以举出的有下列几项：

1. 西北及边疆卫生事业的推进。卫生署为改善西北及边疆的卫生状况，与开发边疆建设西北的需要，在民国二十三年（1934）设立西北防疫处，民国二十四年（1935）设立蒙绥防疫处，并兼办兽疫防治工作，以应当地民众的需要，民国二十五年（1936）又设立蒙古卫生院于绥远，对蒙疆的卫生工作作更进一步的推进。

2. 实施麻醉药品的管制。麻醉药品关系人民健康，自由贸易流弊很大，多数国家均由政府管制产销，卫生署为实施麻醉药的管制，在民国二十七年（1938）成立麻醉药品经理处，依照政府公布麻醉药品管理条例，实施管制10种麻醉药品。

3. 市乡各种卫生工作实施的实验。卫生事业在我国是一种新的事业，本国既没有成规可循，又不能全盘抄袭外国，一切都需要根据国情，制订适当的方案。公共卫生人员训练所先后在南京市四牌楼和江苏省的江宁县设立城市和乡村教学区，一方面使学生的实习，一方面实验卫生工作实施的方法，卫生实验处，更同时在南京市和句容进行城市和乡村生命统计方法的实验。

4. 药物的研究与医疗器械的制造。卫生署为促进医药的研究和医疗器械的试造与修理，在民国二十六年（1937）先后设立中央药物研究和卫生用具修造厂，以从事上述的工作。

5. 战时卫生工作的推进。早在民国二十六年（1937）抗战爆发之前，卫生署为适应战时的需要，即颁布非常时期救护纲要，通令各地准备，至七七抗战后，在民国二十七年（1938）成立医疗防疫队，办理医疗防疫及救护工作。同年并在长沙设立战时卫生人员团练所，训练战时卫生工作干部，此外还组织防疫大队，会同国联所派的防疫团办理各战区的防疫工作。

6. 制订县卫生实施方案。民国二十三年（1934）四月九日，卫生署召开卫生行政技术会议，通过重要的议案很多，主要的有省卫生行政实施方案、市卫生实施方案、学校卫生实施方案、生命统计实施方案、县卫生实施方案等。对于各级各种卫生工作，都规定了具体的方案，其中尤以县卫生实施方案最为重要，在这个方案里，规定县设卫生院，以下设卫生所、卫生分所、卫生员三级。

在这一时期的终了，地方方面，到民国二十七年（1938），设立卫生处的，已有9省，设立卫生院的有苏浙赣湘鲁闽滇桂陕等9省，所属的241县。

第三时期包括自民国二十七年（1938）到民国三十二年（1943）这一段时间。这个时期，因为完全处于战时状态之下，原有的卫生工作，大部分仍然照常进行，而一部分也不免受了战时的影响，所以这一时期所举办的新兴事业，以适应战时需要为多，不过为融合中央抗战建国并进的方针，对于平时卫生事业的建设，也有相当程度的进展，尤其是公医制度的开始推行，更是这一时期工作的中心，现在把本期重要事项分述如下：

1. 战时卫生工作的加强。除前期举办的战时工作以外，因为各公路沿线，军队的移动，难民的流徙，以致疾病载道，而公路所经的地方，医药设施多欠完备。于是在民国二十八年（1939）开始设置公路卫生站，最多时有70多站，后来因为地方卫生机关，渐次增加，足以担任此项人物，自民国三十一年（1942）起已逐渐减少。

2. 医疗药品的输入和增产。民国二十八年（1939）以后因为沿海交通断绝，药械输入困难，价格日渐高涨，为解决后方药械的供应，在民国二十八年（1939）设立战时医疗药品经理委员会，向外采购必需药品器械，供应政府所立和私立非营利性质的医疗卫生机关。民国二十九年（1940）又设立美国红十字会捐赠药品器械接收委员会，负责接收分配美国红十字会捐赠的药品器材。在民国三十二年（1943）又筹设国立第一制药厂和西北制药厂，以增加后方药品的生产。

3. 加强西北及边疆的卫生设施。本期为配合政府建设西北开发边疆政策的实施，在民国二十八年（1939）设西北卫生专员办事处，以辅导西北各省卫生事业，其后又陆续添设西北医院，西北卫生人员训练所，西昌、会理、富林、雅安四卫生院，伊克昭盟、乌兰察布盟、阿拉善旗3个卫生所。

4. 推行公医制度。自中央五届八中全会通过实施公医制度的决议案以来，卫生署自民国二十九年（1940）起设置推行公医制度经费，派遣公医人员协助各省公医制度的推行。民国二十九年（1940）行政院公布县各级卫生组织大纲，规定县设卫生院，区设卫生分院，乡镇设卫生所，保设卫生员，对于公医制度的系统，作了一个更具体的规定，与新县制配合推进，两年以来，已然有非常迅速的发展。

在地方方面，到民国三十二年（1943）底为止，已有17省设立了卫生处，后方1,118县中，已设立卫生院903所，共设有卫生所1,497所。

以上我对于我国几十年来卫生行政的历史，已然作了一个简单的叙述，挂一漏万，自然在所不免，不过从以上简单的叙述里，我们可以得出几点结论来，就是：

1. 我国卫生行政，虽然已有70年的历史，但积极的推进，则在民国十七年（1928）卫生部成立以后，而第二阶段十五年的进步，远比第一阶段的五十五年迅速，可证惟有在一个统一的有力量的政府之下，行政才能进步，因而我们预料到抗战结束后，国内和国际的环境比战前更有利于建设，一切事业的建设，包括卫生在内更可以突飞猛进。

2. 我国卫生事业的兴办，由开始办理海港检疫起，一直到东三省预防鼠疫，以至抗战后为适应战时需要而举办的种种事业止，都是因为有客观上的需要，才举办的，这正合于总裁所讲的"因民之所利而利之"的原则，因此推进也比较容易。

3. 第一阶段的卫生行政，只是顺应环境的要求而举办若干事业，并没有任何政策之可言，到民国十七年（1928）卫生部成立以后，才渐渐有了具体的政策，在国民政府设立卫生部的命令里，已指出卫生行政的中心任务，到民国二十三年（1934）召开卫生行政技术会议时，已有实施公医制度的议案，及至中央五届八中全会通过实施公医制度案以后，推行公医制度，遂成为我国卫生行政的基本政策。

4. 综观第二阶段15年的历史，我们可以看出第一时期的工作，是以训练人员建立技术研究实验机关为中心，第二期的工作以树立各级卫生行政制度和各种卫生工作实施方案的制定试验为中心，第三期的工作是以积极推行公医制度和适应战时需要的工作为中心，15年来发展的路线，各期工作重点的安排，大体上可以说是相当正确的。

总结我国最近15年卫生行政的历史，我们可以说在政策的确定，制度的树立，各级卫生行政中心的设置，专门技术人才的培植等方面，都已有相当的基础，将来从这基础可以更向前推进，不过就现实情形来看，我们也不能不承认现在的卫生设施，不但去理想的境地尚远，就是以满足人民最低限度的要求也远不够，而且缺点也相当多，如同基层卫生组织的不普遍、不健全，人员素质（包括专门技术工作精神与服务品格各方面）的低落，物质的缺乏等等，都是非常重要的问题，需要我们解决。

以下我想就我国将来的卫生建设问题，再稍加讨论，战后我国卫生行政无疑的将展开历史崭新的一页，关于战后卫生建设的目标，总裁在《中国之命运》一书里，已有具体的指示，我们可以不必再谈，我们现在的问题是，我们如何去作，如何入手，有些什么先决问题，和应注意些什么问题等等，就作者个人意见，认为下列几点是我们将来应努力的目标。

1. 充实卫生行政政策的内容。自从中央五届八中全会通过实施公医制度以来，我们的卫生行政已然有了一定的中心政策，但是这个政策的具体内容如何，包括些什么要件，在实施的过程中如何与我们建国的历程相配合，在建国的不同的阶段里它的任务如何，这些问题在原决议案里，都没有具体的规定，而有待于我们的研究补充，因为公医制度是三民主义制度下的产物，它的内容不是英国所倡导的公医制度，也不是苏联的保健制度，它有它特殊性质和风格，因此我们不能盲目抄袭外国的办法，而需要我们自己来研究，以充实它的内容。

2. 促进卫生立法。我国从民国十七年（1928）以后，所制定的与卫生有关的法规为数已然不少，不过就通盘看起来，我觉得还有两个缺点需要补救，第一是缺少一个卫生行政的基本法；第二是过去制定的许多法规从现在的眼光看起来，多半不能适应公医制度的要求。今后为补救这两个缺点，第一我们要遵照三民主义的原则与公医制度的精神，早日制定一个卫生行政的基本法，在这个法里要充分表示出三民主义卫生政策的特质与公医制度的精神，所有卫生行政的系统，政府的卫生设施，人民的卫生权利义务都加以具体的规定，以为实施的准绳；第二我们要修正调整现有的卫生法规，使它合于公医制度的要求。现行各种单行卫生法规有待增订之处尚多，就其内容仔细分析起来，为促进三民主义卫生政策公医制度的实施，这些法规是应当加以适当整理的。

3. 扩展与充实基层组织。我国卫生工作的基层组织是卫生院和卫生所，我们现在有院所的数量既不够普遍，内容设备又多数不够标准。今后卫生行政，一方面要注重基层组织的普遍，使每一个国民都可以在一定的距离以内享受到政府的卫生服务。一方面尤当注重基层组织的充实，使每一国民可以享受到近代最低限度的卫生服务，我们不能只注重量的增加而牺牲了质，致使徒有其名，也不能为了质而牺牲了量，因为卫生行政的对象是全体国民，政府卫生设施不能不力求普遍。

4. 提高技术水准。卫生技术日新月异，近年欧美卫生科学的进步，尤有一日千里之势，各种新的技术层出不穷，我们要促进我国卫生事业，非以迎头赶上的精神努力学习新的技术，掌握新的技术不可，若一味抱残守缺，断不能完成现代的卫生建设。我国国民日常生活里，固然有不少的优良卫生习惯具有相当的价值，值得鼓励提倡，不过这些习惯，多数是偏重于个人卫生方面的，对于公共卫生方面的知识技术，例如如何控制大规模的传染病，如何设计大规模的上下水道等等，却非常缺乏，因此我们不能不接受现代的科学的卫生技术，为我们卫生行政的基础。

5. 注重国际合作。近代因为交通的便利缩短了国与国间的距离，国际间的往来日益频繁，国际的关系也日益密切，因而许多事都有国际化的趋势。如古代各国闭关自守时代就无所谓国际公法，而近代的国际关系，无论平时战时都要受国际法的拘束。此次战后货币、航空都有国际化的可能,卫生事业与整个人类的幸福有关,更需要国际间的合作,例如海港检疫、传染病预防、禁毒等等,都非有国际间的合作不能收到完善的效果。战前国际联盟已有卫生部的设立,对国际卫生事业贡献甚多,并曾派遣专家协助我国卫生事业,战后国际间对于卫生事业一定更有密切的合作,战后我国为国际社会主要的一员,对于国际卫生合作,自然应当有更多的贡献。

6. 加强医事人员的训练。过去卫生行政所感的最大困难是各种卫生人员的缺乏,战后卫生建设需人更多,非加强训练,大量培植不足以应需要。现在我国平均每4万人才有1个医师,在大多数县份里,很难找到一个合格的医师,现有卫生院所,所以组织不健全工作效率太低,何尝不是受人才缺乏的影响,甚至战时一部分卫生工作人员,工作精神、服务品格的低落,分析起来又何尝不是人才缺乏所造成的结果。如果卫生人员能大量增加,这一切因人才缺乏而引起的问题,都不难迎刃而解。

7. 力求药品器材的自给。在这次的战争里,我们已饱尝了医药器材缺乏的痛苦,因而使我们更感觉我国的药械制造工业非迅速建立起来不可,我们必须痛下决心,在战后若干年内,把我们的药械制造业建立成功,使主要的医械可以自给。我们主张药械的自给,并不是提倡经济的国家主义,因为我们知道经济的国家主义是最不经济的事,不过我们有丰富原料可以大量制造的药械,我们却不应长久依赖他人,我们的药械制造工业建立之后,不但可以满足自己的需要,还可以供给其他国家的需要。尤其是我们有许多的特产和特效的药品,更应当充分研究实验,以贡献于世界,为人类增进幸福,例如麻黄、当归、贝母、常山等药品近年研究的结果都已有相当的成绩,我们应当继续努力下去,并且扩大研究的范围,我相信一定可以有更大的成就。

战后卫生建设经纬万端,应研究待解决的问题何止千百,以上几点,不过就其中荦荦大者,稍纾个人所见而已,希望党国先进社会贤达与医药卫生界同仁们,对于这些问题,多多讨论,见仁见智,容有不同,但对于战后卫生建设都有相当的贡献则一。

《社会卫生》1944年第1卷第3期

夏令卫生

我们中国人口的死亡率是很高的，虽然现在没有全国的精确统计，可以报告给诸位，但是照许多专家根据地方局部的调查结果，估计至少要有30‰，即是我们中国人每年每一千个人，要死30个人。这个数目和欧美各国比较起来真是相差太多了。英、美、德、法这些卫生状况良好国家，近年的死亡率，只有15‰左右，比我们要少1倍。据生命统计学家的意见，认为这个数目，是一个合理的估计，照这个标准算起来，我国全国每年要多死675万人，这个数目，比起现在世界各战场每年战死的士兵的总数量要多，岂不可惊！

我们中国的死亡率特别高的原因，固然不只一端，但是传染性疾病的过多，实在是一个主要原因。根据许多地方的统计分析，我们死亡人口中因患传染性疾病者死亡的要有40%，按全国算起来要有540万人，而每一个因传染性疾病死后之无辜死亡至少还有10个，染病侥幸不死的病例，在欧美卫生状况良好国家才只有10%。所以我国如果把传染病死亡人数减少到欧美的程度，就可以减少400多万人的死亡。所以传染病可以算是我们一个非常危险的内在的敌人，而如何抗抵这个敌人，消灭这个敌人，也就成了我国卫生工作当前的中心任务。

夏令天气炎热，是许多传染病最容易流行的季节，尤其是霍乱、伤寒、痢疾、疟疾在这一时期最为普遍。所以夏令的防疫工作，应当把这4种病作为主要预防的对象。我们要用什么方法去预防呢？有一个重要的原则，就是预防传染病和现代的战争一样，是需要全民总动员才能收效的。如果大家只认为是政府的事，那可以说是一种错误的观念，因为政府即使有良好的卫生设施，完备的卫生法令，如果人民没有良好的卫生习惯，不能遵守政府卫生法令，不遵照政府的指示，依然是不能收效的。所以对于预防传染病，每一个国民都负有相当责任的。以下我们再谈一谈预防夏令传染病的具体方法：

在谈到这几种病的预防方法之前，我们应先知道这几种病的传染和传染途径，然后再才能筹划预防方法，这也和我们要先知道敌情才能作战一样。

霍乱、伤寒、痢疾三种传染病，都是肠胃发的传染病，传染的途径，大致是相同的，可以合在一起来讨论。这种病传染的途径有四个：

第一是苍蝇。这三种传染病唯一的来源是病人的粪便，苍蝇是喜欢污秽的恶物，如果在这种病人的粪便上爬过，再落到食品上，就可以把病的细菌，带到食品上，我们把这种食物吃下去，就可能得同样的病。

第二是水。水是我们每天所必需的，如果我们吃的水被这3种病人的粪便污染过，含有这几种病的细菌，就不免要得同样的病。

第三是食品。食品物流饭菜水果，如果被身上带有这三种病细菌的苍蝇爬过或再用生水洗过，沾上了病毒，我们吃下去就有得同样病的危险。

第四是和病人直接接触　健康的人和病人接触如果合用病人的衣服、手巾、杯、盘、碗、筷等等，而不经过消毒洗净的手续，都有沾染病菌的机会，不幸把这种细菌吃下去，就不免要得同样的病。

一、疟疾

传染的途径只有1个，就是疟蚊。疟疾病人的血里有一种疟疾原虫，疟蚊吸了这种病人的血，如果再去咬健康的人，把疟疾原虫传到健康人的血里，经过相当期间，被咬的人就要害疟疾病。

我们知道了这几种病的传染途径，预防的要点，就是要切断这些传染途径，如果我们能把这几条传染途径完全阻断，这几种疾病自然就不会发现了。关于这一项工作，政府方面应当采取何种措施，今天因为时间的关系，不能多谈，以下我只就每一位市民应当如何从事预防谈一谈。

第一，要扑灭苍蝇。我们消灭一个苍蝇，就减少一个传染肠胃病的媒介。扑灭苍蝇愈早愈好，有人估计一只苍蝇在适当环境之下40天的时间，可以繁殖到800多磅，因此我们今天打死一只苍蝇，等于打死40天后几千万只苍蝇。

第二，要不吃生水。要吃煮开的水，因为水一经煮开，其中所含有的病菌完全可以杀死，吃下去就没有危险了。同时不要用生水漱口，不要用生水洗碗筷，不要吃不洁的水，因为有些不道德的商人，用生水造冰，吃这种冰，是与吃生水有同样危险的。

第三，要不吃苍蝇爬过或生水接触过的食品。大街上摊贩的食品，尤其切开的瓜果没有纱罩或常用生水洒泼过的都不可以吃，家庭的厨房、食堂都应当有防苍蝇的设备，使苍蝇不能飞进去。

第四，不要和病人直接接触，以免传染的危险。亲戚朋友邻居有肠胃病人发现的时候，不必亲自探望，可以采用其他的方法，以表示我们的关切和同情，万不得已必须去探望的时候，也要尽量避免与病人和病人的用具直接接触，以减少传染的机会。

第五，要注射伤寒、霍乱预防针。这是一种积极的预防方法。注射以后，可以增加我们身体对于这两种病的抵抗力量，即使万一有霍乱、伤寒的细菌进入体内，大多数可以不致发病。

第六，要灭蚊。蚊虫是传染疟疾媒介，我们要预防疟疾必须扑灭蚊虫。但是在蚊虫成虫以后再来扑灭，已然是费力多而收效少，所以我们要从根本上减少繁殖，水塘、沟渠和一切其他污水存储的地方，都是蚊虫繁殖的所在。我们要使居室院落不可以有污水存储，使蚊虫无从发生，同时床上要用蚊帐。

以上几点，都是很平常的事情，如果我们能够认真的切实的做去，我相信一定可以避免霍乱、伤寒、痢疾、疟疾的传染。

二、伤寒

由于感染伤寒杆菌而起，在医学先进诸国，公共卫生发达，伤寒病已非常少见，然在中国仍流行颇甚，其传染径路，可分直接间接两种（实以间接传染为多）。

1. 直接传染：大凡与伤寒病接触者，往往将病人含伤寒菌的粪溺，污染自己手指，而经口感染。

2. 间接传染：苍蝇为传染伤寒病最紧要之媒介，因患伤寒者之排泄物中（尤以大小便）含有无数伤寒菌，可由苍蝇散布于食物上而经口感染。又若病人之非泄物不加处理，病菌混入河流或自来水源，即可引起大流行。

近数十年来，伤寒带菌者为传染伤寒病之源，已经证实。伤寒带菌者，可分为恢复期带菌者与慢性带菌者两种，前者乃于病后三月，其粪尿内即完全消失其所带之伤寒杆菌，而后者则继续带菌数年或永久。此外尚有所谓无病带菌者，即从未患伤寒病之人而带菌者。

三、赤痢

由于感染赤痢杆菌而起，为极盛行之传染病，我国每年有此流行，其传染径路，亦为直接或间接经口感染，与饮食之关至为密切，苍蝇亦为传染之主要媒介。赤痢菌附着于食物（多以蝇为媒介）或水中，间接的经口感染，或与病人或带菌者接触，从其手指用具食器等直接的感染。又因患痢疾者之粪便极希，排便次数频繁，且患者往往不住院，故其传染物往往较传染病之散布宽广，此外带菌者之传播本病，亦至为重要。

由上述三种夏季胃肠传染病之病原及其传染径路观之，我们可深知"霍乱"、"伤寒"、"痢疾"的传染，与饮食关系之密切，当不言而喻，由是知预防之原则应以拒绝传染为要图，其方法可分为个人预防法与公众预防法。

一、个人预防法

1. 注意饮食：

（1）凡饮食物及饮食用具必须经煮沸后方可进食，因霍乱菌、伤寒菌、赤痢菌等经煮沸后立即死灭。

（2）不食苍蝇爬过的食物，露天摊贩食品，往往蝇蚋群集容易传染疾病，亦应注意。

（3）禁食生菜。近时西菜中往往附以生菜，如洗涤不净，此颇易为胃肠传染病侵袭之源。西人所食之生菜，其肥料概不用粪便，故可免危险，而我国一切蔬菜，多半以粪便施肥，传染疾病之机会较多。

2. 不与病人污物接触，以免直接传染。

3. 预防注射。对于霍乱、伤寒之预防，今已知疫苗注射，确实有效。在统计上经过预防注射者之罹病率与死亡率较未经注射者已大见减少，注射之方法以3次为妥。

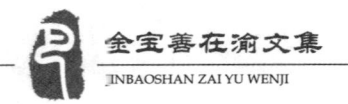

二、公众预防法

凡患霍乱、伤寒、赤痢之病人及带菌者,悉数收入传染病隔离医院中,使与常人隔离,并施以彻底治疗,病人之排泄物须严格消毒,此外下水道之处理及饮水卫生等亦应密切注意。

最后,饮食的清洁管理,尤以夏季必须严格督行,这是夏令卫生中最为重要的一件大事呀!

《雍言》1944年第4卷第6期

我国于抗战胜利在望中应积极实施农村卫生

我国自神圣抗战以来,将至八载,在此八年全国动荡之中,无地不刀兵满天,无处不万民流离,我们从此饱受艰难痛苦之余,对一切旧有的观念及态度,皆应重新予以考虑,对一切旧有的理想及设施,皆应重新予以权衡,对一切旧有的制度及机构,皆应重新加以检验。因为这大时代的洪流,已经冲散了世界上一切障蔽,已经发掘出世界上一切真理。当我们抗战第六年时,欧美各国,即认为奇迹,甚至称为国之谜,岂知道并不是奇迹,而是因抗战的关系,才被发现出的真迹,这并不是中国之谜,而是因抗战的关系,才被考验出来的基石,我们这种基石,是极丰富的,是极悠久的,是向不为国人所重视的,是今日赖以作中流砥柱挽回狂澜的,我们从此应认识清楚,应加以爱护,应充分扶持,使其质量益坚,使其结合益密。以期根基强固,而卓然树立于洪水滔天之今日世界。

世界上一切事业,全是由人力来造成,有健全之身体,始能运用其才智,始能创造出伟大之功业,我国今日所赖以长期抗战之基石,即建筑在全国人力上面。我们所有的这些人力,有4万万5千万之多,有繁延五千年以上之久,可取之不尽,用之不竭,若能运用适宜,不但能克服一切危机,还能致国家社会于富强康乐之域。所以我国今日应积极在这些人力上下工夫,应特别在这些人力上用心思,要使其体格坚强要使其心神健旺,要使其于艰难困苦之环境中能挺立不拔,能随时随地充分发挥其智能与勇气,以与困难相搏持,而建成表里充实,内外健全之近代国家。

我国有85%以上的人民是农民。有3万万5千万以上的人民，居于农村，故我国赖以抗战建国之基石，实际建筑在农民身上，故农民健强，国家即坚实，农民衰微，国家即失其依据。所以我们今日抗战建国事业中，以增进农民健康，为全部紧急事业中之基础。

我国今日农民之健康，究系若何之情况，农村中有关健康之设施，究已达至若何程度，是为极应注意之事实，国父于《民生主义及民族主义》中，曾明白指示谓，"我国人口之中，有八九成是农民"，又比较各国人口增加情况说，"这百年内各国人口增加的原故，是由于科学昌明，医药发达，卫生设备，一年比一年完全，所以减少死亡，增加生育，他们人口增加这样迅速，和中国有什么关系呢？我国如果没有办法，百年之后，一定要亡国灭种的"。国父这种遗训，是何等的透彻，是何等的确切，真是我国家之警钟，真是我民族之回生妙药。我们全都知道，我国人民之死亡率为30‰，平均生活年龄亦为30，人民之作事年龄仅有15；我们已经知道我国各地多有地方病及传染病，而有很大数目之患病人民，至死未得任何正当医药之救济；我们还都知道我国中小学学生体格，有70%以上有缺点，适龄壮丁，有90%以上不够甲种兵役标准；我们更已知道我们农村中之文化最低，生活最苦，卫生设备最简，人民所受健康上之危害，亦最严重。我国今日，是抗战最严重的时期，亦是建国最紧迫的阶段，无论抗战或建国，均是急需大量人民精力之时期，所以实施农村卫生，成了今日急不暇待之最重要的事实。

我国真正农村之中，教育落后，风气蔽塞，而经济基础，又极脆弱，在此特殊环境之中，去实施健康事业，极为困难，据以往之经验，有的因设备不齐，而遭受挫折；有的因工作人员训练不足，而未达到目的；亦有的因地方人士合作不力，而未获得优良之结果。虽然以往的农村卫生设施，有一部分未达到目的，而却于数年实验之中，获得不少的宝贵经验，我们今后办理农村卫生之时，不应再枝枝节节的去设施，不应再散散漫漫的去推行，所有卫生机构，要由国家统筹设置，所有医务技术人员，要由国家统筹分配，所有卫生医药器材，要由国家统筹供给，组织要严密，设备要精良，工作要切实，使全国所有人民，无论身处何地任何职业，皆能随时随地，得到健康上之保障，且此种保障，还要使人民无条件的去享受，并且使其所享受之机会均等，这就是近年来政府所倡行的公医制度，我国农村中的卫生设施，尤其需要这种制度。

我们今日于准备施行公医制度之时，对农村卫生部分，更应有切实的研究与考虑。当我们考虑这个问题之时，要把眼光放远，要看清农村中的真正健康缺点，要明了农村中的实际教育情况，要知道他们的传统思想，要详察他们的风俗习惯，更要知道他们的经济力量究有多少，他们的交通工具，究系怎样，他们有关健康上之问题，究竟是那几种最为紧要，我们在目前这种情况之下，如何能替他们解决这些问题，如何能于相当之时日内发生实效，因为增进人民健康之问题，在今日太紧要了！太迫切了！我们急欲唤起所有国内医务工作同志，共同去尽这个义务，我们更欲唤起所有农村中的士绅，共同去负这种责任，我们还欲唤起所有关心农村建设的同人，共同去提倡协助这种事业，因为这种事业，是抗战胜利在望中之急不暇待之紧要事业。

我们当实施农村卫生工作之时，应多注意实际问题之解决，计划要远大，着手要扼要，要适合现在的农村情况，要配合可能有的工作条件，在今日之特殊环境情况下，我们更要特别注意以下数点：

1. 防疫

我国因卫生设施，尚未普及，各种传染病，仍时有流行，每当大流行之时，动辄死亡数10万人，常见有若干人民，相聚待毙，若干人民，不事生计。近年以来，因政府之特别注意，似渐减少，而偏僻农村之中，仍如往昔。现值抗战紧张时期，军民移动频繁，尤易增加相互传染之机会，我们从事是项工作的同志，应运用现有设备及力量，以谋是项问题之解决。如利用保甲保学之组织，而得疫情报告，以谋传染病之早期发现；如利用乡村警察之设施，去协助种痘，改善环境卫生，及宣传防疫常识，以谋减少传染病感染之机会；如利用现有之一切公私医疗组织之力量，去加强预防检疫及隔离治疗之准备，以应万一之急需，处此非常之时期，即应以非常之方法，去完成这种非常紧要之事业。

2. 医药救济

我国真正农村之中，生活艰苦，正当之医药设施，极为罕见，常见有若干人民，因小病而成大病，以致终身不起；常见有若干人民，因无力求医，而呻吟床笫，以听其自然之命运。然这些农民，虽未得到正当医药之救济，而对于其健康上之消耗，常为数甚巨，有的消费大量金钱去求神问卜，有的于无可奈何之中遭受江湖医药之骗局，总计以上之种种损失，常增加农村之凋敝。我国今日是抗战的时期，亦是建国的时期，也就是需用大量人民精力之时期，为人道计，我们早应解决这个问题，为国家计，我们更应早日解决这个问题。然我们今日实施这种工作之时，要有新的认识，既须适合农村之情形，又应顾到大众之便利，还要确实有效，还要人力物力经济，所以我们要改善以往办理医药之态度，而发挥随时研究之精神，要认清农人患病之真实情况，要研究普遍解决这个问题之最佳方式，要对人民负责，要为民族努力，甚希于相当时日之内，使所有农民，皆能获得最低限度之医药救济，更希于相当时日之内，我全国卫生医药同仁，有一解决此项问题的圆满答案。

3. 妇婴卫生

我国因旧礼教之关系，男女界限极严，对妇女怀孕生产，向多保守秘密，更因农村女子教育落后，卫生知识，自然毫无，故一般妇女之怀孕生产，常遭受异常之危难。新生婴儿，尤易有超格之死亡，且农村中之卫生组织，尚未建立，对难产及病婴等问题，尤无法得到合理的解答，吾人皆知，抗战时期之人力，是抗战因素中之灵魂，建国时期之人力，是建国因素中之根基，且成年人之体格情况，多赖幼年时代养成，我国人民体格之日渐衰减，与育婴方法不无关系，故我们今日实施妇婴卫生之时，要改善以往之工作方式，要完成一个切合事实之工作法则，某地共有人口若干，每年应有出生若干，此应有出生之接产及育婴，如何能全部予以合理之处置，当其研究这个问题之时，别忘了现有的人力及物力，别忘了现有的农村实际情形，吾人于现实情况下，应如何去运用现有的人才，应如何去利用现有的设备，皆是国内所有同人应积极予以设法解答的。

4. 环境卫生

吾人日常接触之事物，恒影响吾人身体之健康，如能将各种身外之事物加以调整，使其不妨碍吾人之健康，而反加强吾人之健康，即能使吾人之体格益坚，使吾人之精神益旺，自能死亡减少，寿命延长，此种调整身外事物之手续，即为环境卫生。

吾人生活环境上之事物甚多，调整之手续亦极复杂，有的由个人之努力，即能改善，有的需要公众之力量，始能见功，更有的须有政治上之力量，始能渐次完成。我们今日农村中所应注意者，不是专门学识技术之研究，而是现有的知识技术之如何应用。当我们实施这种工作之时，要利用农村中现有的组织，要适合农村中实际的情况，凡能由农村人民自己解决之问题，即设法引导其自己进行，先予以必要之常识，再导以工作之方式。如街道庭院之清洁，可督促人民自己清理；饮用水源之保护及改等，可由人民共同负责；垃圾污物之处理及厕所便池之改等，可分别由保甲组织领导推进。他如饮食物商贩之管理，营养品及住室之选择与改善，皆应联合农村中之已有组织，去缓缓进行。务要使所有人民皆得有足用之日光，有新鲜之空气，有洁净之饮水有合宜之食物及住室，我们设计的此项工作方法要简而易行，要容易见功，要纠正以往之缺点，要吻合农人之期望，还要别与旧风俗直接冲突，还要别与旧习惯形成对立。当我们实际进行工作之时，应先了解人民的一切，更应使人民了解我们的一切，使我们的工作人员与人民合为一体，自易达到应有的目的。

以上四种要求，是我们今日最低限度之要求，其他有关农村卫生之事业固然尚多，然于今日之社会情况下，实为必须先期完成之部分，因为关系抗战之成败太大了，关系民族之前途太重要了，我们不应再行展缓，我们更不容许再有失败。全国卫生工作同志们，今日是大家共同运用最高智能之时期，亦是大家共同发挥全部才干之时期，更是大家共同为国家民族尽忠尽孝之时期，当我们实际推行这种事业之时，更要获得农村人民之信仰，更要取得农村人士之协助，更要获得农村人士之共负责任。所有卫生工作人员，与农村人士，务须精神一致，步骤划一，自能很快的达到成功之域，我国家民族之前途，实利赖之。

《公医》1945 年第 1 卷第 3 期第 1—4 页

向儿童福利工作同志谈儿童健康

近年来儿童福利事业,因实际之迫切的需要,已有长足的进展,就性质言,儿童福利工作,在往昔不过只是慈善团体对于儿童的一种救济事业,可是现在的儿童福利工作,已被视为国家应该举办的一种社会事业了;就范围言,儿童福利工作,在往昔仅限于一部分孤儿与弃婴的收容与抚养,可是现在的儿童福利工作,已经推广到整个儿童,除了收养,还应当施以适当的教育与训练。儿童福利事业,既然有了这样的新进展和新姿态,那应从事儿童福利的工作同志自然也应当有一种新认识和新准备,注意儿童健康,就是应有的一种新认识和新准备。对于这个问题,现在简单扼要的提出五点来,以供诸位儿童福利工作同志参考。

1. 健康要在儿童时期奠定基础

儿童是人生的起点,人生的一切都是在此时奠定基础,而健康尤然。因为在儿童时期身体发育未全,抵抗力薄弱,很容易因饮食失调,寒暖失时和不良环境之侵害而罹疾病,失去健康或者变成残废,或如不幸遭遇夭亡,所以一个人的健康,必须在儿童时期建立其基础。往昔一般儿童福利机构,如孤儿院、育婴堂等,因为多半是救济性质,被收养的儿童有饭吃、有衣穿、有屋住,已经是功德无量。对于儿童健康绝少注意,以致儿童疾病丛生、秃头烂腿、生疮害眼、面黄肌瘦的,却占一大部分,这不但是儿童健康上的损失,也是民族元气和国家力量上的损失。现在儿童福利工作的目的,不仅是收养儿童,而是在培育健全的儿童,将来能担当复兴民族,富强国家的伟大事业。那么儿童福利工作同志对于儿童健康的维护与增进,自然是责无旁贷的。

2. 健康要身心并重

整个的人，是包括身心两方面，美满■是要身心两方面都健康，所以我们要使儿童获得健全而■除了对于身体健康注意外，同时还要顾虑到心理健康■体格未稳，情绪易变，很容易受恶劣环境的刺激与熏陶■和心理缺陷，造成不良的习惯和不良的行为，因为许多作父母者，缺乏教育儿童的知能，对于儿童或过于严厉，或失于放纵，或偏于溺爱，以致心理上多半免不掉发生大小不同的心理变态。又当儿童脱离了家庭来到一个陌生的环境——托儿所或保育院——的时候，心理上自然要有变迁，使情绪发生扰乱，这些心理上的变态，如不立予矫治或矫治失当，不免要变本加厉，造成严重的心理失常，断送了儿童一生的幸福，也就是断送了民族的元气，丧失了国家的力量。所以对于儿童的心理健康，也是儿童福利工作同志不容忽视的重要问题。

3. 养成儿童卫生习惯

"预防胜于治疗"，这是明言至理。因为病不论种类，一经染到身上，再加治疗，精神总要消耗，身体总要吃苦，若是治疗不当，可使轻病变重，重病难免不丧生害命，由此可知病后治疗，远不如未病预防，来得安全和保险。在健康容易失调的儿童时期，这一点更是确切值得注意。至于防病第一是要讲求环境卫生，只要环境整洁，卫生设施具备，即可达到防病保健的目的；第二是养成卫生习惯，养成卫生习惯比讲求环境卫生更为重要，因为环境卫生需要配合相当的经费，卫生习惯的养成，则不必花费金钱，且环境卫生设施，必须要有卫生习惯的人，才可充分利用，譬如吐痰入盂，这是防病要道，不过如果一个人缺乏卫生习惯，虽有痰盂之设，还是免不掉随地乱吐，由此可知养成卫生习惯，在防病保健上的重要性了。儿童时期可塑性极大，一生习惯都在这时养成，卫生习惯自然也是如此，希望诸位儿童福利工作同志，能把握住这个养成卫生习惯的黄金时代。

4. 要能以身作则

儿童福利工作同志终日与儿童在一处与儿童接触的机会最多，因为儿童的模仿性大，所以儿童福利工作同志的言语习惯和态度，都可以在不知不觉中做了儿童的榜样，■工作人员的一举一动，都可以影响儿童，暗示儿童■深刻不易消磨的印象。譬如我们自己粗暴，偏偏希望■我们自己随地吐痰，偏偏要强迫儿童吐痰入盂，这是■到的。儿童许多的不良习惯，就是因为我们的行为不能■而造成的，由此可知儿童福利工作同志的言语态度和行为，■如何的应该加以检点，希望儿童福利工作同志都能有良好的习惯态度和行为，来做儿童的良好模范。

5. 充实有关保健的知能

教养儿童不是一件轻而易举的事，如果没有充分的知能，做充分的准备，绝难胜任愉快。就儿童身心健康而言，儿童福利工作同志最低限度要懂得生理学和心理学，具备卫生（特别是儿童卫生）和普通医药常识，这样才可以了解儿童身心的发展，养成卫生习惯的办法和预防疾病的技能，儿童的身心健康才可得以维护与增进。

历来的传统观念，儿童时属于家庭的，儿童教养的责任完全属于父母。近年来因时势的需要和潮流的趋向，儿童已不再是父母的私产，应该属于国家。所以儿童教养的责任，也逐渐转移到了国家，这是重视儿童的一种具体表现。儿童福利工作同志是替国家教养儿童，责任是如何重大，如何神圣，希望大家能负担起这个重大神圣的担子，使每一个儿童，都能有健全的身体，将来能成为健全的国民，复兴我中华民族的干员。

《儿童福利》1945年第1卷第2期第4—6页

推行公医制度人员之职责及其应有之精神

政府为推行公医制度，以保障人民健康，充实国力计，自民国二十九年（1940）起，即设置推行公医制度专款，任用推行公医制度人员，分赴各省市协助公医制度之建立。迄今历时5载，先后经派遣之医师、药师、卫生工程师、护士等项人员数在百人以上。分布于四川、湖南、湖北、云南、贵州、广东、广西、江西、福建、浙江、安徽、河南、陕西、甘肃、西康、重庆等16省市，对于各该省市公医事业之推进，业已有相当助力，论其效果则尚未尽如预期。此虽由于人数过少，有以致之，然此项人员，对于本身之职责或尚未尽喻，要亦不无影响。盖知之不确，则信之不笃，信之不笃，则行之不坚也。政府为加强地方公医建设，以配合当前抗战以及将来善后救济之需要，对于推行公医制度人员之派遣，或将有大量之增加。派遣及服务办法，亦将有适当之更张。爰就推行公医制度人员之职责及其应有之精神，略述所见，以为我公医同人告。

一、公医人员职责撮其要者，可得三项：

一曰树立制度之基。我国公医制度之推行，虽已有数年之历史，然以丁兹战时，不惟战区原有之基础荡然，即后方各省以财力艰难，人才缺乏之故亦尚未臻健全。所有设施，亦多未吻合公医制度之基本精神。公医人员之职责，当以树立制度之基础为第一。盖千里之行，始于足下，万仞之山，积于寸土。基础奠定，则日积月累，自不难期其壮大。此其一。

二曰推行科学的医学。我国医师人数过少，兼以分布偏于城市，多数县乡，尚少新医之足迹，复以教育尚未普及，人民知识水准过低，大部乡民对于科学的医学多所怀疑，以致多数区域，尚为神医巫祝之世界。每年患病人民之可治而不治者，不应死而死者，不知凡几，耗损国力，莫此为甚。故公医人员之第二职责，当为推行科学的医学。庶山陬海隅之民，戎沐现代医学之赐，如能引起多数人民对于现代医学具有真诚之信仰，则公医制度之推行，必可事半而功倍。此其二。

三曰研究公医制度之理论。公医制度为一崭新之事业，其所根据之理论，虽粗有条理可循，但其整个体系，则尚未完成。如何充实其内容，发精其精义，使能切合于我政治、社会、经济制度而无悖于我国之国情民俗，实为我公医人员之职责。盖理论固为实践之先导，而实践亦可充实及修正原有之理论。从事公医业务诸同志，为推行公医制度之中坚干部，实际从事基层工作，其体验必深，认识必切，如能本其心得，对于公医制度之理论，为更深邃之研究，必可使此种理论，日趋完整。对于公医业务之推行，匡助比多。此其三。

二、论及公医人员应具之精神，约可分为四点：

一应具有拓荒者之精神。我国公医事业，甫在草创之际，虽已有相当建树，但就理想之需要与应有之设置言，则目前状况仍不啻一片尚未垦殖之原野，而有待于勤恳之耕耘。在其推进之过程中，可能遭遇之困难甚多，若知难而退，必致永无成功之一日。当其事者，非有坚忍不拔之精神，百折不挠之意志，无以收成功之后果。此公医人员必须具有之精神一。

二应具有殉道者之精神。公医人员大部服务于乡间，远离经济文化之中心，交通困阻，风气闭塞。其物质生活，精神生活之贫乏枯寂，自在意中。且公医事业非旦夕所可收效，非有长期计划与急需不断之努力不为功。故公医人员必须不畏生活之痛苦，及以公医事业为终身事业所寄托之抱负，方能期其有成。常见西国传教之士，远离故土，身适异国，数十年如一日，其艰苦卓绝之精神，实吾公医人员之所应效法。

三应具有殉道者之精神。公医人员，就其身份言为政府之公务员，然现代公务员，与昔日之官吏，本质上深有不同，昔日之官吏，为君主之臣宰，其职务为治民，今之公务员，为人民之公仆，其职务为办理众人之事。换言之，即为人民服务。公医业务，尤富于服务之性质，从业人员，必须具有充分之服务精神，力矫机关化官僚化之恶习。此不仅以公医事业乃人民健康与生命所托之性质使然，即就事业之本身言，苟非以服务精神，取得人民之信仰，其前途亦少开展之希望。

四应具有研究之精神。我国幅员广大各地民情风俗，互有不同。而经济文化之发展程度，相悬尤巨。公医制度之推行，如何方能与各地不同之民情风俗相适应，如何方能与各地经济文化相配合，如何方可以免扞格不入之弊，而收推行尽利之效，凡此均非一纸法令之规定所能解决。必须当其事者，富有研究之精神，对于各种问题能有透彻之观察与了解，则一切问题均不难迎刃而解，而事业之推进，亦可收水到渠成之效。

上述各点，难乏新义。但我公医同志，苟能身体而力行之，笃信我公医事业之前途，当必更可乐观。至一般公务人员之应奉公守法，廉隅自持，则属依法应有之义，为服公务者最低限度应具之条件，更可无待于此再为申论矣。愿我公医同仁共勉之。

《公医》1945年第1卷第2期第1—2页

"公医"之使命

"公医制度"一词见于我国文献者,已有十年以上之历史,其初仅一部卫生工作者为文字上之探讨,迄本党五届八中全会通过实施公医制度以保障全民健康案以来,所谓公医制度者,乃从理论上之探讨,进而为事实上之实践。本署负全面卫生行政之责,自应秉承国策,积极推进,以促进全民之健康而符中央之期望。考公医制度之基本原则,在予全国人民以平等、普遍、免费之健康保障。而以普遍及医疗卫生组织,为其实施之先决条件,故行政院乃于民国二十九年(1940)五月公布县各级卫生组织大纲,确定县各级卫生机关之组织与职权以为推行公医制度之主体。旋本署复于民国二十九年(1940)十二月公布县卫生工作实施纲领,对于县乡卫生机关各种工作推进之原则与实施之要点复为具体规定,以为业务实施之准绳。数年以来,后方各省,多尚能依照大纲之规定悉力推进,各级卫生机关之设置,有与日俱增之势。截至本年7月止,后方20省设置省卫生处者18,省级卫生事业机关达231单位,后方1,361县中设有卫生院者938县,已设卫生机构尚待调整者95县共计1,033县,占总数72%,各县共设卫生分院196所,乡镇卫生所1,561所,保卫生员1,577人,进展之速,于斯可见。

惟我国公医事业,历史短浅,虽进展速度差勉人意,然设施多尚未达理想之标准,整个事业实尚未超出草创阶段。章制应如何确立,体系应如何构成,业务应如何推进,人才应如何培植,均为促进公医制度健全发展所必先行解决之问题。本署为针对此种需要,乃有《公医》之刊行,期对公医制度之理论与实施,为详尽之研讨借以辅导公医事业之推进。

本刊之使命,既在为公医事业之辅导,故其内容一以与公医制度有关问题之研讨为主，专门学术著作则非所尚，语其要者，可概为下列四端：

一曰研讨公医制度理论。理论为实践之指导，无正确之理论即无正确之行动，故理论实为实践之先导，未可以空论视之。我国公医事业正在草创之■（初），医药技术中外之所同，因无妨取法乎异邦。惟典章制度，则被我殊俗，国情迥异，殊不可贸然盲从，公医制度为根据国父遗教精神与我国历史背景所产生之理想，与英美所倡之健康保险制度既有区别，与苏联医药国营制度亦未尽同。其原则固已粗有条理可循，而整个理论则尚有待于发扬。其具体内容如何，其实施之步骤如何，与其他部门之配合如何，在建国历程中各阶段之任务如何，凡此问题均即待研究与补充，以期据以拟定政策，导我公医事业于健全发展之途，此其一。

二曰增进中央地方联系。执行公署业务之卫生机关，就纵的方面划分，可分为中央与地方两级。因地位之不同，故在行政过程上所负之任务，不能不有所偏重。大体言之，中央任务之重心在设计与考核，地方任务重心则在执行，故中央与地方必须保持密切联系多所接触，俾中央所拟定之方案计划不致有闭门造车不切实际之弊。地方之执行，亦可切合中央意向不致乖远。以往中央地方虽公文往返无间，惟中央政策动向设施情况以及地方基层工作者之意见，有非一纸公文所能表现者，每苦无从畅达。亟应力谋沟通，增进了解，使中央地方之联系日益密切，此其二。

三曰交换实地工作经验。欲求事业之进步，必须借重他人之经验，以收取长补短事半功倍之效。我国公医事业缔造之初，行政上、技术上待解决之问题至为繁多，尤应利用他人经验以为事业推进之参考。我国地域途阔，北穷朔漠，南极炎荒，莫不有我卫生工作者之足迹，其事业之如何开展，困难之如何克服，环境如何应付，工作效率如何增进以及兴利除弊诸端，无分巨细，莫不为汗血收获之宝贵经验。果能笔之为文，均可供异时异地之取则，即失败之经验亦足以供他人之借鉴，其可贵亦不下于成功之经验也。深盼各地卫生工作同人，各就实际工作之经验之心得，执笔为文，无论长篇短章，本刊均乐为刊布，以供卫工同人互相观摩之资，此其三。

四曰介绍医药卫生新知。近代一切行政均以学术为基础，卫生行政完全为近代科学之产物,故必须随时吸收利用医药卫生科学研究之成果,不能墨守成规,其事业方能收与日俱进之效。我国此类科学较之欧美各国素称落后,无可讳言。近数年来,英美医药科学之进步,一日千里,新发明层出不穷,无论治疗医学、预防医学、卫生工程以及营养制药各部门,几无不有划时代的进步。惜海外交通困阻,新书杂志输入甚少,通都大邑得之已属不易,穷乡僻县益感匮难。本刊将就所能得到之资料择要■(刊)译。各种医药卫生科学上之新成就并将分请专家为文,作有系统之介绍,藉供我卫工同人进修之资,此其四。

抗战胜利结束之日已不在远,各种卫生建设即将大量展开,公医制度之彻底实施亦将随卫生建设之完成而到来。吾辈卫生工作者之任务,亦将倍于往昔,自当竭尽所有力量,发动一切可能利用之力量,以促其成。本刊之出版,即为此种努力之一,以辅导公医事业之推进,使他日公医制度果能提早完成,早日普及者,则本刊之作,为不虚矣。

《公医》1945年第1卷第2期第1—2页

青年卫生

前　言

一、超额死亡损失

战前估计我国人口死亡率（每年每千人之死亡数）约为30‰，而各强国则均较15‰为低；平均人寿约为30岁，又较各强国45（岁）以上者低甚。以产妇死亡率言，约较各国高出2倍，婴儿死亡率则高4倍以上，从人力及财力上观之，均为民族复兴上最大障碍。

二、国民体格现况

（1）学校方面：民国十八年（1929）至二十七年（1938）检查235,921人，其中有缺点者占90%以上。

（2）壮丁方面：民国二十七年（1938）浙、皖、赣3省检查结果：列入甲等者，不及8%；乙等者，不过30%。

（3）现役士兵：民国二十八年（1939）成都检查之结果，身长不合标准者57%，体重不合标准者35%，对国防建设均属不利。

健康真正含义——卫生之实行，在保障人体健康，然健康非仅指体力而言，心理健康尤为重要，国民对国家如无最大贡献，乃人类健康上之最大缺点。

第一节 青年卫生

青年卫生内容——青年卫生并非一专门名词,为保障青年时期之健康起见,本编分为两段叙述:一为健康生活,系对青年个人而言;一为学校卫生,系对施于青年者而言。又本夏令营之同学,多为现在之教师及学生,故附教育部颁布之学校卫生授施标准于末章,尤望各同学参照实施力行。

一、保健

1. 体格检查——系指入学、入位或入团等之体格检查。其目的在查受检者身体是否可以胜任及是否有传染性疾病。机关、团体、学校等之主持人员,应特别注重斯项检查,以保个人及公众之安全。

2. 健康检查——每人至少隔年应受检查1次。系将全身由头至足,予以详细检查,其目的在发觉早期疾病或身体缺点,予以矫治。盖凡人体疾病,诊治愈早,愈易痊愈也。

3. 身长体重测量——体重应每月测量1次,惟须注意均须于同一情况下(如饭前)举行。身长在20岁以下者,应每6个月举行1次,斯项检查之目的,在作健康检查之■■,遇有不正常情形时,即立予以详密之健康检查,俾发现缺点,立予矫治。

4. 缺点矫治——民国十八年(1929)至二十七年(1938),南京、上海、北平、青岛、威海卫、杭州、苏州、吴兴、长沙、福州、镇江、开封、重庆、成都、广州、南昌、贵阳、昆明,各处中小学生健康检查之结果,如左(下)表:

表1 中小学生健康检查之结果

缺点种类	检查人数	有缺点人数	缺点百分率(%)
沙眼	234,303	113,531	48.5
齿病	235,921	88,590	37.6

续表

缺点种类	检查人数	有缺点人数	缺点百分率(%)
扁桃腺肿大	237,991	33,371	22.6
淋巴腺肿大	148,361	25,136	13.6
营养不良	236,063	34,543	14.6
视力障碍	207,885	25,215	12.1
包茎	110,565	11,945	10.3
皮肤疾患	204,828	19,341	9.4
其他耳患	198,261	13,516	6.8
贫血	341,061	769	6.7
听力障碍	177,594	10,580	6.0
其他眼疾	136,987	6,803	5.0
鼻病	125,664	3,080	2.5
呼吸疾病	29,401	3,920	1.8
其他疾病	150,664	195	1.5
循环疾病	281,873	3,095	1.3
疝气	111,316	1,228	1.1
畸形外科病	151,330	1,547	1.0
脾病	98,512	719	0.7
甲状腺肿大	12,350	741	0.6
辨色力失常	19,003	80	0.5

矫治以沙眼为最费时间，皮肤病之矫治最易收效，齿病须就专门牙科医师矫治之。兹就最常见之缺点，略述如左（下）：

（1）沙眼：为沙眼小体传染至眼结合膜下之一种疾患，日久使角膜上生血管翳，睑边炎，睑裂缩小，内睑翻，或倒睫，终至■目。

（2）齿病：以龋齿为最多，倘不早期矫治，致胃肠消化受损，关节炎及心脏病等后患。

（3）扁桃腺肿：扁桃腺位于咽上部，细菌滋生其上，则肿大，倘不早期割治，易发生伤风，耳、鼻、喉部病，关节炎及心脏病，并可影响营养。

（4）皮肤病：常见为疥疮、癣、表皮癣菌病及腺■等等。■易染腺菌而发生急性炎病，疥疮又■致发生肾炎。

二、预防

1. 种痘——每人每两年应接种 1 次。

2. 霍乱及伤寒预防注射——在流行区域内，霍乱疫苗应每年注射 1 次，伤寒每两年 1 次，12 岁以下之学龄儿童，应施行白喉预防法射。

3. 免疫测验——白喉应行锡克氏测验，猩红热应行狄克氏测验，以上测验对儿童尤为重要，其阳性反应者，均应施行防疫注射。

4. 隔离——如患麻疹、水痘及耳下腮腺炎■病，可在家中隔离，随时延医到家诊视。如患法定传染病（天花、伤寒、霍乱、赤痢、流行性脑脊髓膜炎、斑疹伤寒、猩红热、白喉及鼠疫几种）应送医院隔离治疗，以防蔓延。

三、治疗

疾病以早期治疗为佳，稽延则轻病■（恒）成重病。宜请求学验具丰之科学医师诊治，广告中所载"时医"、"名医"、"儒医"、"医世"等等，切勿轻信，以免贻误。对医师吩咐之事项，要极端服从，病不瞒医，冀得精确诊断。药剂之是否能治病，在是否对症，勿专求昂医，徒耗金钱。未曾取得医师许可切勿滥服■。

四、环境卫生

1. 住居以不近灰尘、煤栈、粪坑等场所为佳。

2. 光线须充足，光源以自左上后方来者为佳。

3. 通风（包括流动空气、湿度及温度三项）须适合。

4. 应有沐浴设备，每星期至少沐浴 1 次。

5. 含有及菜类之洗涤，以用冷开水为佳，其贮存橱柜，应有纱门设备。

6. 住屋厨房及食堂，均应装设纱窗纱门，门宜向外开，以防蚊蝇。

7. 厨房食堂应接近，以减少传染病之机会，煤灰宜由厨房外面取出。

8. 厕所应有防蚊蝇厨具及洗手设备，其地位应离厨房较远，粪便每日应清除 1 次。

9. 垃圾每日清除或焚毁之，并应有贮存垃圾之设备。

10. 椅之高度，应当于■底至腋窝之距离。桌之高度，应与人直座手下垂时肘上 3 公分之平面平行。

11. 地面应光滑而干燥，每星期至少应洗刷 1 次。

12. 随时作环境卫生检查，力谋改善。

五、生活与习惯

1. 起居——青年每夜开窗睡足 9 小时，成人至少 8 小时，如能午睡更佳。

2. 饮食——蔬菜、豆类及鸡蛋，最富有营养，食宜由定时定量，须饮以最之开水，品生冷以防肠病。

3. 姿势——生、立、行、身体须正直，如有畸形，应早矫正。

4. 用具——个人自用其食具及用具。

5. 清洁——洗手、沐浴以及衣、物、住屋■，随时洗刷洁净。

6. 性问题——生殖器之功用为遗传，慎勿以神秘、羞耻或含其他作用目之。市售刺激药品，不可服用，花柳病不但危害个人健康，抑且影响遗传。梅毒、软性下疳及淋病，均有特效药品，延医愈早，愈易痊愈。

第二节　学校卫生

城市小学学校卫生实施方案，及各级学校卫生设施暂行标准，均经教育部明令公布。除将后者附末章以资参考外，兹收职教员应注意者摘要叙述如左（下）：

一、行政组织

1. 行政及技术系统——以教育机关为主体，卫生机关居于技术合作地位。

全国各级学校卫生教育，应在统一组织下活动，其系统如左（下）表：

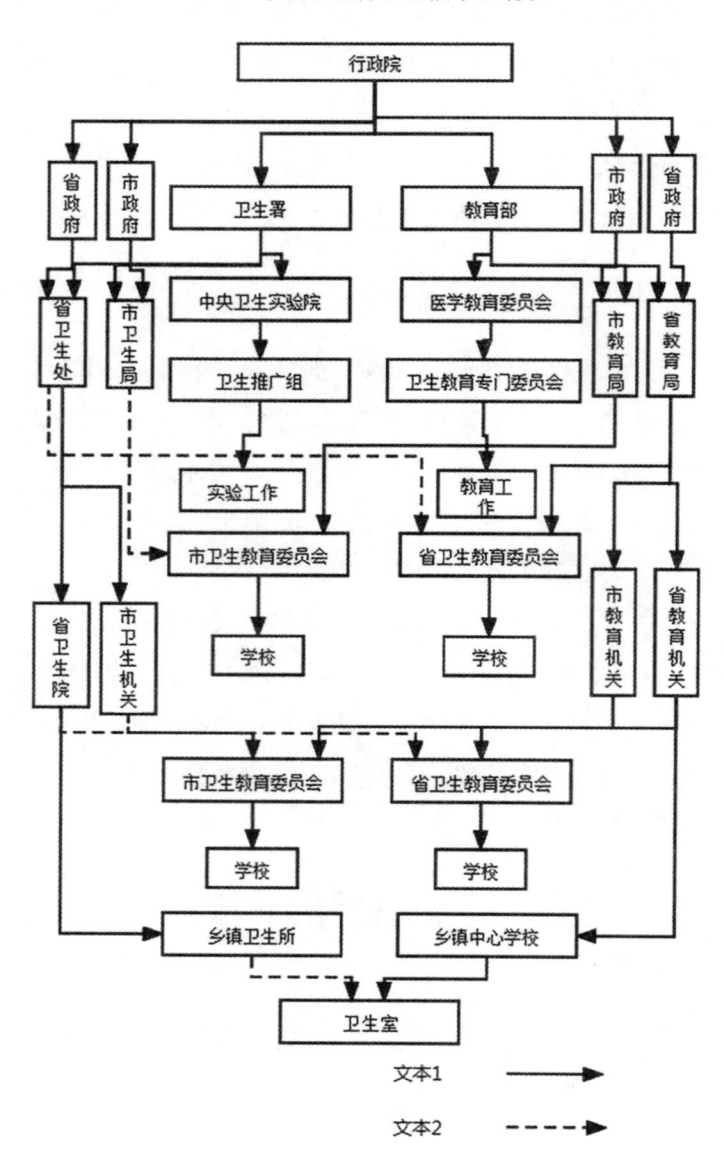

表2　学校卫生行政及技术系统表

```
                              行政院
        ┌────┬────┬──────┼──────┬────┬────┐
       省   市   卫生署  教育部  市   省
       政   政                  政   政
       府   府                  府   府
        │    │    │       │     │    │
        ▼    ▼    ▼       ▼     ▼    ▼
       省   市  中央卫生  医学教育 市   省
       卫   卫  实验院   委员会   教   教
       生   生                   育   育
       处   局                   局   局
        │    │    │       │     │    │
        │    │   卫生推广 卫生教育│    │
        │    │    组      专门委员│    │
        │    │            会     │    │
        │    │    │       │     │    │
        │    │   实验工作 教育工作│    │
        │    │    │       │     │    │
        │    └──►市卫生    省卫生◄┘    │
        │       教育委员会 教育委员会   │
        │         │          │        │
        │         ▼          ▼        │
        │        学校       学校       │
        ▼                              ▼
       省    市                       市   省
       卫    卫                       教   教
       生    生                       育   育
       院    机                       机   机
             关                       关   关
        │    │                        │   │
        │    └──►市卫生   省卫生◄──────┘   │
        │       教育委员会 教育委员会      │
        │         │          │           │
        │         ▼          ▼           │
        │        学校       学校          │
        ▼                                 ▼
      乡镇卫生所            乡镇中心学校
             │                │
             └──────┬─────────┘
                    ▼
                  卫生室

       文本1  ────►
       文本2  ----▶
```

2. 在大学及高中应注意保健防疫及卫生问题之■疑，在初中以利理童子军为原则，在小学即以健康，生活及卫生习样为中心。以前对救护训练及员工卫生颇多疏忽，应予重视。

3.人员训练——目前办理学校,卫生之人才极为缺乏,藉更然亟需积极训练以充实之,如开学校卫生技术人员训练班及学校教师健康教育训练班等,均属切要。一切技术训练,应由卫生机关负责办理。此外并实行巡回观摩法,以增加工作效率,并促进全国学校卫生工作,趋于一致。至学校教员,为实际工作中坚分子,直接间接影响儿童之身心健康,除各地举办学校教师暑期讲习班,应尽量多列卫生课程以资补充外,更盼各教育学院及师范学校均能添列学校卫生课程,俾未来师资及教育行政人员,能具备充分基本知识而利工作之推行。

4.推进步骤——以省行政单位言之应先举办省会学校卫生,次及各县县城,再次乡镇,最后为农村。如以学校性质言之,则应先在师范学校广造健全师资充实■本人员,以便工作得以普遍推行。小学校学生,需要健康保障,较之中学及大学学生尤为迫切,故办理学校卫生应先由小学而渐及于中学及大学。同时更希望工作推行,能随时使学生家庭及社会团体取得联络,期能以学生为中心,进而推广于家庭社会。

二、健康教育

由全体职教员联络家长施行之,医务人员则专司技术指导工作。

1.教学——卫生功课考试成绩,不能代表本身健康,故卫生教育不能单靠课,单元设计教学至为重要,应多次举行。现小学方面卫生课程系并于自然、公民、常识、课本内,小学及大学均无斯项课程,应提倡设置。各级师范学校卫生课程之设,尤属亟切需要,盖不但增加其本身卫生智识,抑且为良好师资之必备技能。

2.训导——小学继续卫生队训练之,初中充分利用童子军之组织,高中及大学则利用军训组织以训练之,训练项目计分:卫生习惯训练,晨间检查卫生演讲、会议,卫生队训练等。

(1)卫生队大检阅——定每年5月15日举行。

(2)校际整洁比赛——春秋两季各举行1次。

(3)卫生远觉会——由各校征集材料外,并可请中央或省卫生处派员携带巡回展览品举行之。

（4）卫生电影及幻灯放映——最好各校自备1具，观众以学生及家属为对象。

（5）卫生游艺会——分各校自办及联合举办两种施行。

（6）卫生作业比赛——如书画比赛、劳作比赛等。

3. 家庭联络

家庭联络，在健康教育工作上之地位，至为重要，学生在家庭中之时间，较在学校为多，一切健康生活几全赖父母之指导与监督，斯项工作应由教师分别负责实施。每生家中每学期至少应有一位教师莅临。除家庭访视外，尚有通讯、会谈、恳亲会等联络方式均可采用，务使家庭与学校一致行动，俾学生复使得同一之生活指导，而养成良好之卫生习惯。

三、卫生

设施保健、预防、诊疗三项，日下暂由卫生技术人员担任。环境卫生则由学校事务主管人员会同技术人员负责督导。各项工作实施前，均由各级导师将该项实施意义向学生讲解清楚。兹将其设施，略述如左（下）：

1. 卫生室——设备标准见附录。

2. 健康检查——如无固定检查地点，可临时指定教室举行，在冷天应注意取暖以防学生受凉。在检查前，应由教员将学生健康检查表上实足年龄以上各项预为填妥。检查时，按预定程序及时间分班排队顺序由导师导入检查室受检。其漏查者应与技术人员商定检查时间。检查后，应分别统计公布之。事前应通知家长于检查到场参观。

3. 缺点矫治——学期初排课程表时也排入缺点矫治时间。沙眼缺点矫治，应在教室中于无课之时间行之，皮肤病应在卫生室矫治，牙病应联合数校设专科矫治，其他扁桃腺赫尼亚（疝）等之割除，应于假期中特约大医院举行。

4. 缺点复查——于健康检查之次年行之。将已经矫正之缺点，张贴教室内，并通知各该生停止矫治。

5. 身长体重测量——由体育教师负责施行其体重减轻或3个月（指小学生未增加），以及6个月身长未增（指小学生者），均应立请技术人员以详细之健康检查。

6. 晨间检查——于每日朝会时由导师督率卫生队长施行，如发现急性疾病立即送卫生室诊视，发现不整洁及习惯缺点应立予矫正。

7. 预防接种——记录由教师填写。各班学生依此照规定程序及时间由导师督率接种。白喉及伤寒等反应较大之防疫注射，事前应得家长之同意，倘学生因反应而请假者，应作家庭访视。各项防疫注射及免疫测验，举行时能通知家长到场更佳。

8. 传染病隔离——中等以上之学校，应有隔离病房设备以作临时隔离之用，经诊断后，可送至传染病院。麻疹、水痘及耳下腮腺炎等，可在各该生家中隔离而由护士作家庭访视。倘流行性病首先发现于学校内，则应联合政府及大医院或卫生机关共同商讨扑灭方法，切勿■而放假驱学生于校外致流行病传播于社会中。

9. 疾病诊疗轻病在校内卫生室诊治，重者由护士转送特约诊所医院治之。

10. 环境卫生——除厕所厨房教室个人具洗手设备等，均由学校尽量予以合乎学生健康外，环境卫生之管理至为重要，小学以利用卫生队管理为主，可将全校划为若干清洁区域，指定各级卫生队各担任一区以作比较。教师应时常督导不可稍事懈怠，组织环境卫生委员会每月作一全校环境卫生视察，随时改善，其较大之环境改善，应于假期内举行之心理卫生。教材应适合生活需要，按智能予以分组训练，注意团体活动之设备及环境；启发儿童负责，自信及自主能力；避免恫吓，责罚讽刺，吹求等方法；避免引意外情绪事物，御防疲劳，提倡中午休息，如可能可设心理门诊及学生指导门诊，与家庭多方检讨关于学生心理健康问题。

四、经费

各级卫生教育委员会经费均列入行政经费岁出项下，由学生收取之卫生费以完全用于学生健康保障上为原则，各校应将环境卫生改善及卫生设施经费列入本校总预算内。

《华侨青年》1945 年第 1 卷第 3 期第 58—64 页

儿童保健与建国前途

健康为立国的基本要素之一，民族有健康的体魄，才能臻国家于富强之域，主席曾昭示吾人："我们要争取民族在国际间地位的平等，必先争取每个国民的体格，与其他强国公民体格的平等。"但反观国人健康情形，对体格之羸弱，疾病之众多，死亡之高超，寿命之短促，均可以统计数字证明，诚为无可讳言之事实，此种积弱之结果，必致阻碍经济、文化、政治、军事等建设，影响建国工作之推进，至深且巨！故今后欲期加强建国力量，必须积极促进民族健康，迎头赶上各强国民族体格，始可获致国际地位之平等，臻国家于富强康乐之境域。

民族健康与国家盛衰之关系，既如是密切，然则如何始可设法促进民族健康之增进，固可由多方面以致之，而儿童保健工作之实施，尤属不可忽略：盖个人之健康基础，与其儿童期之健康，关系至大，而整个民族之健康状况，亦每可以其儿童之健康状况为衡断！故学者每多注意于婴儿之死亡，盖婴儿死亡率之高低，不仅可为婴儿健康状况之指针，且可用为民族健康及社会文化之量表，社会卫生学者纽荷姆（Newsholme）曾言："婴儿死亡为社会之安全、福利及卫生事业进步之最敏锐的系数"，可见其关系之密切。故今后欲谋促进民族健康，尤须注意儿童保健工作之推进。

儿童健康，关系于国家前途，既如是重大，今后建国工作之实施，似宜首谋促进儿童健康。我国目前一般儿童健康状况之低劣，尤堪深忧，就婴儿死亡率而论，卫生事业进步之国家，婴儿死亡率均见显著之低降，据战前统计，各国每年每千婴儿中之死亡人数，日本为117人，意大利为100人，比利时为86人，丹麦、法国均为67人，德（国）、加拿大均为66人，英（国）为59人，美（国）为 57 人，瑞（士）为 47 人，瑞典为 43 人，澳大利亚为 41 人，荷兰为 39 人，新西兰竟低至 31 人。至 1942 年美国婴儿死亡率亦减低至 40.4‰，平均计算各国，殆均在 100 人以下，但反观我国婴儿死亡率则异常高超，据估计每年每千婴儿中死亡约在 200 人以上，超过各国婴儿死亡数三四倍之多，成为民族健康上之一严重问题。至于就一般儿童体格而论，其疾病与缺点之众多，亦远超过他国儿童，战前就全国各大城市，中小学校学生体格检验结果，学校儿童中患沙眼者占 48.5%，患齿病者占 37.6%，扁桃腺肿大者占 22.6%，淋巴腺肿胀者占 15.6%，营养不良者占 14.6%，皮肤病者占 9.4%，贫血及循环系病者占 8.4%，其体格完全而无缺点者，百人中竟不满 10 人，平时体格缺点，尚且如是，战时儿童体格势必更较恶劣！此种体格不健康之状况，于建国前途，实堪深忧！揆决其因，实由于我国社会、科学、医药均落后，卫生设备之缺乏，保育知识之不足，卫生习惯之不良，有以致之！故今后欲期增进儿童健康，必须针对上列各项，积极努力，尤须注意下列各点：

一、推进妇婴卫生

妇婴卫生，关系儿童及母性之健康至巨！尤以科学助产工作之推展，关系尤为密切，我国乡间妇女，生产每多操诸旧式产婆之手，彼等毫无卫生知识，致产妇及婴孩受其屠害者，不可胜计！据调查婴儿死亡原因中，以脐风为最多占 34%，而产妇死亡原因中，亦以产褥热为最多占 28%，均系因助产不洁所致，故今后欲期维护儿童健康，首须推展科学助产设施，使每一产妇之生产，均能获得科学的照顾与护理，俾可减少婴儿与产妇之无辜死亡。

二、实施卫生教育

我国过去因文化落后，科学医药之不发达，故人民卫生知识缺乏，卫生习惯未能养成。尤以一般妇女，对于儿童之养育，大多缺少合理之知识与技能，以致多数儿童未能获得适当之科学照顾与养成良好之卫生习惯，故今后必须实施家庭卫生教育，尤须灌输妇女，以养育儿童必要之知能，盖养育儿童，严格言之亦为一种专门技术，必须有丰富之育儿知识，与熟练之技能，方可胜任，如对于儿童之哺乳、睡眠、衣服、沐浴、排泄、运动，以及疾病之照顾等，均须处置适当，而儿童本身卫生习惯之养成，对于其健康与发育上，亦极重要，是则亦有待于卫生教育之实施。

三、改善生活环境

为促进儿童健康，必须改善儿童生活，尤应注意营养、运动及睡眠。儿童时期之营养，对于其发育及健康上极为重要，必须给予营养料充足，而配合适当之营养品，现时物质缺乏，生活困难，一般家庭对于儿童营养，亦每因限于经济，不能依照理想给予，但仍可依据营养原则，选择最经济而富于营养之物品给予之，如以豆类代替乳类等，均可采用。至于婴儿之营养，则以母乳最为适合，据统计，人工营养儿童之死亡率，较之母乳营养儿童大4倍，而母乳哺育时间之长短与婴儿死亡率之大小成正比例，故除因乳汁不足或因疾病及其他不得已之事故外均应由母乳哺育，此外运动与睡眠两者，对于儿童之健康，亦极重要，应注意及之。

四、防治儿童疾病

儿童疾病之预防及诊治，对于增进儿童健康上极为重要。儿童体格上之缺点及疾病，应及早发现并设法防治。故平时应注意定时的健康检查，按期测量身长、体重，俾可明了儿童的发育状况及有无体格缺点及疾病。如有缺点或疾病，即可早日施以适当的矫正或治疗。至于儿童诊疗工作，各国除普通医院的诊疗而外，多有儿童诊疗所的设置，我国医药设备缺乏，虽为无此项机构设置，但儿童如有疾病或缺点，亦可就普通医疗卫生机关诊治，此外儿童集团场所，如保育院及学校等的医药设备，亦极为重要，应注意充实。又儿童聚居，各种传染病极易流行，故应注意预防，如及时普种牛痘，举行霍乱、伤寒、白喉等的预防注射，随时注意传染病早期症状之发现，并实行隔离、消毒等，此外疥疮、沙眼等病，亦须及早防治，遏止蔓延。

上列四端，为促进儿童健康之四大要项，今后如能切实注意，努力实施，则儿童健康状况，必可日见改善，爱伦凯氏有言："二十世纪为儿童的世纪。"吾认为增进儿童福利，必须注意儿童健康，为达到民族健康，更必须促进儿童健康，深愿社会人士，对此有关建国前途之儿童保健问题，予以深切之注意与倡导。

《女青年（南京）》1945年第2卷第5期第7—8页

营养改进运动之基础理论

营养改进之说迄今始见重视，然以事属初倡，世论辄多窥虑，浅见者流，且几为勤食肉糜，盖仅见于民食艰难而未尝深究其消长调节之道也。原夫食物之为用，要在供给生命之所需，内含之质素得其宜，则无择于售价之贵贱。我国习俗每以肉食为滋补，而视蔬菜如草芥，此种观念，在一般饶有资富之家庭尤牢不可破。抗战以还，生活方式大变，更因粮食价格高抬，佐餐食物价格亦随之上涨，中上之家狃于积习，雅不欲改其常度，遂感生活之不易，而中下阶级困于财力，岌岌焉深恐饥饿之将至。是战时营养之改进，实较平日尤为切要。盖战前人民之膳食仅须指导食物配合之方法勿使过度，而目前则须适应物价之高低，重订战时国民营养之标准，然后国民健康始不致有所损耗。孔■院长所以倡导营养改进运动于今日，盖即有鉴及此，而深憬生计维艰，民力转■衰弱，以致■乡抗战建国之大业也。兹以本运动开展伊始，敢将所依据之理论再为申述。

一、改善人民营养

人类之营养有其定量之需要，近世营养家研究甚详，约而言之，供给热力之食物可占 30% 以上，所谓供热之养素以碳水化合物为王，脂肪、蛋白质副之，而蛋白质之功用，更不仅生热，且为建造人体组织之基础原料。保护性之养素则为维生素与矿物质，其功用在维持生长与增进健康，吾人苟缺此类养分，则营养缺乏之病旋踵可至。各种营养素每日应得分量亦各有其标准，如每人每日需要基本热量 2,400 卡,每人每日每公斤体重需要蛋白质 1 公分,每人每日应得 68 公分之钙,0.15 公分之铁,是皆日常进食之要点,不容忽视者也。目前物价虽高,而营养改进运动之努力者,即根据营养原理建议经济合理之食谱,冀为全国一致之采用。例如肉类不应多得,尽可代以豆类,则蛋白质之供给不■匮乏,乳类不易购买,则全食有色蔬菜,亦可济钙质之穷,肝类不易置备,则代以鸡、鸭、猪、牛之■,则铁质■其丰富。诸如此类,品质佳良之代用品,俯拾皆是,诚能物尽其用,则营养问题,固不若是■■■■值国家民族争取存亡之关头,凡百事业均须适应于战事。饮食为民生大计,自不能坐视虚縻而不加以代理之改善也。

二、调节战时粮价

米麦售价之高涨原为战时之必然现象,增产运销之事各有分管,无庸论列。自营养立场言之,粮食使用之种类,实有调整之余地,白米价之至贵者也,然而营养价值远不如糙米,盖因碾磨过分,外皮所富有之乙种维生素与矿质消耗,转易患脚气病。白面品之最上者也,然而内含之养料远不如粗面或全粒磨制之面粉,其理与糙米同。大豆、红薯、高粱、小米、玉蜀黍等类杂粮平日视为劣品,偶一食之,不过用以更换口味,庶不知其中所含之保护性养素甚量,碳水化合物之丰富尤其余事,故此类杂粮足为米麦之代用品,吾人日用食粮中如能采用糙米粗面,■(掺)食杂粮,不独养料增多,更可节省金钱,相习成风,则白米白面不足为奇,市价尚无上涨之可能,米面恐慌亦无促产生也。

三、发展食品工业

我国粮食工业所应举办之事,国父实业计划中论列甚详,其中特关营养改进事业者则为设立黄豆制品工厂,文中有曰:"以黄豆代肉类,是中国人之所发明，中国人、日本人用为主要食料，既历数十年。现今食肉诸国，大■肉类缺乏，是必须有解决方法，故吾意国际发展计划中，当以黄豆所制之肉乳油酪输入欧美，于诸国大城市设立黄豆制品工厂，以较廉之蛋白质食料，供给西方人民，又于中国设立新式工厂以代手工生产之古法，其结果可使价值较廉，出品亦较尽矣。"国父指示之要点，实为国民营养上最需要之事业，抗战之际，更应先行组织小规模之厂坊以为将来发展之准备。

四、减少物质消耗

日常膳食之品类既经稍变，则食物不致浪费，财力亦可■■■。抗战至今，国人皆生活艰难，然而饕餮浪费之行为仍未稍减。我国天赋虽厚，耗费不止，亦足影响抗战建国之要图，亦复有远，总裁谆谆告诫之至意。此次欧战爆发，无论其为民主国家抑系独裁国家，均曾严格统制食粮以及日用物品之消耗，用意无他，特久战争而已。国父心理建设第一章中亦曾对节省食物过度之消耗一事举例说明，文曰："考德国未战以前，其自产之粮食，可足全国八成以上之用，其输入之粮食，不过二成左右耳；然而其家厨宁及饭店厨中，每日所虚耗者已不止二成；而个人所食不需要于养生之品，及过食需要之品，亦不止二成，故当局于厨中则其绝虚耗，于个人则限自给粮，而每人以若干热率为准，如是一出入之间，粮不加，面食则绰有余矣。"此例虽为陈言，而遗教之提示，恍如近事，凡我国人应知警惕矣。

五、养成俭朴生活

营养改进之运动，本质上含有饮食节约之意义，兹风既成，则颇可养成俭朴之习惯，是时，总裁创导之新生活运动及国民经济建设运动深得相成之效。礼有云："国奢则以俭，国俭则以礼。"饮食之事，原不应奢，矧在战时，自应共起节制以渡难关。

其余上述五点之要求，营养之改进乃因时代所需，遂蔚为广大之运动，其最终目标实为维护全国国民之健康。俾可荷负抗战建国之重责，立论至简，固不待智者而后明也。

《训练月刊》1941年第3卷第1期

国民营养

营养改进之说迄今始见重视，实则国父实业计划提倡大豆制品之畅销，国父心理建设第一章中，亦曾对节省食物过度之消耗一事举例说明，文曰，"考德国未战以前，其自产之粮食可足全国八成以上之用，其输入之粮食，不过二成左右耳，然而民家厨中及饭店厨中，每日所虚耗者已不止二成，而个人所食不需要于养生之品，及过食需要之品亦不止二成，故巴氏于厨中则止绝虚耗，于个人则限口给粮，而每人以若干热量为准，如是一出入之间粮不加多而食则绰有余矣"，这个例子虽然是旧话，而遗教之提示恍如近事，国人当知有所警惕，所以今天本遗教之精神讲国民营养，分两段讲：

一、营养原则与国民之营养概况及其缺点

（一）碳水化合物

是吾人热能之主要来源，淀粉、糖皆属此类，通常五谷根茎中多有之，而各种淀粉虽其来源不同，而营养价值则仍相若，国人日食之热能约为2,400卡（大卡等于1公升之水升高摄氏表一度，由14度至15度所需之热）以上此数，虽较欧美标准为低，但我人平均体重，既在西人之下，而日常工作亦非过于繁重，故我人所得热量，似无缺乏之虑，惟此系指承平时代而言，而目前营养状况，据各方调查报告，每日所取食物之总发热量，不足以维持其体力之运用，儿童、青年更不足以供给其生长与发育。

（二）脂肪

为我人所必需，能生大热，且皮下脂肪可以护体温，此得自动植物油类中，其营养价值以乳油为最高，菜油、花生油次之，猪油又次之，国人多食猪油及菜油，不若奶油、鱼肝油等之富于甲种及丁种维生素。脂肪为烹调所必需，如用之适当能增食物之味而助长食量，反之，如用油太少则食欲减，■■■■■■■■。

（三）蛋白质

为生长及修补人体组织的基础原料，每一细胞中皆含有之，故其重要性可知，且细胞之新陈代谢作用每日不息，必须有蛋白质以补充此项损失，故我人之需量，恒随体重为转移，每体重1公斤需有1至1.5公分蛋白质以供其消耗。且我人已知蛋白质之营养价值有优劣之分，优者其所含亚基酸（共23种，其中有10种为生命所绝对不可少者）之种类最为完备，而其劣者则相反，（通常动物蛋白较优于植物蛋白，而植物蛋白中又以豆类蛋白为较完备，总之蛋白来源不同，亚基酸成分亦异，苟吾人能于多种植物油中摄取蛋白质，则虽其每一单位中所含亚基酸不必完备，然各个蛋白（质）之总和，必较每一单位为优，故吾人所食各类蔬菜以种类愈多愈妙，在食缺少动物蛋白时应多采用豆类为宜）。国人所用蛋白质较欧美人士少，且多取自植物中，此为一大缺陷，应加以纠正之。

（四）保护性食物

分为维生素及矿物质两类，为吾人维持各种生理现象所必需，在食物中虽其量甚微，而其意义则甚大，如维生素之缺乏足以引起特殊之病状，矿物质之缺少恒能破坏生理平衡。兹先论维生素。

维生素之与人类营养有关者计分甲、乙、丙、丁、戊、抗癞皮病及抗流血维生素共7种：

甲种维生素——缺乏之初则夜盲，继则眼之结膜、角膜、泪腺、唾腺、胰腺及呼吸管之表皮硬化，泪腺功用受阻，故有干眼之称，角膜最初模糊，以后生长蓝灰色不透明之点，怕光，如不治疗则失明。每人每日需约5,000国际单位，多食可以储蓄于体内，以作他日之用，除青蔬菜外，鱼肝油与牛乳制品含此物甚富，但两者均非吾国平民所能享受，故夜盲、干眼诸症常见于民间。

乙种维生素——与碳水化合物之新陈代谢有密切关系，缺乏之人常患脚气病及神经麻木、饮食无味、消化不良等病态，每人需约200至300国际单位不等，随所食之碳水化合物多寡为转移，惟此物与甲种维生素不同，吾人苟食之过多，皆自尿中排泄，无补于事。五谷内之皮中含量最丰，惟吾人好食白米，故富于此物及矿质之米皮尽椿去之，且往往于蒸饭之时弃去米汤，于是在米粒上仅存少许之乙种维生素及矿质亦煮汤中而舍弃之，是故吾人维生素乙之来源仅有青菜，凡食白米而不多用蔬菜多患脚气病。

丙种维生素——缺乏之人常患坏血病，此种病人血管极易破裂，牙床流血等现象皆缘于此。丙种维生素亦如乙种，纵然多食不能储藏，且易为高温所破坏，食物中柑、柚、番茄、白菜中最富，其他蔬菜皆含有之。丙种之需量，每日约800国际单位，相当于40公厘①，国人喜食蔬菜，故应无缺乏之虑，惟高温足以毁灭，烹调方法应注意及之。

丁种维生素——与钙之代谢作用有密切关系，故儿童之长成，妊妇及乳母之哺育婴孩，需钙以坚强骨骼多者甚多，所需丁种维生素亦巨，成人骨骼既已长成，所需较少。孩童每日约需1,000至2,000单位，妊妇乳母尤多，约2,000至3,000单位，各种青菜多含有之，惟不如鱼之富（尤以鱼肝内），我国滨海沿江人民食鱼颇多，但内地如西南一带，视鱼类为珍品，食者寥寥，故此物之供给几全是青菜，若并此亦不能多食，则有患软骨病之虑。

戊种维生素——与白鼠之生育有关，其余人类影响，尚未肯定。

抗癞皮维生素——常与乙种维生素同时存在，缺乏之，则生癞皮病。

抗流血维生素——与血之凝结有关，血中缺此则皮破时流血不能止。矿物质之种类虽多，食用其来源丰富，或因其含量甚微，无须多述，唯钙与磷铁三

---

① 公厘：旧时长度计量单位，已经被淘汰。此处应为"毫克"。

者须为重要，钙为骨骼之主要成分，骨质长成及营养皆与钙磷及丁种维生素有莫大之关系，三者缺一，则骨之生长不良致成软骨佝偻等症，其需要成人每日0.68公分，孩童及妊妇乳母所需尤多，约为1至2公分，而钙与磷之比例亦有一定，通常为1与1.5公分，若食磷太多则钙之营养虽所食之数量已足，而仍非适宜，应注意之。牛乳、豆类、青菜，其中皆含有钙质，据美国营养专家雪门氏之意见，牛乳中之钙较蔬菜中者易于吸收，而于婴儿幼童尤然。又海内营养研究者之报告中，谓吾人平日所食钙素不足，应注意改良之。铁为血红素主要成分之一，营养中缺乏铁者，必患贫血症，其需量甚微，约每日10公厘即足，动物内脏及绿色蔬菜中含铁颇多，惟铁之于贫血症必有铜以辅助之，始克有效，此近年中所研知，故食物中应有极微量之铜。碘之为量，在吾人体内极微，且皆集中于甲状腺一处，此腺常因碘之缺乏而长大，俗称鹅喉症即是之谓，尤以妇女为多。盖碘之需量虽微，每人年需仅50公厘，但吾国西南各省土壤中缺乏碘质，致食物及饮水中无碘存在，必须于食盐中加入之以防万一。

二、国民营养之补救办法

（一）我国国民营养之缺点既如上所述，针对上项缺陷，兹将其补救办法如下：

1. 提倡食糙米粗面。我国膳食素尚白米、白面，殊不知米糠、麦皮均含有多量维生素及矿质，均遭摈弃，致久食后发生营养病，故应提倡食糙米（即五成白米）及粗面（即全麸面），既得保持矿质及维生素，复可将来米糠、麦皮改充食品，借以增加食料之产量，实属一举两得之事。

2. 提倡食杂粮及高粱、小米、黄玉蜀黍（玉米）、红薯、白薯、马铃薯、芋山药、木薯、花生均富营养素，可充杂粮。我国荒地之不宜种植稻麦者，多能繁殖此项杂粮。吾人如能提倡多食杂粮，既可增加粮食之来源，复可减少因食料单纯所引起之营养不良症状。

3. 提倡食黄豆及其制品。黄豆及其制品为植物食品中含蛋白质最佳者，如

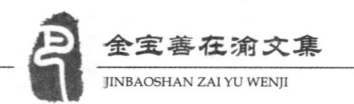

能多食可补吾人平常膳食中蛋白质之不足。

4. 提倡多食植物油。菜油、豆油、花生油、菜油、麻油等既富营养价值，复较猪油价值为廉，应宜多食。

5. 提倡多食有色蔬菜。有色蔬菜（红绿色均可）富含维生素及矿质如菠菜、荠菜、青菜、卷心菜、小白菜、苋菜、红萝卜、番茄等均宜多食。

6. 提倡合理烹调方法。焖锅煮饭，米汤不致倾弃，米内之维生素方可保持于饭内，故宜竭力提倡。洗菜时应先洗后切，并尽量少弃外层菜叶，以免失去维生素及矿物质。作蔬菜时热量宜高，时间可短，并在可能范围内应以炒菜法代煮腾法，如事实非煮不可时，亦应先将水煮沸后，再放入蔬菜，少顷，即可取食，如加肉炒菜，则可先将肉炒熟，再加蔬菜少拌，即可以免维生素之损失。食菜不应弃汤，煮菜不应弃汁，以免维生素及矿质之损耗，烹煮时绝对不宜加盐，以免维生素之毁损，同时亦不宜用铜锅，否则丙种维生素易于损毁。

7. 提倡扩充食物范围。血、骨、骨髓、肉皮、豆渣、动物脏腑、肤皮、菜皮以及其他可食的野生食物，亦应提倡以增加食物来源。

8. 提倡多晒日光。日光可使皮肤制造丁种维生素，应多利用。

9. 提倡尽量多食动物蛋白质。动物蛋白质之营养价值，较植物蛋白质为高，故应在可能范围内尽量多食，并应鼓励饲养鸡、鸭、猪、牛、羊、鱼，以增动物蛋白质之来源，而减低肉类之市价。

（二）普通宣传

以上述补救要点为目标，利用演讲、展览、图画、标语刊物及报纸等方法普及宣传，务使军民切实明了营养缺陷之危害及其补救办法，尤应注意一般不识字之民众，宜利用茶馆说书、大鼓及戏剧等宣传方法，灌输营养常识。

（三）示范教育

1. 就各地各季食物之出产，编制适合各级经济程度之食谱，俾民众膳食之选择有所依照。

2. 普遍设立示范公共食堂，以提倡经济卫生之营养膳食。

3.训练厨司及膳食管理员,使军队、机关、学校及各种社会团体之膳食,得有所改进。

4.设立营养卫生咨询处,以解答民众营养卫生问题。

沙磁区学术讲演会讲演稿　第 1 辑
1941 年 6 月 15 日　中央大学大礼堂

新运与军队营养问题

军队营养关系一军之战斗力，作战方略亦以断绝敌人粮道，使自饥饿崩溃为上策，故列强对军需给养，固无时不请求以谋能适于实用也。但窥其筹粮原则不外六端：

1. 需国产丰富，易于采购者。
2. 需价廉质优适于营养者。
3. 需士兵取摄便利，烹制简易者。
4. 需运输量轻，存储不坏者。
5. 需食品在采制上能略适合国人一般口味嗜好习惯者。
6 需不含强烈之刺激性者。

既有上列诸原则，乃因各国经济资源及民俗之有不同，故所用军食，亦略互异。我国民食，南米北麦，自古已然，昔汉帝命赵充国都护西域，驻兵绝塞，军食难继，士兵愁怨，充国乃奏请屯田河煌，以济军粮，至今陇右之民犹蒙其利。光武中兴，乃使马援南征交趾（即今越南）行军食米，多患脚气，援乃购集薏仁，以佐军粮，卒能树表五领，扩土南服，及三国蜀丞相诸葛亮征蛮之役，预制铜鼓，日用鸣战，夕用为炊，军中称使。晚年六出□（祁）山而蜀道梗阻，屡因粮尽，未竟全功，乃先造木牛流马，以便粮运，后更植稻汉中，教耕资战。盖亦以蜀人素惯食米，关陇无能就地征粮也。至今汉水上游，米粮收获，富甲关中，迨明嘉靖时，戚继光御倭闽浙，出兵海上，苦扼于粮，不得远涉，光乃设计，以米麦磨粉，略加盐粒，制造烤饼，穿绳成挂，可悬人颈，饼因烤干，久存不坏，随时可食，众大称便，遂得深搜诸岛，捣其巢穴，倭患以戢，至今闽浙之民，犹思其惠，乃名其饼为光饼，布贩转售，味美价廉，永成佳品，前清咸丰年间，命左宗棠率湘军西征■■（回准）（即今新疆北部）。兵部狃于江南，清军与太平天国作战成例，亦着左均西进，仍行就地征粮，谓远■粮秣太不经济，左悉湘军食米已成积习，而西域荒僻，赤地万里，安得粮储，乃奏请准沿漠江直至安西，遍设粮台，运储军食，更自兰州西出玉门，随军筑路，遍植杨柳，以利运输，实行期年，卒平新疆，故凡古之名贤将相用之兵，莫不暴■军粮之得继也。昔法俄之战，拿破仑一世虎视全欧，雄兵百万，北逾■■，俄兵姑退，清野千里，法军轻进，粮尽兵疲，逐而惜败，故军之需粮，尤切于械之精良。粮足则兵壮，械良则兵锐。近代科学昌明，深知营养问题，关系健康至为切要，用兵之际，尤多讲究，而我国人士，则对于科学常识，素缺精研。卫生署于抗战之前，即已注意及此，民国二十五年（1936）时，已将设置国民营养研究所之计划预算呈院核准，而以年来经济困难，未奉拨款建立。反观欧美各国，均早已有营养研究所之设立，搜罗专才及土产材料，积极研考，我国似难比拟，然详考年来我国现有各专家之研究，亦有相当成绩，即卫生署亦仍一本苦干实干之旨，小规模之调查研究及设计改进，亦已多次，当此抗战时期。

总裁倡导新生活运动，举国奉从，食衣住行为生活中之要素，其关于倡用土产早在新运纲要，故研究营养问题者首应注意于军队之营养，尤应注意于利用土产食物，民国二十八年（1939）秋，卫生署拨助经费商请中央大学医学院请李延安、郑集、徐达道三教授与中央陆军军官学校，就入伍新生及邻近驻军详细调查军食情况，编具报告，兹当推行新运与利用土产食物改进营养之际，特就其报告摘录其现用膳食之缺点及应改进之法分述如次：

1. 食物营养素方面

（1）热量，每人每日得热量3,100卡，似嫌稍低，至少应增至3,400卡。

（2）碳水化合物，每人每日得628~635公分，虽似已足用，但亦可略加。

（3）蛋白质，每人每日得78~79公分，在量的方面似已充足，惟93%来自谷类，来自豆类者仅1.17%，得自动物性之蛋白质平均仅0.79%，未免太少，故大豆蛋白及动物性蛋白之分量均应增加。

（4）脂肪，每人每日所得之脂肪仅18公分左右，除食物中所含之脂肪外，每人每日所食用油脂，仅略高于6公分，似觉太低，应于增加，每兵每日之烹调用油，应至少增至 20 公分左右。

（5）钙，每人每日平均得钙 0.56 公分，若钙之质优良，则 0.56 之数量，对于中国成年人并不算低，但此等士兵膳食中之钙，得自植物性食物，其营养功用较动物性来源之钙低，故 0.56 公分之钙对于士兵一日之需要仍觉不足，宜用猪骨熬汤，以增加钙之摄取。

（6）维生素，被调查者膳食中之甲种维生素有缺乏之证据，乙种维生素似见足用，丙种维生素缺乏之证据仅为类著，至于丁种维生素虽有缺乏可能，但对于成人不易看出，凡此均应利用膳食成分及烹调方法之改进以增加膳食中各种维生素之摄取。

2. 成分配合方面

（1）动物性蛋白质成分太低，每日至少要有一餐内略含肉类，每周可用动物血两次，以增加动物性蛋白质之分量及提高植物性蛋白质之生理价值。

（2）原用膳食中，大豆成分太少，应增加大豆及大豆制食品，每周应食大豆或其制品 3 次以上，以增加完全蛋白质之摄取。

（3）膳食中油脂太少，应予增加。

（4）维生素之缺乏，应每周食用猪牛肝 1 次及多用绿色叶菜，以补偿甲乙两维生素，更宜加食半熟生菜，以增加丙种维生素。

（5）宜食用糙米粗面。

（6）膳食中叶菜不能少于根菜。

3. 烹调方面

（1）原用烹调方法中，蔬菜之烹煮时间过长，宜加缩短，大约 5~8 分钟即是。用叶菜煮汤时，应先将水煮沸，然后加洗洁之菜，煮数分钟即可。

（2）煮蔬菜去汁水，有损丙种维生素及无机盐，应予废除。

（3）吃生菜太少，应加食半熟生菜，食谱示范。

以一连士兵（130 人）为例，如有增减，可照比例加减之。

表 1　食谱第一号

食物名称	重量(市称)
糙米	110 斤(合 3.5 市斗)
青苋菜或其他叶菜	32 斤
瘦猪肉或牛羊肉	5 斤
烹饪法:先将肉切成丝状或薄片,用油炒熟,再加蔬菜炒数分钟,再加盐及调味品。	

表 2　食谱第二号

食物名称	重量(市称)
糙米	110 斤(合 3.5 市斗)
小白菜,白菜	15 斤
豆腐	20 斤
猪血或牛血	15 斤
烹调法:先用油略炒白菜,再加豆腐猪血,盐及调味品,合煮 10 分钟左右。	

《新运导报》1941 年第 34 期第 26—28 页

营养改进运动的要旨

改进营养，展开了广大■运动，它的重要性，已引起大众的注意。食物是生命的养料，它选择取舍，应以是否适合身体营养为断，而不以售价贵贱为标准。但一般习俗，每以肉食为滋补，轻■蔬菜，在此抗战期间，大家都■感生活不易，此种观念，亟应矫正，以免■■健康，并可节省民力，所以战时营养应改进，更为切要。现在且将营养改进运动之要旨，特加申述如次：

一、国人战时所食膳食营养状况，据各方调查报告，最普遍缺乏是热量、蛋白质和乙种维生素，其次是丙种维生素和无机盐等，此实为■■问题。按人类的营养，需要量有一定，除维生素及其他无机盐外，它的标准是：（每人每日需要量）

1. 基本热量 2,400 卡路里

2. 蛋白质 1 公分（每公斤体重计）

3. 脂肪 1~2 公分（每公斤体重计）

4. 钙 68 公分

5. 铁 0.15 公分

推究国人营养摄取缺乏的原因，不外是物价高涨，经济困乏，而支配失调，亦是重要原因之一。所以根据营养原理，建设经济合理的食谱，供全国一致采用，以补救其缺陷。

食料中如肉类、乳类、鸡蛋富于营养，但一般人不易■到，仅可采用适当的代用品。如多用豆类，可补救肉类之不足，以免蛋白质供给之缺乏；吃有色蔬菜，可得多量之维生素；鸡、鸭、猪、牛的血，铁质丰富，可代肝类；植物油既系优良的脂肪质且含有丰富的脂酸，可代猪油等等。诸如此类，如能尽量利用，国人营养的改善，必收良好的效果。

二、国人以米面为常食，所以米面售价高涨，影响国民生计很大。现在提倡吃糙米粗面和杂粮，是从粮食使用的种类方面来调整。白米价最贵，白面品最上，然而营养价值尚不如糙米、粗面、大豆、红薯、高粱、小米、玉蜀黍、面杂粮，所含的保护性营养素■得丰富；碳水化合物，更不消说很可充米面的代用品，我国不适宜种稻麦的■地，多能繁殖此项杂粮，所以日用粮食中如采用糙米、粗面，掺食杂粮，就可使养料丰富，费用节省，粮食来源增加，由是战时粮价，亦必能调节。

三、国父■教实■计划中，特论及关于营养改进事业一节，就是指示在各大城市普遍设立黄豆制品工厂，以代手工生产之古法，其结果可使价值较廉，出品较佳，这是国民营养上最需要的事业。抗战时期，更应先行组织小规模的厂坊，以为发展食品工业的准备。

此外，因日常膳食品类与习惯的逐渐改进变更，减少食物浪费与物质消耗，而造成饮食节省的风气，养成俭约朴实的习惯，亦即总裁创导的新生活运动及国民经济建设运动之本意。

营养改进运动的要旨既如上述，而维护全国国民健康，增进其健康程度以加强国力，亦为其最终目标之所在。

《中央训练团团刊》1941年第97期

改进我国军队营养研究的集述

抗战5年来,数百万忠勇将士在最艰苦之生活情况下捍御强敌,保卫国土,造成了最有利战局的开展。现在为了争取胜利,加强战斗力量,军队素质的提高,自为迫切需要,故政府倡行精兵主义来整军建军。关于增进军队素质的因素颇多,而军队营养的改良,尤其是一个不容忽视的重要条件。

军队营养这件事,近年来各界已予注意并力谋改善中,而当前军队营养的缺点实为第一步必需检讨之工作。近年以来我国营养学者,致力于此项调查研究亦颇不乏其人。卫生署于民国三十年(1941)曾与中央大学医学院等,在成都一带举行调查和试验,亦得有相当结果,现就各学者之研究报告,集述重要各点如次:

1. 热量不够。据各种调查报告,我国军队现在营养品每日所生之热量仅得2,800卡至3,100卡,然以我国士兵体格及劳动状况则需3,500卡,不足400至700卡。

2. 蛋白质不够。我国军队每日食品中只有蛋白质60至70公分,但每人最低蛋白质之需要量为88公分,计相差18至28公分,且蛋白质之来源94%来自谷类,在营养价值上,植物性蛋白质较动物性蛋白质为劣,所以蛋白质数量既不够,质地亦不良。

3. 保护性食品不够。保护性食品系维生素及矿物盐类,其供给以菜蔬为主,最少每人每日须食菜蔬400公分,惟据调查,我国军队仅得300公分,是维生素及矿物质均感缺乏。

4. 烹调不良。我国军队食品数量上既不够,再加以烹调方式的不善,如煮饭时倾去米汤,煮菜历时太久等,更给予营养素许多浪费和牺牲。

以上各项缺点，在军队中自为严重问题，关于改进方法，所有营养学上已有各项理论，自无须再加以申述，兹仅从各学者之调查研究上，就必须注意的几件事，提供如次：

1. 每人每日之主食品（米面）应由 24 两增至 26 两，并须提倡掺食杂粮。

2. 每日至少须吃有色蔬菜 13 两。

3. 每日至少须吃脂肪（油类）1 两。

4. 士兵在训练之余可实行劳动服务，种植蔬菜，饲养鸡鸭猪养。

5. 每营设立豆制品合作社，供给豆腐、豆干、豆浆等豆类制品。

6. 改善士兵膳食管理和烹调。

以上 6 点是最基础的标准，同时亦为最迫切的需要，希望能采择施行，对于士兵营养必可有所增进也。

《陆军经理杂志》1942 年第 4 卷第 5 期

改进国民营养的初步办法

我们人体所以发生生命的一切活动与现象,如心脏的跳动、肌肉的伸缩、胸部的呼吸、身体的分泌等等,是完全依靠每天所吃的食物,致取其养料,在体内燃烧所得的热能来发动。这就如汽车加了汽油,在气缸内燃烧之后,汽车才能发动一样。不过人体吸取食物中的养料,除了供给体内燃烧,产生热能,发动生命的一切活动与现象之外,还有用以补充我们身内各组织与器官的构成和新陈代谢的功用。因为人体各组织与器官的构成,是由于各种植物而成,而此各种物质多存在于食物中,同时各组织与器官,不断的运用,一定有一部分消耗,消耗非补充不可,所以食物一方面供给我们生命上的一切活动与现象的热能,一方面供给与补充我们身体组织与器官的构成与新陈代谢,人类对于食物诚不可一日或缺。

人体所取食物,不是将食物全部利用,不过吸取其中有用的养料,因此什么食物对于人体最需要,这就是营养问题,既往我国国民,因吃的分量不够,吃的质量不合,吃的方法不对,有的浪费食物,有的营养不良,以致身体羸弱,工作能力减低,因之疾病随之,尤以抗战以还,因为社会经济的变动,多数人■免营养不良,这对于国民健康,是一个非常严重的问题。

一般人一提到营养问题,以为非山珍海味,肥鱼大肉才算营养充足,其实这是错误的,照营养的理论,只要我们选择食物得当,吃的分量适宜,烹饪方法合理,哪怕是所谓粗茶淡饭,我们也可以得到丰富的营养,适合于我们身体的需要。

我们人体每日到底要吃多少食物,要吃些什么食物,这样吃食物,才能供给我们身体正常的需要,为了说明便利起见,先按照我们国民年龄及平均体重斟酌中华医学会营养委员会所规定的最低标准及欧美标准，制定国人每日需要的营养素量表如上（下）：

营养素 需要量 年龄	1~5	6~10	6~15	11~18	18以上
热量（卡）	1,000~1,260	1,400~1,950	2,100~2,400	2,700~2,900	2,400
蛋白质（公分）	40~50	55~80	90~40	110~100	80
钙（公分）	体重每公斤每日需45~60公丝	1.00	1.00	1.00	0.68
磷（公分）	体重每公斤每日需60~70公丝	1.2~1.5	1.2~1.5	1.2~1.5	1.32
铁（公分）	0.0095	0.0075	0.0675	0.012	0.012
甲种维生素国际单位	3,000~3,780	4,200~6,000	6,300~7,200	8,100~9,000	6,000
乙种维生素国际单位	150~190	210~290	315~300	400~450	250
庚种维生素国际单位	400	400	420~480	440~600	480
丙种维生素国际单位	25	35	45	55	54

据调查所得我国国民目前的膳食状况，每日从食物中所能吸取的营养料，与上表所规定其实产生热量的碳水化合物和脂肪稍嫌不够，大概因为含有碳水化食物的米用量过高，而脂肪用量不足为其主要原因。其次，蛋白质的用量亦不足，尤以缺乏动物性蛋白质为甚。矿物质方面，磷和钙的分量也嫌太少。至于■（维生素），则因为国人好吃蔬菜，而蔬菜中则含此甚多，并无缺乏之虑。

维生素方面，甲种维生素在有色蔬菜中虽含有之，但数量不多，鱼肝油牛乳含此物甚富又非我国人所能享受，故感缺乏。乙种维生素，因国人好吃白菜，且有倾倒米汤食用蒸饭的习惯，亦常不足。丙种维生素在蔬菜中甚多，故不缺少。至丁种维生素，青菜中多含有之，惟不如鱼之丰富，内地少鱼，食者寥寥，如青菜亦少吃，则此种维生素势必缺乏。戊种维生素以国人好吃小麦、蔬菜故不缺少。

总之，我国国民营养以一般言之，常缺乏补救之法，当以普及营养知识，改善国民经济为唯一之基本办法。惟目前正值抗战转入艰苦阶段，食物缺乏在所难免，营养不良已极严重，治标之道，深盼国人能够先就现有膳食状况，照下列原则，注意改良，则价廉易得之物，亦可满足我人营养上的需要。

1. 多吃杂粮（大麦、玉蜀黍、高粱、玉米等），不但可以减少米麦消耗，并且可以增加脂肪及维生素的用量，多吃黄豆及其制品，以补救蛋白质的不足。

2. 提倡糙米，黑面，并改良蒸饭办法及倾弃米汤等不良习惯，以免维生素及矿物质被抛弃。

3. 多吃有色蔬菜（每日每人至少有13两），小菜煮菜时间，以能杀菌及寄生虫为限，不应过长（大概8分钟至10分钟），不加盐质，以免毁灭维生素。

4. 每日每人至少直接晒太阳半小时，以补助丁种维生素的不足。

5. 在内地山丘地区，甲状腺肿（鹅颈病）流行地方，食盐的应加化钾，以补救质的不足。

6. 科用废料如猪血、牛血、内脏、豆渣等以为食物，用以增加蛋白质的分量。

7. 多养家禽鱼类，提倡畜牧，务使其价廉，为人人所能享受，以改进吾人食物中动物性蛋白质的不足。

8. 在经济可能范围内酌加调味品与脂肪（脂肪以植物油价廉而物美每日每人能有一两即可）。

庶价廉的食品亦能适口而增加食欲。

以上所述，虽属卑之，无甚高论，但国人如能加紧实行，营养问题自能得到初步的解决。

《社会服务》1943年创刊号第3页

调查与研究营养卫生问题

提要

一、整个营养问题

（一）营养素充分之食料

（二）食料之选择与处理

（三）健全之消化系统

（四）良好之饮食习惯等四部分最后并研究我国战时营养卫生问题。

二、食物之功用与所含营养素

（一）食物之主要功用有四：发生热力、补充组织之消耗、供给生长之资料及调节生理机能。

（二）食品中所含营养素可分为蛋白质、脂肪（即油类食物）、碳水化合物（即糖类食物）、维生素矿物质及水与空气等6种并详述各点之效用。

三、食料之选择及管理

分食品为谷类、豆类、蔬菜、动物类食品等4种并分别说明各种之营养素及其效用。

四、健全之消化系统

（一）说明健全消化系统之必要。

（二）健全之消化系统应包括口、咽及食道、胃、肺脏、小肠、大肠等器官并说明各器官之作用。

（三）保持健全消化系统之方法：口腔卫生养成良好之饮食习惯，适当之运动及每日应按时大便1次。

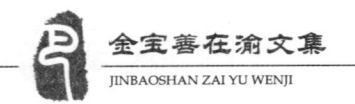

五、良好之饮食习惯

饮食习惯应注意之事项——食品之分量，饮食之均衡，饮食之时间，食前、食时及食后应注意事及嗜好品。

六、我国战时营养卫生问题

根据战时国民膳食中营养素量统计表作分析与研究，并指出大中学生为最严重，国军及中下级公务员次之。其普遍现象：为热量不足，蛋白质过少，钙质不足及维生素缺乏。并详述营养不足之补救方法，提供解决战时营养问题之意见，最后申述营养科学进步中之新贡献。

良好之营养为健康之基础，盖营养不良不仅本身即为一种病■■能减低身体对于疾病之抵抗力，故欲求身体健康，营养卫生实为第一要义，故国人对此问题素多漠视，近年以来因物价高涨，生活艰难，因营养问题乃渐引起社会之注意，惜一所改注意者多为食品之本身，殊不知欲求良好之营养断非仅有良好食品所能济事，整个营养卫生问题至少应包括下列4部：

1. 营养素充分之食料
2. 食料之选择与处理
3. 健全之消化系统
4. 良好之饮食习惯

是四睿实相辅而行，缺一不可，食料非含充分之营养素则不敷人体之需要，食品非有适当之处理调制则其中之营养素每不能为吾人充分利用，人体本身非有健全之消化系统及良好之饮食习惯，则营养素不能充分消化吸收，故吾人欲营养之适当于此4点非予以均等之注意不可，兹分述其要点如下。

一、食料应含有充分之营养素

人之生存悉赖食物，苟完全断绝食料之供给，鲜能继续生存至10日以上，世固有绝食至数周以上者，则赖水分之力也，食物之主要功用有四，一为发生热力，吾人日常之活动，可分为两种，一曰随意之活动，如行路操作，二曰非随意之活动，如心之涨缩，消化管之蠕动，此等活动均需消耗热力，此种热力则悉赖食物在体内分化所产生。二为补充组织之消耗，人类日常种种活动，组织必因之而有消耗，尤机械之活动必有磨损然，此种消耗之补充亦惟食品之是赖。三为供给生长之资料，人在成年以前全体各部均随时生长，所需资料亦来自日常所进之食料。四为调节生理机能，主要者为矿物质、水及各种维生素，血液所具有之中性及凝结性，心跳动之韵律，均赖体液中适量之钙磷镁钠钾等维持之，水则使体液维持一定之浓度，运输各种物质至组织内，并运送体内之废物经泌尿系统、呼吸系统及皮肤等处而排出。甲种维生素则能抗干眼病，乙种第一维生素能抗脚气病，乙种第二维生素能抗癞皮病，丙种维生素能抗坏血病，均其著者也。吾人每日摄取适当之食品，方能维持正常之营养，每日所需之营养数量，则可以所需之热量为标准，而估计之，其单位为卡，每 1 公升之水自摄氏表 15 度升至 16 度时所需热量为 1 卡。据中华医学会公布研究之结果，我国普通成年男子，每人每日约须 2,400 卡，男子较女子所需者为多，若从事劳动则需要之热量增加，增加之数目可照下表推算得之。

表 1　各种工作所需要增加之热量

普通成年男子每人每日需 2,400 卡	
轻工	每小时增加 75 卡
重工	每小时增加 75~150 卡
苦工	每小时增加 300 卡
特别苦工	每小时增加 300 卡以上

食品所能发生之热量，则因食品所含营养素之种类、数量而异，食品中所含营养素，可分为蛋白质、脂肪、碳水化合物、维生素、矿物质等 5 种，水虽非营养素，但对于人体之重要与其他营养素等，兹分述其作用如下：

1. 蛋白质

动物与植物之细胞，其生长及补充全赖蛋白质，植物能利用日光、空气及土壤中之氮质为原料，以制造其所需要之蛋白质，动物多食植物以满足其生理上之需要，人类则赖动植物以生存也。

蛋白质之种类甚多，系由各种含氮之氨基酸结合而成，其化学构造亦极复杂，已知之氨基酸约有 20 种，各种蛋白质所含氨基酸之种类及增量均不相同，其营养价值因之悬殊，凡蛋白质含有质量合宜之氨基酸者，称为完全蛋白质，否则称为不完全蛋白质，动物类食物，如鱼肉蛋乳等，所含蛋白质多为完全蛋白质，植物类食物，如米麦等谷类所含蛋白质，则不如动物类者之完全，豆类之蛋白质则介于肉类与谷类之间，惟食物所含之蛋白质尽为完全者，殆未之有，故选择食物时，当采混合膳食，俾各种食物蛋白质中之氨基酸，可以互相补充其缺陷。蛋白质除供组织之修补及生长外，亦可氧化供给热力，每一公分约可产生热力4卡，推其主要作用不在于此，仅于脂肪、碳水化合物供给不足时，则消耗体内之蛋白质，以供热力之需■，每人每日所需蛋白质之数量，据中华医学会公布研究结果，我国普通成年男子，每日有80公分即可敷用。

2. 碳水化合物

碳水化合物，又名糖类食物，为供给生物体来内之热力之主要燃料，一切植物类食品均含有之，其主要源为米、麦、豆类、蔗糖、红薯各种果实及肉类中之动物淀粉，（肝淀粉）其作用除一小部分与蛋白质结合而或为原生质外，大部分均在体内氧化以供给热力，每一公分碳水化合物氧化时约可发生热力4卡，因碳水化合物易受氧化而生能力，故为生物之最好燃料。

3. 脂肪

脂肪亦称油类食物，动物油如牛油、猪油，植物油如豆油、花生油、芝麻油等均是。其主要作用，因为在体内氧化温体力，及溶解脂溶性维生素，（维生素甲、乙、丁）以供身体以供给体之利用，故亦为生物之主要营养素，其所发生之热力，较之蛋白质及碳水化合物为高，每一公分约可生9卡之热，燃烧剩余之脂肪，则■■于结缔组织，以应不时之需。吾人每日应进之油脂量，以热量计，应■■热量25%~30%，以重量计之，至少应占膳食总重量10%，始可维持正常组织代谢与避免脂溶性维生素利用率之降低。

4. 维生素

维生素为食品中资助人体发育及新陈代谢所必需之补助品，乃生命所不可或缺之物质，需量虽极少但可发生巨大之效用，此种营养素，大致可不经消化即被吸收利用，吾人所需要之维生素究有若干种，现尚未能确定其比较重要者，有下列数种：

（1）甲种维生素

有补助生长，预防夜盲及干眼病及增加身体抵抗疾病之功能，鱼类甘油之最多，哺乳类动物之内脏含量亦丰，其次如牛油、羊脂等动物油，杏仁油、椰子油及花生油等植物油，蛋黄牛乳等物中亦有之，多种蔬菜水果中之红萝卜素。甲种维生素之前期质，动物身体能使之变为甲种维生素，故亦为甲种维生素之前期质，动物身体能使之变为甲种维生素，故亦为甲种维生素之重要来源，普通烹饪对之无重大损害，但温度过高，且为时过久，则其量大减。

（2）乙种第一维生素

此种维生素有抗神经炎之功能，食物中如缺乏此种维生素，则神经■炎食量大减，腿部浮肿而发生脚气病。乙种维生素之分布甚广，酵母、米糠及麦麸含量■多，舂磨过精之白米白面均缺乏之，故食白米之区域，患脚气病者颇多，此素之抗热力不强，热至沸点以上或烹煮过久，则损失甚大，尤以加盐时为甚。

（3）乙种第二维生素

或称为庚种维生素，食物中如缺乏此种维生素则发生皮炎。人类之癞皮病，大致即由缺乏此种维生素有以致之，据最近试验结果，知此维生素，即系菸草酸，在酵母、鱼肉、乳量动物、五脏、豆类及蔬菜内之含量甚多，其抗热及抗盐之力颇强，与乙种第一维生素不同。

（4）丙种维生素

亦名为抗坏血病维生素，如食物中缺乏此种维生素，则牙龈及皮下易患出血，甚至牙齿亦遭损坏，各种新鲜水果蔬菜，几均含有之，牛肉、牛乳及正在出芽时期之豆类、谷类、菜类之种子中，含量亦富，此素极易为热及空气所破坏，故煮至烂熟之蔬菜及已干枯之水果，其中之丙种维生素多有损失。

（5）丁种维生素

可以促进钙与磷二种矿质之吸收，儿童如缺乏此素，则钙与磷之代谢失常，而易生软骨病，病者头背曲、腿弯、头方、趾圆等症状，骨骼及牙齿皆形软化。孕妇及乳母除其本身之所需要外，尚须供给其婴儿以钙磷等质，若其膳食中缺乏丁种维生素，则母体骨内之钙磷二质，即溶于血液，以供给儿童之需要，母体骨骼遂致骨脆，而失其坚固性，一般母体于生产数次之后，多患齿病。即其明证，丁种维生素之原质为麦角醇，此物广布于动植物界，经日光或人工紫外线照射后，即变成丁种维生素，人之表皮下亦含有麦角醇，故行日光洗浴或受人工紫外线照射，可亦防止软骨病之发生，鱼肝油内含之甚丰，普通食品中蛋黄及牛乳含之最多，吾人若能常受日光之照射，丁素可无缺乏之虑，若无从获得充分之日光，则不得不赖富含丁素之食品为之补充。

（6）戊种维生素

此素与动物之生殖力有关，据实验结果知食物中如缺乏此种维生素，则雄鼠之生精组织枯萎，雌鼠则怀孕不能成熟，人类是否需要此素，尚难确定，普通食物如小麦及玉蜀黍之胚油，蔬菜肉类等，均富含此种维生素，故通常不致感觉缺乏。

5. 矿物质

吾人所需之矿物质，主要者有钾、钠、镁、氯、钙、磷、铁、铜、碘等。钠、钾及氯之作用，在维持血液之中性反应或酸碱平衡及维持渗透压之平衡；钙及磷之作用，在组成骨骼与牙齿，并维持其健康；铁及磷之作用，在供给血红素生成，以运输氧气及二氧化碳，完成体内呼吸作用；碘之作用，则在造成甲状腺素，以宰制身体内数种营养素之新陈代谢；钾、钠、铁、碘等矿物质，在食物中含量甚丰，铜之需要量甚少，故一般不致有缺乏之虑，其易感不足者，为钙、磷、铁、碘等质，缺乏碘质则发生甲状腺肿大症，缺乏铁质则发生贫血症，缺乏钙或磷质则患软骨病，食品之富于钙者为乳类、蔬菜及蛋黄，富于磷者为豆类、蔬菜、蛋黄及瘦肉，富于铁者为绿色及黄色之蔬菜，动物肝脏及蛋黄、瘦肉、干果亦含之，富于碘者则为海产食物。

6. 水及空气

水之本身，虽非营养素，但对于人体则与其他营养素有同等之重要或尤过之。因水在人体之内为一切化学变化之媒剂，无之则生命现象停止，水又可以润泽一切器官，供给血液淋巴之需要，使维持一定之浓度，以运输养分排泄废物并调节体温与渗透压之平衡。健康之人，平均每日所需水量为 2,400 至 2,700 立方公分，其中约有 600 立方公分系间接从个体食物摄入者，故每人每日尚须饮水 1,800 至 2,100 立方公分以应需要。空气之营养作用，在协助食品之燃烧，吾人所进食品，苟无吸入之氧气助其氧化，即无从发生热力、消化及新陈代谢作用，亦可因多吸新鲜空气而增进，故空气对于营养，亦具有甚大之影响，惟以空气弥漫天空，供吾人予取予求，除特殊情形外，不觉其■少，乃不觉其重要耳。

二、食料之选择及处理

食料为供给吾人养料之源泉，故日常食品须慎加选择，盖不合标准之食品，其养料成分亦多低劣，惟良好之食品，仍需有适当之处理，处理不当，其养料亦不能获得充分之利用，甚且影响健康，兹将各类食品略述如左（下）。

1. 谷类

谷类之主要者为米与麦，皆富于碳水化合物，其他各类杂粮之成分，大体与米相似，米之外层包有稻谷层，谷内为软皮，带软皮之米为糙米，已去软皮者为白米，糙米中存在之胚芽富于脂肪及甲、乙二种维生素，皮层则含有铁、铜、乙种维生素，白米之胚芽及皮层皆被除去，故糙米之养料比白米充足，惟消化率则稍低，权衡轻重，则仍以食糙米为宜。煮食时应用焖锅煮饭方法，以免失去米汤，庶各种维生素及矿物质大部仍可保留，米中之主要成分，为碳水化合物、蛋白质二者，约占总重量80%以上。小麦亦被有麦谷及皮层，去谷而未去皮者为全麦麦皮中有数层细胞，富含蛋白质、淀粉、铁、铜、磷等矿物质及乙种维生素，全麦之胚芽，含脂肪及甲、乙二种维生素，以全麦磨成之面粉为全麦粉，其中养分最为完全，若将麸皮筛去者为白面，其中维生素及矿物质多已丧失，小麦所含之蛋白质、脂肪、钙质均较米为高，故小麦之营养价值亦在米之上。

2. 豆类

豆类含脂肪及蛋白质特多，蛋白质之含量亦多，故其营养价值高于谷类，尤以大豆所含之养料为多，其优点有四：

（1）蛋白质丰富，约占重量40%。

（2）蛋白质之性质特优，能促进动物生长，补充身体之消耗。

（3）脂肪含量甚高，为他种豆类所不及。

（4）矿物质特富，与小麦相比，钾、钠、钙均高4倍左右，磷与镁亦较多。

大豆之脂肪含有甲种维生素，惟按普通榨油方法榨出之油，其甲种维生素则均被留于豆饼之中。大豆亦富于乙种维生素，故多食大豆可预防脚气病，大豆干燥时，缺乏丙种维生素，此点与谷类相同，惟于发芽时则能自制之，故于缺乏蔬菜及水果之季节，可食用豆芽，以获得丙种维生素之供给，黄豆芽含有多量之乙种维生素，中等量之丙素及少量之甲素，绿豆芽中含有中等量之乙、丙二素及少量之甲素，故豆芽为防治坏血病及脚气病之良好食物。大豆制品之种类甚多，豆腐、豆浆、酱油、腐乳均为良好之食品，豆浆之制法比豆腐为简易，其中所含蛋白质、脂肪均甚充分，在缺少牛乳或牛乳价格过高地方，可代牛乳饮用，惟用以哺育婴儿，则钙质及甲、丁两种维生素均感不足，可酌加乳酸钙（每公斤可加3公分），并加食鸡蛋菜汤以补其不足，总之大豆在营养上所具之优点，适为谷面所缺，故可用为米麦之补充食品，黑豆、青豆之养分，与大豆相若，豌豆、绿豆、蚕豆、扁豆、红豆等之养分则不及大豆之优越。

3. 蔬菜

菜蔬富于水分，于食物之配合上，实为必需之品，此等食物不但具有美味佳香能促进吾人之食欲，且含有苹果酸草酸等合成之盐类，能增加消化液之分泌，促进肠胃之运动，更含有多量之维生素。菜蔬大体可分为五类：

（1）叶菜类，如菠菜、芥菜、油菜等，仅含少量之蛋白质、脂肪及碳水化合物，但富于铁、钙、钾等矿物质及甲、乙、丙各种维生素，尤以丙种维生素为特多，青绿色与黄红色者含量尤富，故叶菜类又称为保护性食物。

（2）花菜类，即以植物之花供食用者，有洋菜花、韭菜花、油菜台及黄花菜等（又名金针菜），黄花菜含甲种维生素极多，干者易于携带及储藏，四季均可购食，菜花含钙量特别充足且易消化。

（3）果菜类，如番茄、辣椒、茄子、黄瓜、南瓜等，番茄营养价值最高，故有菜蔬之王之称，盖其中甲、丙两种维生素均极丰富且滋味鲜美，久食不厌。辣椒亦富于甲种维生素及少量之丁种维生素，但一经晒干含量即减少，惜刺激性过强不能多食。南瓜之色红者亦含甲种维生素，其味汁者富于糖质，冬瓜、茄子之养料则较逊。

（4）根茎类，如萝卜、胡萝卜、大头菜、凉薯（四川称之为地瓜）、马铃薯、藕等是，萝卜之养料较低，惟丙种维生素较高，胡萝卜所含之黄色素内富于甲种维生素之前期质（即甲种维生素元），大头菜所含之铁与钙均多，凉薯之水分最多，其固体物质中以糖质为多亦富于丙种维生素，马铃薯富于淀粉可以代替粮食，且所含丙种维生素、铁及钙质均较谷类为高。

（5）果仁类，主要者为花生及芝麻，二者均富于脂肪、蛋白质及乙种维生素，所含之钙、磷、铁及甲种维生素亦甚多。

菜蔬于烹调时，应注意者有四：

（1）宜先洗而后切，以免各种维生素及矿物质之丧失。

（2）煮菜时热度宜高而时间宜短，尽量以炒法代替炖煮，或先将水煮沸，再行加入菜蔬，以免维生素之破坏。

（3）煮菜不宜弃汤，食菜不宜去渣，以免维生素及矿物质之损失。

（4）煮菜绝对不可用盐，以免破坏维生素，亦不应用铜锅，以免丙种维生素因受氧化而消失。

4.动物类食品

包括肉、卵、乳、脏腑、腺体等，动物之肉类含淀粉质均少，但富于蛋白质，脂肪之多寡则因肉之肥瘦程度，肥者含量较多，瘦者稍逊，按最近之研究，脂肪确为营养所必需：

（1）因脂肪性维生素往往存于脂肪之内。

（2）因脂肪分子中未盐化部分之不饱和脂溶为动物所必需，因其不能于人体内自行用其他营养素综合，或即能综合为量亦微，故吾人必须食适量之脂肪，以应生理上之需要。

若就发生热力言，猪油与植物油相似，但就必须■酸之含量言，猪油则不若植物油之完美，乳类为动物类食品中之最重要者，因其中所含之乳酪蛋白、乳白蛋白为完全之蛋白质，乳脂柔软易于消化且富于甲种维生素，乳糖为构造神经之重要成分，乳类所含之矿物质最富于钙及磷，为构成骨与牙之主要成分，又其所含之维生素除丙素易因热而失去外，余者均甚完备。动物卵中之蛋白质含有各种主要氨基酸，故亦为完全之蛋白质，其中之脂肪亦甚优良，含有■■油酸，能助生长及促进生育，蛋黄所含之矿物质与牛乳相似，惟钙较牛乳少4

倍，而铁反多15倍，且含有铜质能助铁质以制造红血蛋，卵中最富之维生素为庚种，此维生素对于动物之生长健康及寿命均有关系，其次为甲、丁、丙素，乙素、戊素又次之，动物之心、肠、胃、肺、肝、肾统称为脏腑，除心肺脑外，余均为身体组织，其中最富于营养素者为肝脏腺，肝脏富有脂溶性维生素（甲素及丁素）。鱼肝油可以滋补人体，已属尽人皆知，实则其他动物之肝，亦有同样之效用，铁与铜之含量肝脏亦富，海鱼肝中含碘亦多，肾脏所含之维生素及矿物质与肝脏相同，惟较少而已，脑髓寡于脂肪蛋白质及维生素且易消化，血液含铁质及蛋白质甚丰均宜充分利用，食用动物性食品应注意之点有二：

①应择新鲜无病者，凡肉之放置于普通温度中过久者或因病而死，食之每易中毒，鱼之眼球浑浊，肉柔软而无光泽者，为已陈腐之症，卵■之陈旧者，亦浑浊而色暗，均不食。

②烹调之时间应适当，兽肉、鱼肉、贝类每含有寄生虫，如猪肉中之旋毛虫，猪肉、牛肉中之囊虫为害尤烈，故此种食品，非经煮熟不宜入口，卵类则以半熟者，较全熟者为易于消化，牛乳则每为传染结核病、伤寒病之媒介，尤宜于煮沸后。

三、健全之消化系统

各种营养素，除维生素及矿物质可不经消化过程而径被吸收外，蛋白质脂肪碳水化合物三者则非经消化，不能为身体所吸收，营养素非经吸收，则不能发挥营养作用，而业经消化吸收后残余之废物，非按时排泄，亦有害于人体，故欲求营养素之充分用，必须具有完全之消化系统，以执行消化吸收及排泄之机能。消化系统系包括：口、咽食道、胃、胰、肝、小肠、大肠等器官而言，兹述其作用如下：

1. 口

口部对于消化有两种主要作用：

（1）利用牙齿研磨及咬断食物。

（2）使食物与唾液混合。

前者为一种纯机械作用，系由于牙齿之动作将食物嚼细，使便于消化，若牙齿不健全，如牙齿已脱落，患龋齿或已拔除，即在能充分咀嚼，因而增进消化之因素。唾液则为口内之液腺及唾液腺所分泌液体,只能分泌唾液,只能润泽食物而无消化作用。唾液腺共有3对,即腮下腺、颚下腺及舌下腺是其分泌之唾液,为浑浊黏泥无色之液体,其中含有淀粉酶,能使食中之淀粉分解成为可溶性淀粉及麦芽糖,以便消化作用之进行。但唾液对于蛋白质及脂肪之消化,则无作用,食物在口中咀嚼时间之长短,应视食物之性质而定,但应以嚼至粉细并为唾液充分混合成为滑润之球团为度,食品虽已软烂至无须咀嚼之程度,亦应咀嚼相当时间,以便与唾液充分混合。

2. 咽及食道

咽亦可谓为口腔之一部,其主要作用在吞咽,食道为由咽至胃之一长管,为食品入胃之孔道,咽与食管均无消化作用。

3. 胃

为消化管之最扩大部分,具有强厚之肌肉层,上口名贲门与食管相接,下口名幽门与小肠上端之十二指肠相连,其内层为黏膜层,有胃腺甚多,分泌胃液于胃腔,胃液具有消化作用,其主要成分为盐酸及胃蛋白质,其作用为消化食品中蛋白质,盐酸先将蛋白质溶解,溶解后之蛋白质,受胃液白酶作用而分解成为腺及际,但蛋白质在胃中之消化并不完全,蛋白质分裂为腺及际以后之消化,则有待于流至小肠中之胰液消化之,其未经分裂之蛋白质亦须至小肠后方能消化。与唾液混合之糜团在未全被胃液混合时,淀粉酶之作用仍继续进行,大部分之淀粉乃在胃中消化而成麦芽糖,此外胃中之胃脂酸亦可消化微量之脂肪,胃液因含有盐酶,其酸性反应有杀菌作用,故有人视胃为身体之消毒器,但胃液之浓度不高,其杀菌作用断不完全,例如伤寒、痢疾等病之细菌及各种寄生虫卵,仍可经过胃而不被毁灭也。

4. 胰腺

胰腺中有两种腺,一种为有管腺分泌胰液,其消化作用最强,一种为无管腺分泌胰岛素与血,以节制碳水化合物之新陈代谢,后者与消化作用无关,姑且不论。

胰腺开口于十二指肠将胰液徐徐注入肠内,每次膳后分泌最多,胰液含有胰蛋白酶元、淀粉酶及脂肪酶,胰蛋白酶元一经与小肠液中之腺激素相接触,即成为胰蛋白酶，能使一切蛋白质分解变为氨基酸，蛋白质经胃液之分裂成为胨及胨者迨至小肠，再经胰液与小肠液之消化，乃变成氨基酸而被吸收，胰淀粉酶能将淀粉之已经唾液消化所变成之麦芽糖，再分解为葡萄糖，其未经唾液消化之淀粉，经胰液之作用，先变为麦芽糖，最后亦变为葡萄糖，淀粉一经成为葡萄糖，即可为小肠所吸收，胰脂酶之作用极强，能将中性脂肪分裂为甘油及脂酸而为小肠所吸收。

5. 肝脏

肝脏对于消化之作用有二，一为有助于脂肪之消化，盖肝脏能分泌胆汁，平时贮存于胆囊，至消化时则注入十二指肠，胆汁为深褐色之浓厚液体，其中无消化酶，其消化功能完全可与其中之所含之胆盐卵磷脂及胆固醇起作用，再促成乳化作用，俾脂肪易受胰液之消化，因脂肪尽成小球与胰液脂之接触面大，可使脂肪之消化速度增加也，如胆管或肝脏有病，阻碍胆汁注入十二指肠，则脂肪之消化量大减，甚者仅及平时 1/3 左右。肝胆对于消化之第二作用，为养料吸收后之合成及协助其分解，凡由小肠吸收之养料，均须经过肝脏之调整，将一部分之糖及蛋白质或脂肪合成为动物性淀粉而储存之，迨身体需要能力时，再将动物性淀粉分解为葡萄糖徐徐输入血液，以供各组织之燃料，此外并能将氨基酸之氨基除去使成尿素，及将脂酸综合为磷脂化合物，要之体内物质之综合及分解，大部均与肝脏有关也。

6. 小肠

小肠为主要之消化场所，除胰液胆汁均自十二指肠段流入充分发挥其各自之作用外，小肠之黏膜亦布满小肠液腺，所分泌之小肠液亦含有多种消化酶，主要者者，为肠腺酶可消化腺为氨基酸、乳糖酶、蔗糖、麦芽糖等，可消化各糖双糖为单糖即葡萄糖与果酶，核酸酶可消化核酸甘为核酸及糖单，至此食物皆被消化至最后阶段，而被吸收矣。

小肠除消化作用外，尚有甚大之吸收作用，食物在口及胃无被吸收之可言，至小肠则碳水化合物易被化为葡萄糖，被小肠而壁之绒毛吸收入于毛细管而汇于胆内之门脉，然后由肝静脉而入体循环以供给各组织之需要，脂肪至小肠已大部化为脂酸及甘油（亦有以为脂肪经乳化作用后未被分解即可被吸收之说），均吸收入于乳糜管，经胸导管而入体循环，一部与磷脂及糖脂化储合物合并而造成原生质之一部，一部则保留于结缔细胞成为储藏脂肪，在血液中所有脂肪产物殆皆已成为中性脂肪，蛋白质经变化成为氨基酸，大部经过毛细管而入门脉，以应身体生长或补充身体各组织蛋白质消耗之需。

普通之水分及已溶解于水中之无机盐类至十二指肠即迅被吸收，但水及盐分亦有血液渗透出脂膜者，故于回肠底末段之肠内容物仍为含有各种盐类之液体。

7. 大肠

大肠除细菌发酵及腐化外，无其他消化作用，在正常情况之下，吾人所食普通混合食品，其中养分除水及盐分外，至大肠间之回盲瓣时，95%已被吸收，但肠内所余之物，仍为含有盐质之液体，盲肠及结肠有吸收大量水分之能力，故粪便通常不为液体，而为半固体也。

8. 保持健全消化系统之方法

消化系统为吾人身体之一部分，欲求消化系统健全，当以保持全体之健全为第一，凡有益于身体者，亦必有益于消化系统，故个人卫生习惯必须严格履行，为特别保持消化系统之健全，应注意之要点：一曰口腔卫生之讲究，每日晨起及每餐饭后应各刷牙一次，以维牙齿之健康；二曰养成良好之饮食习惯，其详见于本书第四节，兹不赘述；三曰适当之运动，运动可以促进新陈代谢，对于消化排泄均有良好之影响；四曰每日应按时大便一次，俾无用之废物得随时排除，以免身体蒙其毒害，此数者，虽卑之无甚高论，然保持消化系统健全之要点，实在于斯。

四、良好之饮食习惯

虽有养料充分之食料，并经适当之调制，犹不足以尽营养之能事，仍赖吾人有良好之饮食习惯，方能获得充分之营养，兹就饮食习惯上应注意之事项，摘要分述如次。

1. 食品之分量

吾人每日所须食品之分量，应视时令、职业、动作、体质、性别、年龄而异，近代烹饪之术日益进步，食品式样至多，往往因此刺激食欲，以致食品超过身体之所需，其结果恒使消化器及内脏过劳，致显胃脏扩大心神劳顿之害。

饮食过度之害，随时期之久暂而异，一时过食仅生一时之不快，为害尚小，长久过食往往使人发胖，患痛风、大便秘结、消化不良、疲乏无力、精神昏沉诸种病苦。反之不得充足食品以养身体，则身体必日趋衰弱，神经过敏，生育能力亦因之低降，甚至寿命夭折，未成年者如食物不足，可延缓或停止其生长，然苟能知其发育能力尚未尽失，而仅因食品不足以致停止发育者，如予以相当之滋料，则发育期虽过，仍可继续发育。

2. 饮食之均衡

吾人所食食品之养分，应求均衡，不可有所伤颇，故饮食之支配，应根据下列之要素。

（1）有充分之热力，足以供给体温及体力。

（2）有充分之无机盐类，铁磷钙碘尤为重要。

（3）食品之种类宜多，俾各种营养素均能充分获得。

（4）含有不能消化之纤维质，以助大便之排泄。

（5）每日所进之食料，不可过多或过少，无论食料之美恶均应维持一正常之标准。

（6）蛋白质、脂肪、碳水化合物之多少，尽求适量，多食蛋白质，则肠中食品易于腐败，脂肪过多，易患酸中毒，碳水化合物过多，常易发酵，并为变成糖尿病之一因。

（7）每日应饮充分适量之水分，以供生理上需要。

（8）应有充分之新鲜空气，以供体内燃烧之通畅，而益心神。

3. 饮食之时间

饮食时间应有一定，每日三餐或两餐，属于个人之习惯，于营养上并无严重之影响，惟每日进餐时间用一应定，否则影响消化系统甚大，吾人每日24小时，除睡眠予七八小时内，消化作用停止外，其余十六七小时，均营消化作用，欲期消化佳良，必须饮食适时，故饮食时间之分配不可不予注意。

作饮食物从胃脏渐入肠内，约须4至6小时方能完成消化作用，故两餐之间，应有五六小时之间隔，午餐时间如在正午，则早餐以午前7时，晚餐午后

5时至6时为宜，倘能行之如常，则消化力可保平均，胃之作用不致衰退。国人习惯早餐每迟至午前9时至10时，晚餐迟至午后8时或9时者，探之保健之道，殊非所宜，两餐间随时吃杂粮之习惯，于营养既有妨碍，于经济上亦属不利，尤宜力加革除者也。

4. 食前应注意之事项

工作之后，就食之前，应有一相当时期之消化，盖劳动之后，血液多分布于四肢，内脏之血液较少，致消化腺之分泌多不旺盛，急剧进食，每有不易消化之弊，殊非所宜。就食之前精神过于兴奋者，无论喜怒哀乐应俟感情平后再为进食。

5. 食时应注意之事项

进食之时应有一安静恬适之环境，进食之速度须缓急适宜，俾有充分咀嚼之时间，囫囵吞枣，则食品未嚼至碎细，唾液未充分混合，不特使胃肠之工作增重且食料有不能充分消化之弊，于健康经济而非所宜，故进食时间，不宜过于短促。军人之训练，迅速为目标之一，提倡速食，固未可厚非，惟亦宜使食物咀嚼完毕，唾液拌混而后已。学校及家庭中之进食时间，就卫生见地言，则宁使之过长，而不可使之过短，此吾人所当注意者也，食时并应摒弃一切思想之活动之，并保持愉之精神。

6. 食后应注意之事项

每餐之后应有一相当时间之休息或轻微之活动，不宜即时继以劳动之工作或剧烈之运动，用脑之工作及沐浴亦非所宜，凡此均有碍于消化作用，世俗观念，每有误识食后运动可以促进消化者，实属甚大之错误。

7. 嗜好品

嗜好品与营养有关，酒茶两项，同为今日最普遍之饮料。友朋酬酢，恒以酒为必需之品，就酒之本身言，在人体内氧化亦可供给热力及能力，每一公分约可发生7卡之热量，饮用过量则肠胃作用必致迟缓而衰弱，久之消化系、神经系及肾等均受其害，故世人之沉酣于酒者，寿多不永，有酒癖者，抵抗疾病及施手术时耐震荡症（即休克）之能力，远不如不饮酒者，其所生子女，亦多有智力不足及意志薄弱之现象，故以不饮酒为宜，未成年人更宜严戒。茶之种类不一，然均含有茶精，饮之能兴奋精神，振奋意志，且精神兴奋之余，无继续沉思之后果，绿茶中并含有两种维生素不少，有防治坏血病之效，然饮之过度，其刺激作用亦大，故凡神经衰弱、胃炎及心脏病诸症患者，以不饮为宜，此外尚有必须注意者数事：

（1）食前及空腹时勿饮

（2）精神疲劳时勿饮

（3）浓稠之茶勿饮

（4）食后不可饮用过多

（5）小儿及患病新愈者勿饮。

饮时如和以糖及牛乳最佳，然此不足以语今日之我国矣。

五、我国战时营养卫生问题

关于营养卫生之一般问题，吾人于前四节已略为讨论，兹再进而检讨我国战时之营养卫生问题，本节拟分为两部，首先分析我国战时营养卫生问题之现状，即我国国民营养在战时所发现之问题，次则讨论此种问题之解决方法。

战时物质缺乏，物价高涨，以致一般国民之食品，无论品质与数量，与战前相比较俱有低劣之趋势，此种低劣之程度，如尚能维持基本需要之标准，则不成为问题，固节约之结果，减少不必要之消耗，宁谓为可喜之现象，惟若减低至基本需要标准以下，多数国民均处于半饥馑状态，苟不迅谋补救，则实为一严重之问题。我国战时国民营养情况，各地营养学者曾举行若干次调查，兹将其结果列表如下：

表 1 战时国民膳食中营养素量表

项别	高级家庭 重庆	高级家庭 平均	中级家庭 重庆	中下公务员 重庆	国军士兵 成都	国军士兵 赣粤黔湘	国军士兵 黔湘	国军士兵 福建	国军士兵 福建	国军士兵 平均	中等学生 成都	中等学生 重庆	中等学生 重庆	中等学生 平均	大学生 昆明	大学生 福建	大学生 重庆	大学生 西北	大学生 平均	工厂工人 重庆
发热量(卡)	2630	2668	2785	2622	3090	2867	3453	2355	2547	2084	2159	2360	2368	2296	2045	2477	1377	2179	2020	3182
蛋白质(公分)	76.4	85.2	79.0	70.0	79.0	61.0	74.0	54.9	90.8	72.7	52.6	54.7	57.9	54.7	58.3	58.8	40.2	77.6	58.7	76.4
脂肪(公分)	91.1	91.7	70.6	19.9	17.7	17.0	14.0	18.6	54.0	20.9	54.9	27.1	22.5	34.8	16.7	24.4	10.3	29.3	20.1	47.0
碳水化合物(公分)	358	403	438	371	613.0	578.0	596.0	463.6	465.6	530.1	360.7	458.9	492.9	437.5	411.4	500.3	268.6	385.2	391.4	588.7
钙(公分)	0.726	0.855	0.895	0.679	0.560	0.440	0.700	0.723	0.828	0.668	0.449	0.606	0.716	0.590	0.359	0.519	0.316	0.490	0.421	0.886
磷(公分)	1.361	1.414	1.562	0.971	1.710	2.444	3.040	1.096	1.654	1.726	1.828	0.822	1.102	1.250	1.828	1.299	0.855	0.976	0.990	1.533
铁(公分)	0.052	0.055	0.051	0.062	0.030	0.022	0.028	0.023	0.039	0.029	0.023	0.031	0.033	0.029	0.023	0.028	0.019	0.021	0.023	0.035
调查时期	民30年	民32年	民30年	民32年	民28年	民30年	民29年	民28年	民年		民29年	民30年	民32年		民28年	民28年	民32年	民32年		民年
调查地点	重庆	重庆	重庆	重庆	成都	赣粤黔湘	沈同	福建	福建		成都	重庆	重庆		昆明	福建	重庆	西北		重庆
调查者	王成发等	王成发等	王成发等	王成发	李廷安、郑集	万昕等	沈同	王成发	王成发		郑集	王成发等	王成发等		刘培楠	王成发	王成发等	王友竹		王成发等

337

就上表观察，在高级家庭之平均摄取量，蛋白质为85.2公分，脂肪91.7公分，碳水化合物403公分，总发热量为2,668卡，钙0.855公分，磷1.414公分，铁0.055公分，蛋白质较最低标准数之80公分尚多5.2公分，钙磷铁之摄取量亦合标准，总发热量较国人所需之标准数2,400卡，尚多266卡。据调查其蛋白质有21%来自动物性食品，故其蛋白质之品质甚为优良维生素之数量，因食品中鸡蛋与青菜豆类之量数较增，精白米又多改为糙米，故甲乙素之供给不成问题，丁素似亦不致有缺乏之虑，惟因习尚熟食，青菜经过不适当之处理后，丙素丧失颇多，恐有不足。总而言之，高级家庭之膳食，除口腹之奉，不若平时外，从营养观点言，并无甚大缺点。

中级家庭之膳食，每日之平均摄取量，蛋白质79.0公分，脂肪70.6公分，碳水化合物438公分，总发热量2,785卡，钙0.895公分，磷1.562公分，铁0.051公分，其蛋白质之量较最低标准数低1公分，以其维持成人每日氮质之平衡尚勘足用，其总发热量超出标准数385卡，各种矿物质之数量亦皆足用，至维生素之情况，与高级家庭约略相仿，故中级家庭之膳食，亦无甚严重之问题也。

中下级公务员之膳食（即中央卫生之实验院职员食堂之膳食）每人每日平均之摄取量，发热量为2,622卡，较最低标准多222卡，足供需要。蛋白质70.0公分，较最低标准80公分尚少10公分，而其来源几全系植物性蛋白，其品质之不良，自无疑议。脂肪19.9公分，较一般需要量50~60公分尚不及一半之多。甲种、丁种、戊种等脂溶性维生素亦自感不足，故一般公务员类皆十分消瘦而面有菜色，对于疾病之抵抗力降低，生殖能力不旺，泌乳机能亦弱，此点颇勘注意而亟需改进者，他如无机盐及碳水化合物皆尚合乎最低标准。

国军每人每日之摄取量，为蛋白质72.7公分，脂肪20.9公分，碳水化合物530.1公分，总发热量2,084卡，钙0.668公分，磷1.726公分，铁0.029公分，蛋白质少于标准数7.3公分，且其来源几完全来自植物，尤以米为多，品质至低劣，总发热量虽高于标准数684卡，然士兵约须操作9小时，照中华医学会营养委员会之规定，每劳动一小时须另加120卡，9小时共须增加1,080卡，连同最低需要量共需3,480卡，故少396卡。矿物质之数量虽尚充足，但因其完全来自谷类与菜蔬，此类膳食中含丁素甚微，所摄取之钙磷能否完全利用，殊有问题，故国军之膳食亟有改进之需要。

中学生之膳食平均每人每日之摄取量为蛋白质54.7公分，脂肪34.8公分，碳水化合物437.5公分，总发热量2,296卡，钙0.590公分，磷1.250公分，铁0.029公分。查中学时代之学生，年龄多在12至18岁之间，正在发育期中，每日需热量2,900卡，蛋白质90至120公分，钙1公分，磷1.20至1.5公分，前列数目与标准量相较，热量低604卡，蛋白质少35.3至65.34公分且其来源大部来自谷类，其质之不良，可想而知。脂肪、钙、磷亦不敷需要，维生素之数量，甲乙丙三种俱有不足之感，故中学生之营养问题较之国军尤为严重。

大学生之膳食每人每日之摄取量，为蛋白质58.7公分，脂肪20.1公分，碳水化合物为391.4公分，总发热量为2,020卡，钙0.421公分，磷0.990公分，铁0.023公分。大学生之年龄照我国学制，入学时均在18岁以上，已届成年，均可适用成年人之标准，其热量计少380卡，蛋白质少21.3公分，脂肪少30余公分，钙亦稍感不足，维生素与中学生有相似之缺乏，其营养问题之严重，仅稍逊与中学生，而脂肪之缺乏尤甚。

工人之膳食每人每日之摄取量，为蛋白质76.4公分，脂肪47.0公分，碳水化合物588.7公分，总发热量3,182卡，钙0.886公分，磷1.533公分，铁0.035公分。惟对于被调查工人之工作情形未注明，兹按每日工作8小时，每小时加热量100卡计算，总计每人每日需3,200卡，其热量少18卡，蛋白质少于标准数3.6公分，所查均不甚多，无机盐亦甚充分，故战时工人之营养问题尚不严重。

综上所述，可知我国战时营养卫生问题，以大中学生最为严重，国军及中下级公务员次之，其普遍之缺点为热量不足，脂肪及蛋白质过少，钙质不足以及维生素之缺乏等。上中级家庭及工厂工人似尚不成问题，本文所引用之资料均系抗战以来，数年调查之平均情形，最近物价益形高涨，国民之消费能力益低，国民膳食状况甚又已多所变更，其能否仍维持前述之程度，殊未敢断言也。

国民战时营养之缺点已如上述，兹再将其补救方法略为申述，惟吾人应知改善之方法，无论平时战时，其原理原则仍属一致。战时因研立以最低廉之代价获得养料最充分之食料，平时亦何独不然，是以后述之各种方法，固不限于战时之应用，平时亦可资取法也。

1. 热量不足之补救

米之用量过高，脂肪之用量过低，为热量缺乏之主要原因。补之道，宜减低米之用量，掺食玉米、花生、黄豆等杂粮，借以增高脂肪之摄取量，同时增加脂肪之用量，平均每人每日最低应食脂肪2两，平常一般人多喜猪油之腻而厌植物油之味，殊不知脂肪之价值，以奶油为最高，植物油次之，豆油、麻油、花生油为我国之特产，其营养价值，仅次于奶油，而高于其他各种动物油类，价值亦较猪油为廉，堪称为物美价廉之食品，亟宜广为提倡。

2. 蛋白质不足之补救

此项缺乏之补救以提倡多食大豆为最经济之方法，大豆与杂粮混合食用，为改良用蛋白质与量之合理办法，若为经济所允许，每人日食肉类1两或2两，及鸡卵一枚，则蛋白质之质与量均可获得适当之改进也。

3. 矿质不足之补救

我国学生与国军膳食中之钙与磷二质，虽稍感缺乏，但其缺乏之程度不甚严重，若能于每日膳食中将有色蔬菜与豆类之用量加以选择并增加，其数量则不足之患，自易矫正。

4. 维生素不足之补救

（1）甲素不足之补救　有色菜蔬与脂肪之用量为甲素缺乏之合并因素，青菜为甲素之经济来源，青菜之量不足，甲素之来源减少，脂肪量少则甲素难于利用，奶油及卵类虽含甲素甚丰，但非一般人经济能力之所能食用，故惟有增加青菜与脂肪之用量以为解决，若每日能食有色菜蔬（菠菜、苋菜、辣椒、西红柿等）或有色萝卜（如胡萝卜）十两至一斤及一两之菜油，则甲素缺乏之患可以解决，若经济能力许可，每日食鸡卵1~2枚或猪牛羊肝1~2两，则尤善矣。

（2）乙素不足之补救　食精碾之白米为乙素缺乏之主因，如能改食糙米饭或全麦面或多食黄豆之制品，则乙素之不足自易矫正。

（3）丙素不足之补救　有色菜蔬日用量之不足，烹饪方法之不良或长期少食丙素丰富之果实，皆为丙素不足之主因。吾人若能将日用蔬菜之量增至十两以至一斤，并将炒菜之方法用大火而将时间缩短至三分钟以内，或于汤沸后始行下菜续煮 20~30 分钟，食时并将菜汤一并食用，于烹饪时禁用铜器，并先洗后切，则可将丙素损失减少至最低程度，则丙素之供给可因此改进良多，惟若专赖菜蔬，而无丙素较多之新鲜水果以为补充，则体内丙素之营养状况恐仍难达到适宜之境地。

（4）丁素不足之补救　膳食中丁素虽感缺乏，若能每日在日光中直接曝晒半小时，则丁素不足之问题自可解决，惟如重庆等地常年多雾，地带之情形较为严重，则应多食有丁素之食物，如蛋黄及肝脏等含丁素均甚丰富。

除上述各点外，为解决战时营养问题尚有数点应予注意：

1. 当适应各地环境，食用当地产品，南人食米，北地食面，纯属当地环境所形成之习惯，而非天生本性有所偏嗜，至不产米之区，而必欲食米，至不产麦之地，必欲食麦，其价必高，故吾人应力求适应各地环境，杂粮米麦无不可充食料。

2. 为注重利用代用品，猪肉价高之地可改食牛肉，牛乳难得之地可改用豆浆，蔬菜价高之地可改食野生菜类，其价既廉，营养价值亦相类似。

3. 为摒除浪费之习惯，常见有人食蒿笋，多弃其叶而食其茎，食菜多去其外叶而仅食菜心以及其他种种浪费习惯，不仅有损经济且每将富于营养价值之珍贵部分抛弃于地，殊为不智，此数者，如能加意力行，其余国民营养卫生问题之解决或亦不无小补也。

近 20 年来营养科学进步甚速，对于促进人类健康之贡献甚大，兹举其重要者分述如下。

1. 重要维生素之人工合成

多数维生素之分子结构式因营养学者之研究逐渐明了，且可以用人工合成，如乙种维生素中之硫胺素（Thiamin）、核黄素（Ribojavin）、烟草酸（Nicotiaic Acid）[①]、两种维生素哑酸（Ascorbic Acid）[②]等均已制造成功，日服少量即可收

---

① 烟草酸即烟酸，也称作维生素 B3 或维生素 PP。
② 哑酸即维生素 C 又叫 L-抗坏血酸，是一种水溶性维生素。

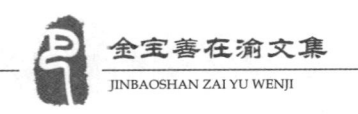

防病之效，英美士兵已有按日补给此种人造维生素者。

2. 酵母素之制造

碳水化合物于生理上仅有供给热力及合成脂肪之功用，吾人若以碳水化合物为基质，培养酵母，使之繁殖，即可生成生理价值甚高之蛋白质与各种乙种维生素，此种蛋白质虽亦属于植物性蛋白质，但其中所含主要氨基酸之含量较之鱼肉、牛肉、鸡蛋、黄豆及乳粉等均高，每人若能日食半两即可获得充分之蛋白质与各种乙种维生素。

3. 富于维生素植物之发现

近年有人分析野生植物杂草中含有甲种维生素前期质甚多，近年有人发现刺梨中所含丙种维生素之数量高于桔类约百倍，如能利用此种野生杂草及刺梨，将其甲种维生素前期质及丙种维生素提出，普遍供给人民，于国民健康之改进必有良好之影响。

4. 精制米之制造

糙米不适于口，食精米则乙种维生素又多丧失，过去迄无两全之法，近年美国已发明一种新法可将米碾至甚精，仍可系持大量之乙种维生素，其法系将考脱壳之谷，先用真空方法将其中所含灰尘杂物吸净，然后置于密闭之热水中施以压力，其皮层中所含之维生素乙，即溶解于水，而浸入米内取出干燥后，在脱壳碾制，其米作乳白色硬度较高，煮食前不必淘洗，即碾至甚精，其所含维生素仍可敷用且甚易煮熟，美国已开始制造、供给一部士兵之食用。

5. 丁种维生素之制造

植物油中含有麦角醇，其分子经紫外光曝晒后，即可变成丁种维生素，若再与本节第3项所述由杂草中所提出之甲种维生素前期质相混合，即可成为人造鱼肝油，印度方面近已有从事制造者。

上述数项营养方面之新成就如能充分利用，大量制造，普遍供应，必可使国民健康日益促进，惟于兹战时，后方人才物力俱感缺乏，大规模之生产，尚有问题，然小规模之实验则非不可能者，深望我国营养者，奋起努力研究，以期战后贡献于国家，此实笔者所热猛企望者也。

附录

表3　主要食物成分表

名称	食部	蛋白质 公分	脂肪 公分	糖 公分	热量 卡	钙 公分	磷 公分	铁 公分	维生素 甲	维生素 乙	维生素 丙
									国际单位		
谷类及其制品											
头号白米	100	8.45	0.33	79.38	363	0.131	0.139	0.0017	0	16	0
糙米	100	6.68	0.35	74.98	338	0.056	0.158	0.0096	55	75	0
大麦	100	10.50	2.20	66.30	335	0.027	0.400	0.0041	0~微	160	0
小麦	100	2.140	1.40	70.80	354	0.067	0.380	0.0021	449	241	0
白面	100	10.80	1.10	74.60	360	0.019	0.086	0.0037	252	110	0
黑面	100	12.00	0.80	70.40	345	0.022	0.180	0.0067	+	160	0
鲜玉蜀黍	100	3.60	2.19	37.52	189	0.001	0.187	0.0015	0	42	223
玉蜀黍（豆）	100	7.70	2.10	72.5	348	0.006	0.103	0.0008	0~70	72	0
玉蜀黍（黄）	100	8.60	4.40	74.90	383	0.022	0.310	0.0034	16~1,500	60	0
玉米面	100	9.00	4.30	72.50	374						
红高粱	100	9.50	7.70	72.50	380	0.100	0.280	0.0046	222		0
豆类及豆制品											
黄豆	100	39.85	18.80	23.20	433	0.255	0.601	0.0079	762	342	0
黄豆芽	100	5.60	2.10	3.87	58	0.065	0.101	0.0041	+	++	180
青豆	100	37.30	18.30	29.60	444	0.240	0.520	0.0054			
干蚕豆（去皮）	59	29.44	1.81	47.55	333	0.093	0.225	0.0062			
蚕豆瓣	100	13.55	0.77	23.40	158	0.054	0.239	0.0591			

续表

名称	食部	蛋白质	脂肪	糖	热量	钙	磷	铁	维生素		
									甲	乙	丙
		公分	公分	公分	卡	公分	公分	公分	国际单位		
鲜豌豆	35	5.98	0.39	11.11	74	0.026	0.085	0.0005	760	128	528
干豌豆	100	24.6	1.00	57.50	346	0.084	0.406	0.0057	1,500	194	1227
豌豆苗	72	3.93	0.47	2.39	30						182~3,300
绿豆	100	22.54	1.15	58.29	342	0.049	0.286	0.0065	573	172	190
绿豆芽	100	2.85	0.13	3.54	27	0.031	0.132	0.0020	15~30	31	634
豆腐	100	7.20	2.15	2.92	62	0.257	0.000	0.0018	+	25	
蔬菜及水果类											
大白菜	98	1.02	0.11	2.09	14	0.048	0.041	0.0008	4,172	61	917
洋白菜	100	1.50	0.23	3.41	22	0.054	0.029	0.0009	96	29	1,200
小白菜	93	1.50	0.15	1.92	15	0.103	0.032	0.0027	1,900	24	800
甘蓝菜	69	2.70	0.30	4.00	30	0.067	0.052	0.0018	32,700	41	1,160
鲜芥菜	89	1.85	0.23	3.78	25	0.128	0.030	0.0007	300	46	++
菠菜	94	2.10	0.25	2.25	21	0.099	0.040	0.0115	12,349	60	1,055
韭菜	100	2.60	0.51	3.01	28	0.070	0.044	0.0051	6,817	51	348
青苋菜	100	3.88	1.07	9.38	64	0.320	0.087	0.0083	11,100	25	1,487
苜蓿	100	6.30	0.32	7.31	58	0.224	0.078	0.008	26,263	++	鲜1,238 干1,660
茶花	46	2.56	0.39	3.63	29	0.069	0.074	0.0008	66	71	1,086
金针菜	100	2.20	0.40	8.80	49	0.073	0.069	0.0014	382		
金针菜（干）	100	10.52	1.38	55.25	283	0.295	0.261	0.0243	3,500	+	
大葱	75	1.81	0.22	8.66	45	0.015	0.032	0.0007	+-		727
洋葱	95	1.40	0.04	6.79	34	0.040	0.050	0.0018	40	26	263
大蒜	98	3.23	0.07	19.45	95				530		366
姜	100	1.26	0.57	6.87	38	0.020	0.045	0.0070	400		57
青辣椒	92	1.40	0.15	3.05	20	0.017	0.037	0.0021	1,377	11	1,923
红辣椒	90	1.70	0.54	7.16	41	0.012	0.0710	0.0010	7,820	8	4,400

续表

名称	食部	蛋白质 公分	脂肪 公分	糖 公分	热量 卡	钙 公分	磷 公分	铁 公分	维生素 甲	乙	丙
									国际单位		
冬笋	32	3.86	0.25	4.54	37	0.052	0.093	0.0027	22		
白萝卜	100	0.65	0.12	3.23	17	0.044	0.029	0.0012	25.200	32	580
红萝卜	100	1.20	0.10	9.70	50	0.042	0.037	0.0013	511~111		
胡萝卜	80	0.88	0.31	6.75	34	0.036	0.037	0.0004	6,539	48	161
茄子	97	1.65	0.21	3.14	24	0.014	0.032	0.0009	21~95	22	156
鲜番茄（去皮）	100	1.03	0.35	2.93	19	0.009	0.007	0.0006	1,100~3,950	27.460	143~9,140
黄瓜	93	0.93	0.16	2.37	15	0.021	0.032	0.0006	0.76	33	274
南瓜	82	1.10	0	5.65	26	0.021	0.025	0.0006	570	19	440
冬瓜	70	0.40	0.03	2.09	10	0.021	0.033	0.0006	0~微	20	500
藕	97	1.05	0.06	6.17	30	0.027	0.096	0.0008		310.1406	
马铃薯	88	1.80	0.36	20.92	95	0.012	0.058	0.0011	52	39	244
鲜果及干果类											
苹果	85	0.24	0.17	12.94	55	0.018	0.017	0.0007	89	40.70	青岛 780 洋 226
杏	65	0.75	0.59	4.79	28	0.042	0.071	0.0045	青岛 3,280	16	98
西瓜	50	0.58	0.43	6.33							
樱桃	42	1.09	0.01	6.99	35	0.013	0.031	0.0032	762	17	120
鲜荔枝	63	0.68	0.55	13.31	63	0.006	0.034	0.0005	0	20	5,400
紫葡萄	87	0.36	0.64	8.20	41	0.010	0.008	0.0030	37	13	50~144
柚子	63	0.77	0.28	11.20	58	0.041	0.043	0.0009	+	74	沙田 2,420 920
桃	78	0.75	0.35	10.32	49	0.010	0.028	0.0006	宁波 280	14	宁蜜波 28~160
梨	86	0.14	0.17	9.8	42	0.007	0.0005	? 重庆 166	31	83	300

续表

名称	食部	蛋白质 公分	脂肪 公分	糖 公分	热量 卡	钙 公分	磷 公分	铁 公分	维生素 甲 国际单位	维生素 乙 国际单位	维生素 丙 国际单位
柿	88	0.53	0.15	13.40	58	0.015	0.023	0.0004	++	0	204
李	94	1.00	0.90	20.40	84	0.020	0.082	0.0005	166	53	80
海棠	90	0.10	0.10	14.60	61						
石榴	23	1.07	1.08	16.79	83	0.02	0.060	0.0010		227	
栗子	76	5.08	3.25	51.74	263	0.025	0.091	0.0012		112	830
花生	70	25.24	43.68	18.51	506	0.054	0.391	0.0019	103	295	0
核桃	40	15.64	65.03	10.61	710	0.099	0.182	0.0019	+	134	
向日葵籽	55	26.73	47.89	11.11	600	0.044	0.344	0.0042	850	+	0
黑枣	81	5.11	2.18	64.79	300	0.053	0.123	0.0043	291.1000~28,000	41	0
红枣	90	2.75	1.31	61.87	277	0.063	0.061	0.0031			
肉类（肉鱼蛋乳）											
瘦猪肉	100	16.65	28.80	1.05	340	0.011	0.177	0.0024	+	227	0
猪肝	100	20.63	4.27	2.14	133	0.006	0.283	0.0062	1,000.5~36,700	65	463
猪血	100	4.35	0.02	0.28	19	0.069	0.002	0.0450	210	0	
咸肉	100	14.38	21.80	3.37	276	0.031	0.109	0.0023	37	83	0
瘦牛肉	100	20.26	6.17	1.73	148	0.006	0.233	0.0032	60~105	36.185	0~+
瘦羊肉	100	17.31	13.60	0.50	199	0.005	0.168	0.0030	0	84	0
鸡	50	20.40	1.39	0	104	0.013	0.210	0.0030	+	100	0
鸭	50	13.05	5.98	0.13	110	0.011	0.145	0.0041			
鲫鱼	43	15.73	1.02	0.10	74	0.036	0.193	0.0017			
鳝鱼	70	16.55	4.77	0	112	0.024	0.134	0.0028	660~7,930		
鲟鱼	70	14.44	11.14	0.18	164	0.053	0.265	0.0018			
龙虾	40	16.40	1.80	0.40	86						
鸡蛋（鲜）	90	12.67	2.96	0.41	174	0.067	0.226	0.0021	2,453	39	0

续表

名称	食部	蛋白质	脂肪	糖	热量	钙	磷	铁	维生素 甲	维生素 乙	维生素 丙
		公分	公分	公分	卡	公分	公分	公分	国际单位	国际单位	国际单位
鸭蛋	86	14.24	16.00	0.50	176	0.073	0.276	0.0061	223	153	黄26 白6
咸鸭蛋	90	14.20	16.60	4.12	229	0.102	0.214	0.0036			
鲜牛乳	100	3.31	4.09	5.06	72	0.121	0.092	0.0002	79~278	16	72
鲜人乳	100	1.50	3.70	6.40	67	0.034	0.015	?	50~350	14	115
油类											
牛油(炼过)	100		100,00		930				++	0	0
猪油(炼过)	100		100,00		930				7	0	0
羊油(炼过)	100		100,00		930				+	0	0
芝麻油	100		100,00		930				100	140	0
鱼肝油	100		100,00		930				1,400~ 60,000~ 400,000		0
花生油	100		100,00		930				+-	0	0
黄豆油	100		100,00		930				+-	0	0

《粮食问题》1944年第1卷第3期第79—103页

卫生署批一件

渝医字第 888 号

　　案查前据该会二十六年（1937）十二月十八日呈请转咨财政部令饬免征医师营业税一案，当经函请财政部核复，并于本年一月二十一日以渝字第 43 号批示在案（按此批本会未奉到）。兹准财政部四月二十九日渝赋字第 1034 号公函覆称，以关于该具呈人请免征医师营业税一节，经咨四川省政府财字第 7742 号咨覆，按照营业税免税标准第 6 项，医师应免征税，特函查照等由到署，合行抄同原函批示知照。

　　此批。

　　附抄函一件

中华民国二十七年（1938）五月二十八日

署　长　颜福庆

副署长　金宝善

《医事汇刊》1938 年第 10 卷第 1—2 期第 47—51 页

祝中华健康杂志诞生
并论吾国民族健康之梗概

较诸欧美各国，我国疾病之盛行，死亡率之高，言之惊人。欲改进民族健康，首重民众卫生教育。著者是以欢迎本刊之诞生，并唤起民众之注意焉。

中华医学会夙有《中华医学杂志》刊行，为海内言医药刊物之权威，对于医药学术之研讨，医药事业之改进均多贡献。近复鉴于此项刊物，仅供专门人员之参考观摩，尚非人人所可阅读，乃复由会中之公共卫生委员会，编行《中华健康杂志》以普及灌输一般卫生知识，增进民族健康，厥旨甚伟，收效必宏。顾就国人健康情形加以检讨，俾咸晓然吾族积弱之真相，共知懔罹策勉，使吾民族日即于健康之途，则复兴之基，实肇于是。

国人体格之衰弱，向有病夫之讥，人类能言之。惟其衰弱之程度究竟如何，则有待于统计数字之报告。据调查一般学童之有体格缺点者，百人中在90以上（见表1）。近来某三省壮丁检查之报告，无重症体格缺点者，甲等不过8%，乙等不过30%，此外均有重症体格缺点，实为最严重之问题。各种传染病，在国内流行情形，至为可惊。民国二十一年（1932），霍乱流行，患者达10万人，死亡3万人，民国二十七年（1938）霍乱再度流行，据调查估计患者亦在10万以上。他如伤寒、赤痢、白喉、麻疹、天花之发现几遍全国，又江北一带之黑热病，长江下游一带之住血虫病，西南各省之恶性疟疾（俗称瘴气），江浙两省蚕桑区域之钩虫病，广东等省之麻风病，患者均在百万人以上，但在继续传播肺痨病之蔓延，尤为可畏。北平一地之调查，每年10万人中，死于此病者约为300人，占各种死亡原因之第一位。以此推算，全国每年死于肺痨者，至少在

120万人以上，而病者之人数，当更数倍于此。花柳病之蔓延亦极普遍，据南京市卫生事务所检查，产妇患梅毒者占全体产妇18%；贵阳市卫生事务所检查产妇患梅毒者，竟占半数以上，可见一般。按上述各种传染病，均可以预防医学防制之。欧美各国，数十年来成效可观，霍乱、天花等症几已绝迹，其因传染病而死者，仅占全体死亡人数10%，而我国则占40%以上。吁！可畏矣！（见图1）

死亡率以及婴儿死亡率，可作为测度卫生状况之指数。我国现时之死亡率，据估计约为30‰，即每年每千人口须死亡30人，而在欧美各国，平均仅为15‰（见图2）。我国每年每千人须多死15人，称为"超格死亡"，在社会经济之损失为数至巨。婴儿死亡率（未满1岁者）据估计约为200‰，较欧美各国约高4倍。又产妇死亡率，我国约为15‰，较欧美各国约高3倍（见图3）。

由于体格之衰弱，疾病之繁多，一般死亡率特高，平均人寿亦较他国为短，据专家估计，我国平均人寿约为30岁，仅及英美等国之半数（见图4），人寿既短服务社会之期间亦少，而国家遂蒙巨大之损失。

关于人民享受医药之情形，据南京市生命统计联合办事处调查，在京市区每百人死亡约有40人，未经任何医治；在乡区则每百人约有70人，未经任何医治。以此推及一般县乡人民，患病而能享受医疗救济者，恐十不及一。在此抗战期内，接近战区之民众，辗转播迁，颠沛流离，其由于营养不足或衣食不周而致易感疾病；由于饮水食品之不洁而致伤寒、霍乱、痢疾之传播；由于虱类丛生而致回归热、斑疹、伤寒之流行；由于露宿蚊嘬而致疟疾之传染。复以舟车劳苦，行旅艰难，而伤亡愈多。凡此种种情形，推厥原因，不外卫生设施之缺乏，卫生教育之未能普及，有以致之。曩者卫生署及卫生实验处，曾编印大量卫生宣传刊物，普遍分发，制造各种卫生生理、病理等标本模型及各种幻灯影片，赴各地展览宣传，供给一般卫生常识，亦即实施卫生教育之一端，而为推广卫生工作之先锋。盖民众卫生落后，即有良好之卫生设施亦不免受其阻力也。今兹《中华健康杂志》诞生，深庆吾民族得一宝贵之卫生常识读物，倘能普遍发行，人手一编，起居生活，资为圭臬，则有裨民族健康必非浅鲜。而民众卫生常识提高于推行卫生事业亦必更多助益，是故不惮烦恼，略述吾国民族健康之梗概，借以唤起全国同胞之注意焉。

表 1　中国八大城市中小学校学生体格缺点统计表

缺点种类	检查人数	有缺点人数	缺点百分比(%)
沙眼	126,283	65,324	52.1
牙病	124,253	51,207	41.2
扁桃腺肿大	126,283	31,679	25.1
淋巴腺肿大	45,243	8,330	18.4
营养不良	126,283	17,982	14.2
视力障碍	96,251	13,225	13.7
皮肤疾患	99,507	9,080	9.1
包茎	41,453	3,544	8.5
听力障碍	65,960	4,554	6.9
其他耳病	95,113	6,408	6.7
贫血	34,592	1,740	5.0
鼻病	43,764	1,552	3.5
其他眼疾	45,243	1,326	2.9
其他疾患	89,399	1,888	2.1
疝气	38,073	639	1.7
脾病	41,107	585	1.4
肺病	126,283	1,667	1.3
心病	126,283	1,242	1.0
辨色力失常	5,214	34	0.7
整形外科病	40,834	261	0.6
甲状腺肿大	39,462	185	0.8

学生体格完全而无缺点者每百人不满 10 人。

根据民国十八年（1929）至民国二十三年（1934）南京、上海、北平、青岛、威海卫、杭州、苏州、吴兴各处学生体格检查报告编制。

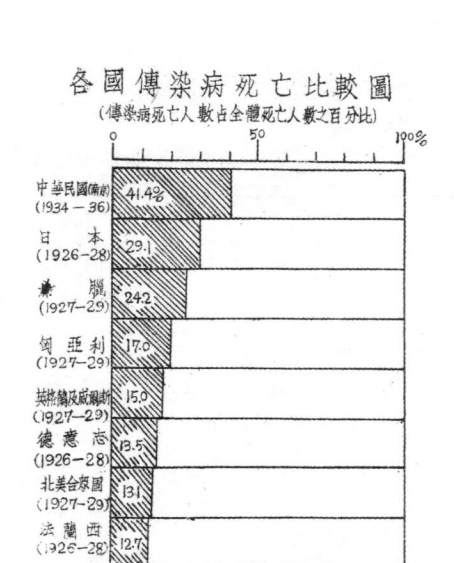

图1 各国传染病死亡人数占全国死亡人数百分比比较图

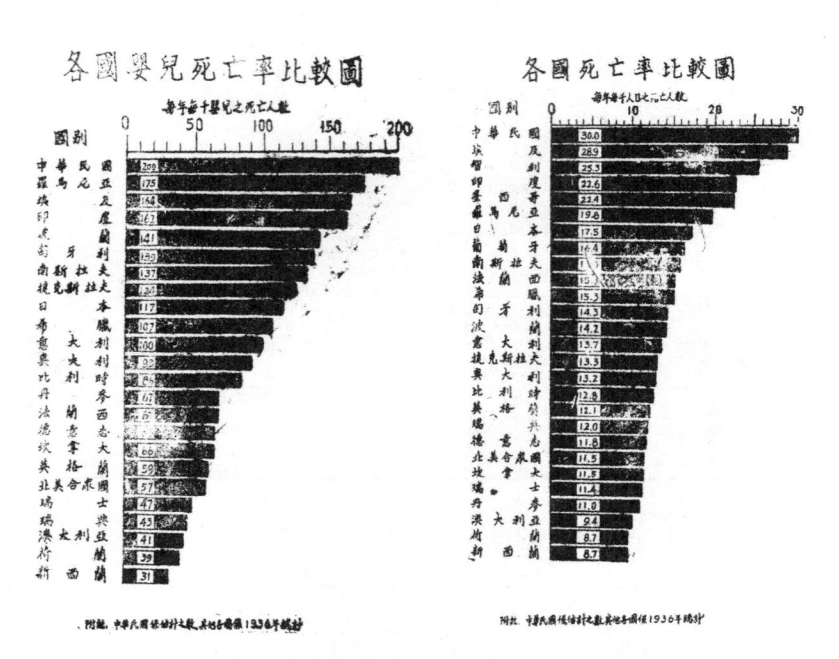

图2 各国婴儿死亡率比较图与各国人类死亡率比较图

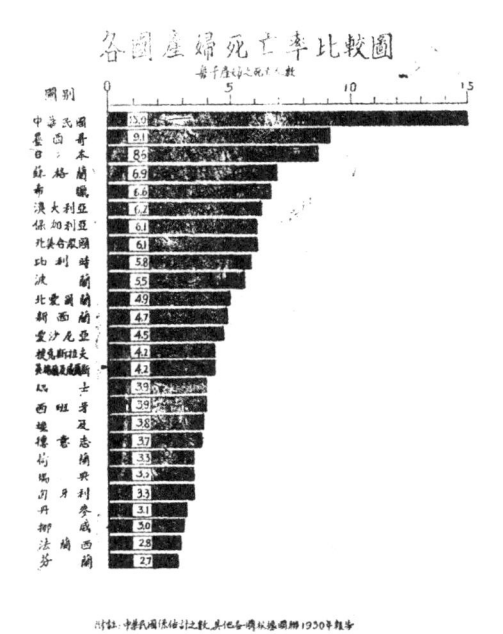

图 3　各国产妇死亡率比较图

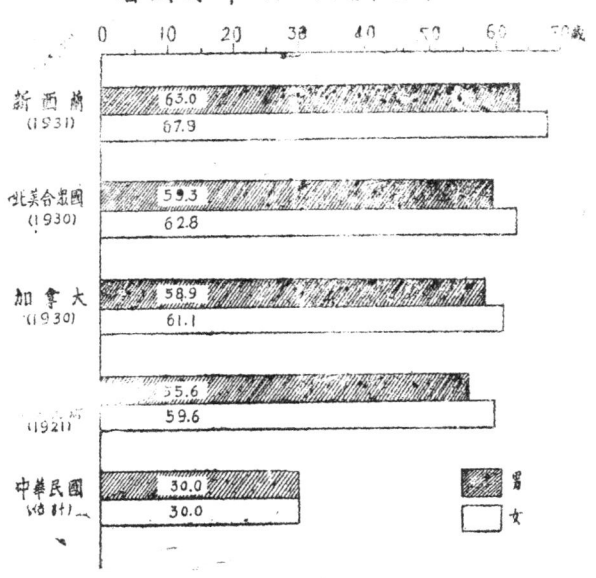

图 4　各国人类寿命预测比较图

卫生教育是一切卫生工作的基础，其目的在使人人不但知道并且理解和实行卫生的原则。

《中华健康杂志》1940年第2卷第1期第4—7页

中华医学会第五届大会开幕词

各位长官，各位来宾，各位会员：

今天为本会第五届大会日期，承各位长官来宾莅临指导，不胜荣幸，各位会员值此交通困难之际，踊跃到会，宝善谨代表本会全体职员敬致欢迎。

回忆本会第四次大会于（民国）二十六年（1937）春在上海举行，彼时到会会员约有 3,000 人，诚为空前盛况。不幸七七事变猝发，本会会员或随战事进展，辗转参加救护医疗工作，或仍留渝陷区域，艰苦奋斗，因种种困难，第五届大会未能按期于去年春间举行。迄于今兹，抗战力量与日俱增，各地情势亦见稳定，承本会总会及各地分会负责，各先生之热忱努力，得于本会举行第五届大会于西南重要地点之昆明，且各位会员尤其本人经过数次空袭及种种艰险，仍得晤叙一堂，殊可庆幸！

本会及各位会员，自抗战以来，在各地服务为国家社会多所努力。兹将其工作概略摘述如次：

一、参加救护工作

抗战已及第 4 个年头，此 2 年 9 个月中我前线浴血奋斗之战士，既在战区各地与遭空袭的民众或弹穿枪刺，身受创伤，或辗转流亡，颠沛失所，何止数十百万。本会会员，或在军医机关随军服务，或在中国红十字会组织救护队召赴战区从事救护，或参加国际红十字会奔走呼号捐募药品经费，或在各教会医院、私立医院尽量收治伤病军民，足迹所至，深入各战区各沦陷区域及西南西北边疆，国际要道各交通路线莫不有本会会员共同奋斗，为军士为民众为参加抗战建国各公私员工尽其救死扶伤之天职，凡此事实情形各机关团体有详细报告，无庸赘述。

本会总会事变之初，在上海当淞沪战事剧烈时组织救护队，于猛烈炮火下抢救伤兵，并组织伤兵医院尽量救治。迨战事延长，上海附近一带难民之医疗卫生救济，本会公共卫生委员会更于此格外尽力。同时本会并发起向社会尤其海外捐募药品经费，转送各地救护团体应用。本会香港支会，对于此事贡献最多。

二、推广地方卫生机关

近十余年来我国各地方医疗卫生设施，在沿海沿江各省，虽或因医务人才不敷，经费困难，但亦已逐渐开办。抗战以后政府西迁，各机关职员以及工商教育各界暨民众后移者甚多，深感西南、西北各省卫生机关亟应推进，盖抗战胜利必有赖于建国成功。举凡各省铁路、公路之开筑，河道水运之扩充，轻、重工业之开办以及矿产之开发，农产货物之改良增加，与夫运输问题等。再者均需人力工作，其需要卫生医疗设施之殷切，可以推想而知。

在抗战以前二十六年（1937）七月份时，江西等12省之设置县卫生机关，如卫生院或县立医院者共仅138县，卫生经费共为300余万元。抗战以后至二十八年（1939）底，已增至495县之多，就中赣闽桂湘黔五省之县卫生机关以普设于全省各县，卫生经费共增至600余万元。同时开筑中之公路铁路，建设经费所列卫生费用几占全工程预算3%，此项地方卫生机关均有本会多数会员参加工作，本会总会方面则于人员介绍与联络亦多所尽力。

三、从事医学教育

战事发生以来，公、私立医学院校由江苏、江西、山东、河南等省迁至后方，集中于昆明、贵阳、成都三大城市，蔚成医学教育之中心，因此本会多数会员亦集中于上述诸处。贵阳、昆明支会已先后成立，成都支会亦经改组。本会会员多在医学教育机关担任教学工作，惟因各方面医疗救护机关增多需要专门技术人员之故，不能继续安心从事教学而另就职务者亦颇不少。

各医学校院自战区中匆遽播迁，既至后方，一切图书、仪器咸感不足。在此艰苦情形下，昆明、贵阳、成都三医学教育中心区同仁，均能于患难中同舟共济，如甲校有教授缺少时由乙校教授代理，图书、仪器亦相互利用。敌寇侵凌适以增进我医育界同人之团结，诚为可庆之事。

本会会员于担任医学教学之外，常应政府之请参加临时设立之各种训练工作，如在贵阳之卫生署公共卫生人员训练所，战时卫生人员联合训练所及成都之川省卫生人员训练所等，对于军医救护、地方卫生工作人员之训练颇多致力。

本会鉴于上述医学教授之减少及图书、仪器之欠缺，特发起向友邦学会及文化团体请求协助，或代聘教授，或捐助图书仪器。同时本会医事教育委员会在昆明、贵阳、成都三地组设小组委员会，负调查各医学校院近况之责。本会又自上海运来医学书籍、杂志甚多，以供后方医学生阅读之用。本会出版委员会虽在抗战期内亦不断努力编辑，中英文中华医学杂志仍照常出版。同时并新出一《中华健康》杂志，于促进卫生宣传上收效颇宏，于以往3年内新书之出版者2册，在印刷中者15册，编辑中者11册。

四、学术研究

本会第四次大会时曾组织中华外科学会、中华耳鼻喉科学会、中华放射学会、中华结核病学会、中华皮肤病学会、中华小儿科学会、中华公共卫生学会、中华医史学会、中华内科学会、中华医院事业学会、中华妇产科学会、中华眼科学会等12学会，为各该专门学术研究讨论之机构。不幸战事起后，会员忙于各项医疗救护工作，不能多多致力于学术之研究，然其中医史学会曾发行中华医史研究专刊，同时又搜集有价值之标本图书。眼科学会曾编辑发行眼科专刊及眼科名词汇编。本会研究委员会仍继续关于食品营养之研究,药物化学委员会考查新出药品,择其确实有效者介绍医界应用。

抗战以来,医疗器药因外汇高涨运输困难,不但价值昂贵而且不易购到,故国内制药事业,尤其国产药品应有迅速之发展。西南、西北各省矿产与天产物品均极富饶,关于制药原料之源源供给,决无问题,惟尤赖于专门学者从事研究。本会会员中颇多致力于此,今后更应力求进步,尤于药品之检定甚为重要。颇有许多国产药品,不必需大规模之精制,即就市上已有者加以鉴定分析,确定其效力而即可利用者亦不在少数。此不但关于药学界之责任,亦我医学界同人所应合作者也。

五、会员增加

本会会员在民国二十六年(1937)时为2,720人,在抗战后民国二十七年(1938)为2,774人,民国二十八年(1939)为2,886人,今次又有新会员增加。在过去数年若无战事,会员增加必较多于此数。惟可惋惜者有少数会员逝世,本会职员中如:

P. L. McALL 医师,前出版委员会编辑秘书

民国二十二年(1933)二月病故

牛惠生医师,前本会会长兼总干事,教会医事委员会干事,中华外科学会会长

民国二十六年(1937)五月病故

Thomas Gillison 医师,前出版委员会委员

民国二十六年(1937)六月病故

牛惠霖医师,前本会会长及监察委员会委员

民国二十六年(1937)十一月病故

尤以前会长牛惠生先生,其公正热忱之人格,学术上之贡献,医界一般福利事业之努力,尤其对于本会服务之精神,咸足为我同道所敬佩。本会之有今

日，以先生之力为多，先生之死实本会之重大损失。同人纪念先生只有格外努力于国家社会事业，以慰先生于九泉。敬希各会员起立静默一分钟，为故前会长牛惠霖先生致敬，同时为故前会长牛惠霖先生、P. L. McALL、Thomas Gillison 诸位先生表示哀悼。

最后本席代表会对于本会各位职员之热心会务，尤其对于副会长马士敦先生，总干事施思明先生，医务干事黄子方、王吉民先生，本会前会长朱恒璧先生，以及各位执行委员会，各分组委员，各支会职员过去数年之勋勤敬表谢意。本会在昆明开会，承大会名誉会长龙主席，省府各位长官之指导，以及当地医界同仁之竭诚招待表示感谢。

我国正在神圣抗战，我医界同人在蒋总裁领导下深感与日俱增之责任，自应各尽其能，共赴国难，或参加救护医疗，或推广地方卫生，或从事医学教育，或致力学术研究，继续迈进，增强力量，必可达到"抗战必胜建国必成"之目的。将来世界上有我中华民国光荣伟大之民族，独立强盛之地位，光明灿烂之前途，本会会员实共负有此大时代之任务焉。

《中华医学杂志（上海）》1940年第26卷第7期第597—601页

卫生署公函

卅（30）医字第 6952 号
民国三十年（1941）五月十四日

查民国三十年（1941）医药牙护毕业生仍予征用，依战时卫生人员征调委员会决定：贵校毕业生归本署征用 30%，计医科 7 名，护士 4 名，尽先任用女性。拟请于该生结业后，即分饬前往指定地点报到服务，除会同军政部另函教育部转行外，相应检同《民国三十年（1941）征用医药护士毕业生服务实施办法》暨学生报到地点表。

函达，即请查照，惠于办理。并希将指归本署征用之学生姓名见示，以备查考为荷。

此致

国立贵阳医学院

署长　金宝善

附　民国三十年（1941）征用医药护士毕业生服务实施办法

第一条　民国三十年（1941）之医科（公医学生除外）、药科、牙科及护士职业学校毕业生之征用实施依本办法之所定。

第二条　本年毕业生，除准以 15% 留校服务外，其征用分配比例如左（下）：1. 军政部军医署 40%。2. 卫生署 30%。3. 中国红十字会 15%。

第三条　本年征用报到时间，以毕业后一个月为限，如延长至第三个月尚无正当理由提出报告者，得扣留其毕业证书至履行报到为止。

第四条　如有特别原因，申叙理由不能按照限期报到，经查确系实情者，战时卫生人员征调委员会得将其报到期间核定延长之，如届时仍不报到者按第三条办理。

第五条 已在公共卫生人员训练所，中央医院合办医师讲习班受训之学生，俟民国三十一年（1942）一月结业时，另定征用服务办法。

第六条 凡医学院校在毕业前按第二条之分配比例，确定应征之毕业生姓名，采用左（下）列三项办法：1.由毕业生志愿；2.抽签；3.指定。

第七条 确定应征姓名时，女生不在征为军用之列。

第八条 经第六条方法确定应征之毕业生，校方应造具名册二份呈报教育部，即以一份转送军政部（卫生署）战时卫生人员征调委员会分知关系方面查照。

第九条 本年毕业生受公益机关之聘用，未得战时卫生人员征调委员会许可者，作为不应征论处。

第十条 毕业生报到时，须缴呈征调证，其服务地址另表规定之。

第十一条 上海各医学校毕业生不发征调证，由校方出具介绍信向服务机关主管长官报到，以兹证明。

第十二条 毕业生到达被指定之服务机关时，该机关应即通知战时卫生人员征调委员会备查。

第十三条 赴服务地报到之旅费，火车按二等票，轮船按房舱票全价计算，膳宿零用费每日8元，由学校预支，取据分向军政部军医署、卫生署、中国红十字会领还归垫。

第十四条 凡转移征用时，其自学校起，所需之旅费由接受转移之征用机关发还归垫。

第十五条 领取旅费经3个月尚未向指定之机关报到服务者，除扣留其毕业证书外，并得由校方向其家属追还。

第十六条 本办法呈由军政部卫生署核准后施行，并呈报行政院备案。

民国三十年(1941)医护毕业生征用报到地点表

学校名称	国立贵阳医学院	护士班
本署征用人数	7人	4人
报到地点	贵州省卫生委员会	5人
	毕节公路卫生站	2人
	贵阳中央医院	4人

《国立西北医学院院刊》1940年第30期第1—2页

劝勉二十九年（1940）医药院校毕业生应征服务书

民国二十九年（1940）

医药院校毕业诸君：

  我国为求国家主权之独立，领土之完整，民族之生存，奋起抗战，亦既三年矣。凡我国人，应本"国家兴亡，匹夫有责"之义，以"赴汤蹈火"之精神，各位岗位，一致参加抗战阵线，俾增强战斗力量，加速敌人之崩溃。

  在医言医，诸君既得在艰难环境中完成学业，以为国家社会服务，则今后关于军民伤病之救治，疫病之防杜，保健之推行，无一不于诸君仔肩寄其重责。

  顾抗战以来，以卫生人员缺乏，前后方军民或因负伤失治，或因疫病传播，而致死亡者，实人谋之不臧，亦吾人之职责。每一念及，惄焉心伤。政府爰有征用地方开业医师，以广救济之举。其征召办法，想为诸君所诵识矣。今诸君学成业就，若得悉数征为国用，不特医药学术界添增一支生力军，即战时卫生事业之发展，亦必能迈进快速矣。

  现各后方医院、军事学校、飞行站、交通站、医疗队以及各工厂，一闻本年征用诸君之讯，辄函电纷驰争来约聘，对于诸君之热切期望有如此者，诸君欲本所学以偿报国济世之夙愿，殆其时也。虽就报酬言，服务公家或不逮自行开业与私人约聘之丰厚，须知敝屣私益，参加抗建大业，为吾人无上之荣誉，况国家处于危急之际，抗战进入最后阶段，小我生存，当为大我而牺牲，岂容于报酬待遇犹计其多少盈绌乎？所望本届诸君，无论已否就任其他约聘，凡不属于公益性质之职务者，应一律谢绝，全体接受政府之征用。其有不遵者，则惟有遵照。

军事委员会（行政院）之命令，由教育部扣发其毕业证书，使不能取得医药师之登记，以为不应征者戒。

诸君国之菁英，技术人才，培养不易，爱国仁民，诸君之抱负远大。学以致用，政府之期望尤般。际此抗战后期，人荒益甚，尚希踊跃应征，为战时卫生事业而服务。抗战前途，实深利赖！

军政部长　何应钦
卫生署署长　金宝善
二十九年（1940）十月十日

《私立岭南大学校报》1940年第83期第2页

公共卫生月刊复刊

　　本署为发扬卫生技术，交换卫生知识及贯通中外卫生消息起见，曾于民国二十四年（1935）印行有公共卫生月刊一种，发行至第二卷第十一期。适以抗战军兴，政府西迁，因而停顿。迨民国二十八年（1939）本署成立医疗防疫队总队部，遂又编印有医防通讯一种。至民国二十九年（1940）成立公路卫生站，复编印有公路卫生通讯。惟以类属通讯性质，犹感不足以应国内卫生界之需要，是以恢复公共卫生月刊，即自第三卷始，并将医防通讯及公共卫生通讯，两种刊物归并于内。本刊宗旨，一仍如旧，内容则力求充实，俾切实用，注重于介绍中外卫生界医药界之学术研究，各地办理公共卫生事业之经验，及国内卫生设施动态与进行计划等，俾可供同人工作与学术研究上之参考，兹于篇首，附并数言，藉表公共卫生月刊复刊之旨，尚希读者多加指导赞助，使本刊得以蒸蒸日上，至为感幸。

《公共卫生月刊》1941年第3卷第1期第2页

校 闻

征用医科护士毕业生本校转饬分别认定服务

军政部会同卫生署征用本年全国医药牙科护士毕业生服务，经由战时卫生人员征调委员会订定实施办法，按毕业生名额以 15% 留校服务，以 40% 由军政部军医署征用，以 30% 由卫生署征用，而以 15% 由中国红十字会征用。本校本年医科毕业生共 18 人，已奉核定以 7 人分配于军医机关服务，以 5 人分配于卫生署所属机关服务，以 3 人分配于红十字会救护总队，余 3 人留校服务，又医学院附设护士学校毕业生 12 人，以 4 人分配于卫生署所属卫生机关服务，以 2 人分配于红十字会救护总队服务，余 6 人留校服务。本校昨奉教部转来此项命令，已分别饬知各该毕业生，自行认定服务机关，或用抽签方法分配，限毕业后 1 个月内至服务机关报到云。

兹附录陈部长、何部长、金署长联衔勖勉医药牙护毕业生应征服务书如次：

《勖勉民国三十年（1941）医药牙护毕业生应征服务》

医药教育之最大使命，在保健民族，建设强盛之新国家，现值抗战建国并头迈进之际，医药教育所关更大，而医药专门人员之责任，因益加重。凡我医药学生于毕业后应抱保卫民族健康之宏愿，尤应于短期内暂时弃其自由职业之旧观念，从事于国防与社会卫生事业，并努力个人本位对于国家应尽之义务，以应战时迫切之需要，实属责无旁贷。

抗战期中医药护士毕业生对于国防社会卫生事业应再尽其最大之努力，今后务各了然卫生与抗战建国之关系，凛然于自身职责之重大，投决而起，献其所学，以效忠于国家，始不负作育人才之至意。

政府征调人民服务，为战时所必要之措施，亦为各国之通例，本年医药牙护毕业生政府已规定以其40%从事于国防卫生，30%从事于社会卫生，其余各以15%从事于慈善救济及原校教育事业，庶诸生各有其效命之所。切盼诸生以国家至上民族至上之观念，服从政府命令，在规定期内向指定地点报到，开始服务，一心一德，共谋国防社会卫生事业之发展与健全。

现抗战胜利之途，日益接近，最后之努力，即在斯时，愿我全国医药牙护毕业生共勉之！

教育部部长　陈立夫

军政部部长　何应钦

卫生署署长　金宝善

民国三十年（1941）四月

《私立岭南大学校报》1941年第103期第1—2页

卫生署函本院征调毕业生七名

医字第 3072 号
卫生署公函　中华民国二十九年（1940）七月八日发

查本年医药两科毕业生，本署及军医仍照规定继续征调，依战时卫生人员征调委员会会议决定，两项毕业生，半数由本署派用，半数由军医署派用，根据教育部抄送署期毕业生人数表。

贵院医科毕业生共 14 名，应归由本署派用，计 7 人，■即予征调，悉数派赴西安东木头市公字 1 号，西北卫生专员办事处任用，并优先任用女性，待遇月薪 80 元至 100 元，任用机关另有津贴者在外。学生由校至报到地之所需旅费（车船费全价，膳宿零用每日 3 元）由本署负担，应请贵院暂先垫付，俟该生等到达后填具旅费报告表，连同收据，呈由服务机关转署归还。按关于征调程序，应由军政部填发征调证，会同本署函请教育部转行征调，此项手续现正办理，惟以学习结业时期已届，为免学生分散起见，除俟军政部填妥征调证，会送教育部转行外，用特先行函达。即请察允，饬令各生赶速前往，指定地点报到，■将此项毕业生姓名、年龄、籍贯、性别、成绩、品行，分别抄送西北卫生专员办事处，俾便参照任用，并请分送本署一份备查为荷。

此致

国立西北医学院

署长　金宝善

《国立西北医学院院刊》1941 年第 5 期 第 5 页

发刊词

金宝善　朱恒璧

本会定期刊物原有中英文杂志各一种，均已具有悠久历史。英文杂志一向在北平出版，中文杂志见在上海出版。自抗战发动，内地交通梗阻，此项杂志均无法内运以供给内地会员，其他一切出版物亦均相同。是以抗战后内地服务之本会会员及其他医界同仁，数年来均感缺乏医学药物知识渐有落后之虞，请求设法救济书荒之呼吁，日见迫切，本会为谋部分解决此种问题，遂在渝作定期医学刊物出版之筹备。

会员中颇有建议将原有中文《中华医学》杂志迁内出版者，惟此志乃代表本会学术研究之刊物，内容偏重理论，若为迎合目前需要而改变其内容作风，则去原旨稍远；若仍墨守过去体裁，则不足供给内地一般临床工作者广泛之要求，爰决定出版本志，广收博采各国文献，择其最切合吾人目前需要者，作明显简短之介绍，以为本志主体，至于最近我内地医界同人临床及实验室工作之心得，亦酌量登载，以实内容。

以内地参考书籍之短缺，纸张印刷之困难，本会虽具服务同仁之宏愿，终未能得手应心，关于本志此后之充实及改进，端赖各会员及同仁之具体指导及热忱参加，庶几于医学刊物之饥馑中稍作贡献。发刊之始，敬志数言，用叙出版宗旨，以候同仁明教。

《医学文摘》1942年第1卷第1期第2页

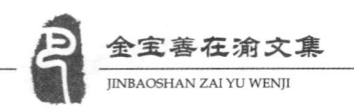

抄发国外赠献卫生器材暂行管理办法及外籍志愿卫生人员参加救护工作招待办法令仰遵照并饬属知照由

卫生署训令

令江西省卫生处

案奉行政院三十年（1941）十二月二日勇陆字第 19427 号训令开：准军事委员会代电为《国外赠献卫生器材暂行管理办法》及《外籍志愿卫生人员参加救护工作招待办法》，经审核、修正、颁发，并定自三十一年（1942）一月一日起实行。在上项新订办法未执行前，运输统制局所定补救办法 2 则准予再展延至本年十二月底，即行废止，希转饬遵办等由。除分令外，合行抄发原办法，令仰遵照等因。附办法 2 份。

嗣复奉同年十二月二十三日勇陆字第 20635 号令开：查《外籍志愿卫生人员参加救护工作办法》前经饬遵在案，凡政府卫生机关所正式聘用之卫生医疗专家，其服务地点得由原聘用机关指定，但仍报军医署登记备查。至志愿人员，仍应依照该《办法》第 2 条规定办理。业经函准军事委员会函复照办合行，令仰遵照各等因。奉此除分别函令外，合作抄发原办法，令即遵照，并转饬所属知照。

此令。

计抄发《国外赠卫生器材暂行管理办法》及《外籍志愿卫生人员参加救护工作招待办法》（载入法规栏内）。

署长　金宝善

《卫生通讯（江西）》1942 年第 5 卷第 1 期第 17 页

后方之医药问题

第十六次星五聚餐会
三十一年（1942）四月三日举行

自太平洋战争发生以来，药品成为一非常严重之问题，如何使现有之药品度过二年之难关？如何能于明年年底获得自给？此问题盘旋于■（国）中已久，乃就开源节流二途，拟定数条办法。

药品一类，并无派别，但中国之西药，因留学之国籍不同，以其习惯异■■养成分歧之派别。抗战以来，后方有医学院校 27 所，采用办法五色纷呈，■为医生之博物馆。以其如此，故所用之药，国外仅需 200~300 种，中国乃有 400~500 种，同一性质而名称不同者，不知凡几，故余第 1 办法，将五花八门之药品撇开，归纳必要之药品为 113 种。经验学丰富言之医生，运用此 113 种药品，一般疾病当能应付。

在此 113 种药品之中，究有若干可以自制？若干已在制造？据吾人知，可以自制当占 4/5，其余 1/5，因化学工业不发达，原料及最重要之煤脂 Coal tar 均告缺乏之故，尚不能自制。最近印度之医药援华 G. G. Jolly 君来华，商讨如何由印度将重要药品供给中国，结果觉印度优于中国者极有限。再如海藻产于沿海，内地无从购买，如以自流井之■提炼，所得微乎其微。至于其他 4/5 药品，吾人可以自造，至少可造代替品，而该项工业之鼓励与进行，尚有赖于诸君之协助。

重庆制造药品工厂不足 20 家，以余个人之观察，仅一二家可称，其余多不足道；盖彼等多以谋利为前提，目光浅近，所制造者，成药属多，■配药用之原料药并不制造，实不足以解决原料药品问题，今后拟设法鼓动协助，其着手

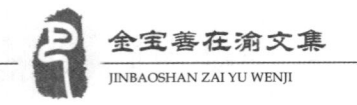

之方法为：

1. 放款活动其资金，协助制药原料之运输，凡各厂所制合乎标准之药品，并协助其推销，至制药原料，中国各种都有，惜技术与人才均感缺乏，乃未能开发利用。此为制药事业最困难之问题。

2. 据吾人之调查，重庆必要药品之积存，足敷两年之用，特规定《战时医疗药品售销登记办法》及《补充办法》，俾可积存药者大量出售。

自4月1日起，重庆将有病家配方部，所有药品均在113种范围以内，每剂价格除特种药品外，多在数元左右，决无数十数百元之药方。该项办法将逐渐推广，如成绩良好则抗战胜利后，将成立许多半官配方部以为社会服务。

关于节流，余有一意见欲贡献诸君，并望诸君广为宣传。余生病极少■（服）药。但普通往医生处诊治，医生取人诊金，自不能不开方以塞责，实则不需■（服）药之病甚多。如感冒为冬日普遍之疾病，患者仅须多喝开水，在暖室中卧1~2日，较服阿司匹林甚为有益。又有人谓四川■（疟）疾，必须服阿泰灵始克奏效；但根据国联第四次方药委员会研究报告，阿泰灵与奎宁效力绝对相同。目前有许多药品，价格较其他同类药品高出甚多，其惟一优点仅反作用较少而已。

总而言之，大部分药品中国可以自制，亦值诸君之提倡，惟希望投资■制造原料药品能适合规定标准，而其技师学识可靠，眼光远大，不食近利之药厂。吾人所希望者，技师以制药为终身事业，国家予以提倡，社会共同鼓励，而培植优秀之人才，关于医药常识之推广，为吾人之职责，自当尽力宣传。一般人常闻久病成医，实则不确之处甚多。余常谓科学心理之缺乏，处处可以■事，以虑自己之健康，其危险更不堪设想。

《西南实业通讯》1942年第5卷第4期第43页

祝《药报》出版

自战云漫及太平洋，我医药卫生界之第一感，厥为今后药品材料之补给问题。中央卫生机关夙当提倡利用国产原料提制药品，以谋自给。顾以学术之进步，非可一蹴而就，而人力设备及其他种种关系，亦复有所限制，是以在目前尚未能达到自给地步，遂仍成为卫生工作上之严重问题也。

中国药学会盖即认清此义而力谋有所贡献者，近为便于交换研究意见，沟通药物消息，特发行药报，兹事有裨于研究工作之推进至非浅鲜。深冀国内药学专家，咸能随时将研究所得，为文披露，公之国人，以利制造，庶乎假以岁年，我丰富之宝藏，胥得为后生之利用，而民族健康保障所需之资，悉可无待外求，此则于药报出版之日，为吾同道昕共具之热望也。

《药报（重庆）》1943 年 创刊号第 1—2 页

我所希望于实验卫生者

代发刊词

我国卫生事业历史较短，近年来虽由于抗战之需求而稍有进展，然偏于量的扩大，而甚少质的充实与提高，当为不容讳言之事实，此种现象之亟待纠正，固不自今日始，中央卫生实验院之成立与夫实验研究训练工作之并进兼筹，其意义即在于此。

盖医学卫生为近百年来之新兴科学，尤以最近 50 年来，自然科学与社会科学各部门日新月异，进步甚速，其及于医学卫生之影响既大，医学卫生本身之进步亦著。故今日中国卫生学者之重要任务，厥为接受此种科学上之成果，予以发扬运用而达更高之成就；且尤应符合今日中国之特殊情形与需要，以收实际应用之利。是以就学术研究之原则方面言之，下列三点，颇为重要。

1. 总裁训示，早有"政治重于军事，民众重于士兵"之语，是我抗战胜利之基础，实在于全国民众，医学卫生之研究，自应为全国民众，或至少当为大多数民众着眼。使此大多数民众获得健康，而后始能发挥充实之人力，争取胜利；亦惟有使全国民众或至少大多数民众获得健康，而后始能建立健全之国家。

2. 向之学者每喜援引国外研究之材料，或追随国外学者习言之问题，此在学术研究之准备阶段，自不可少。然欲有所建树以争取国际地位，则以发现中国问题选择中国材料，寻求适合国情之解决方案为唯一途径。我国学术界以地质学最为享有国际荣誉，其所以然者，即在学者之就地取材，能言人之所未言。我国地大、物博、人众，其存在医学卫生方面之材料与问题，实较任何国家为多，亦惟赖卫生学者之善为运用而已。

3. 战时物资缺乏，设备简陋，每使研究工作滞碍不前，此为今日学术界之共同现象，而尤以医学卫生为甚。然实验固有赖于设备，而运用则全在乎人力。俄之巴夫洛夫研究狗之交替反应，自53岁至87岁已达30余年，当国内革命时期，既无电灯煤油，亦无火烛，巴氏燃木材以取光，进行其实验手术。既而粮食缺乏，巴氏自己节食，并自种菜蔬，用以饲狗，迨后食粮更缺，巴氏即以"饥饿"为研究之题目，此可见其如何解决设备困艰之苦心。巴氏左右手皆能行手术，而快如电闪，非常人所能，然其研究工作不因设备不足而束手，则非不可学到。中央卫生实验院创立不及两年，有待补充充实之处甚多，然就现有人力与物力以从事各项实际问题之实验研究工作，吾知必大有收获将继续见于本刊也。

今当实验卫生创刊之始，姑就感想所及，略抒管见如上，以与同仁共勉，并就正于社会。

《实验卫生季刊》1943年第1卷第1期第3—4页

中华医学会筹募百万基金启事

赖以建国之方，民生居首，管教养卫，保健为基，我中华民族积抗战6年之勋绩，为同盟四强之支柱，惟体魄刚健始能胜此重任。是以中华医学之亟待普及与提高，乃时代要求，迫切需此，其与今日中国命动之关联至深至巨。

本会自与中国博医会合并改组成立及今，十有二年，其前身之博医会具45年之历史，前中华医学会亦有17年之历史，中外籍会员3,000余人，分会十余处遍布全国，医学译著数百种，风行海内，历史悠久，基础牢固，业务繁巨，贡献良多。乃抗战发生，敌人即对我文化事业肆力摧残，本会总会原在上海，房产基金遂遭掠夺盗窃，图书档案亦已散失，此固本会之损失亦我国家之损失也。

然敌人之所加害者，吾辈必出全力以维护之，本会既已迁渝，今后将不仅致力于恢复旧观，尤当力谋其事业之发展。爰有募集基金国币一百万元之议，于本会第六届全国大会时一致通过。愿我先进硕彦，共襄盛举；盟邦良友，慨解义囊；凡我会员，当仁不让，各奋全力，期在必成。即以此对侵略者作有力之答复，且为我民族不可轻侮之保证。是为启。

中华医学会基金筹募委员会：

沈克非　刘启承　金宝善　朱恒璧　庐致德　王祖祥

全谨启

三十二年（1943）六月三十日

《中华医学杂志（重庆）》1943年第29卷第1期第40页

全国皆将士　父母天下心

金宝善　金杜孝贤

自中央发动知识青年从军运动以来，不但适龄青年热烈响应，报名从军，而社会名流及政府官员，其有本身业已逾龄者，亦多遣送子弟从军，树立良好风气，鼓舞爱国热情，实属难能可贵。而身为机关首长，同时遣送两子从军如卫生署金署长及其夫人之贤明者，尤足为社会人士所矜式。本社在钦佩之余，拟派员专程前往访问，借资宣扬，乃金署长夫人因僻处乡间，交通不便，复以此为国民应尽的职责，特函赐复。兹将原函发表于后，借资共仰。（编者）

逸云社长先生惠鉴：

奉读大示，获谂贵社拟出刊青年从军专号，响应知识青年从军运动，甚盛甚佩。承示拟派员莅临访问，至以为感。惟敝寓僻处乡间，交通欠便，未敢远劳从者。国家多难，苦战已逾7年，现届胜利前夕，亦即成败存亡关头。然必国人共策，全力以赴，于出钱出力之外，凡为国家胜利之所需，咸当贡其所有，弗敢自私，宝善孝贤爱国，不敢后人。小儿只志浩、志方二人，深知卫国救国要义，此次因总裁之伟大感召，投笔从戎，宝善孝贤，即极力予以嘉勉，勖以尽忠爱国。此皆国民应尽之职责，何当重辱宣扬，贵社鼓励。多方风起云涌，众志成城，何敌不摧？革命完成，在此一举。率布寸衷，不尽欲言。

顺颂

台绥

金宝善　金杜孝贤　敬启

十一月二十七日

《妇女共鸣》1944年第13卷第6期第63页

结语

"公共卫生"是通过有组织的活动以保护和增进人群健康的科学与技术，涵盖预防疾病、促进健康、提高生命等所有与公共健康有关的内容，具体涉及公共卫生环境、公共食品卫生、公共饮水卫生、传染病防治诸方面[①]。民国时期随着我国近代医学事业的发展，留洋归国的医学精英们竭力宣扬公共卫生建设的重要性，为推进我国公共卫生事业的发展作出了极大贡献。

金宝善作为我国生物制品的先驱，参与了近代中国卫生防疫事业的创建与发展历程，为我国卫生防疫事业作出了诸多贡献。1919年金宝善从日本学成归国，在中央防疫处任技师，同时在北京医科专门学校讲授传染病学，在军医学校讲授防疫学。金宝善多次亲临疫区积极投身烈性传染病的防治工作，同时制备出鼠疫疫苗、免疫血清、抗毒素、牛痘疫苗等多种生物制品，从此中国有了自己的生物制品，结束了依赖国外进口生物制品的局面。

金宝善非常重视防疫工作，在《长期抗战与防疫》中提出"战争的胜败，与士兵和民众的健康是有极密切的关系的，疫病的防止，较之救治受伤尤为重要"，"我们要长期抗战获得最后的胜利，必须永远有健康的士兵和民众，所以在长期抗战过程中，必须实施长期防疫"。金宝善强调防疫要点有四："防疫教育""预防接种""环境卫生"和"截断疫源"。金宝善还关注儿童卫生营养健康，在《儿童保健与建国前途》中强调儿童保健要从"推进妇婴卫生、实施卫生教育、改善生活环境及防治儿童疾病"四方面着手。

抗战初期，人民颠沛流离，加之医疗落后，瘟疫频发，国人寿命短，死亡

[①] 范铁权：《近代科学社团与中国的公共卫生事业》，人民出版社2013年版，第1页。

率较高。抗战期间卫生署的公共卫生工作在金宝善领导下积极开展，在学校、农村进行卫生宣传和预防性保健工作。金宝善在《战时地方卫生行政概要》中指出，"卫生事业之重要，久为世人所公认，关系民族之强弱，国家之盛衰，至深且巨。军兴以来，救护工作之竭蹶，医疗防疫之困难，无不在暴露专门人员之缺乏，卫生设施之未周"。金宝善亲赴昆明领导云南抗疫，组建抗疟委员会，成立抗疟所，并组织巡回队及工程队分赴沿途各县进行抗疟实验调查和医疗工作，在交通要线上设立 70 多处流动医疗队和卫生站，以控制流行病传播，为群众进行预防接种，修建除虱洗浴站，为水井和饮用水消毒，提供门诊治疗。抗战以来卫生人员缺乏，金宝善呼吁征用医药院校毕业生进行军民伤病救治、疫病防杜和保健推行。金宝善指出"在这抗战的非常时期所举办的新兴事业，以适应战时需要为多，前后方需要救护、防疫、医疗、保健等设施，均较平时为殷切"，这一时期中央新设附属机关有医疗防疫队，公路卫生站，西北卫生队，西北医院，西康卫生院，蒙自检疫所，腾越检疫所，卫生用具修造厂，战时卫生人员联合训练所及第一分所等，地方卫生机关在抗战时期发展迅速。金宝善还注重国民营养的增强，强调改善人民营养，需从调节战时粮价，发展食品工业，减少物质消耗，养成俭朴生活等方面着手。

金宝善作为我国著名的公共卫生学家，中国预防医学奠基人之一，中国公共卫生体系的建构者之一，为我国现代卫生行政体制的建立做了大量重要的工作。

金宝善在民国时期先后担任杭州市卫生局局长、国民政府中央防疫处处长、卫生部保健司司长、中央卫生实验处处长、卫生署副署长，连任两届中华医学会会长。抗战时期卫生署西迁重庆，金宝善任卫生署署长（1941—1947 年）。抗战胜利后卫生署改组为卫生部，金宝善担任卫生部次长、部长，联合国善后救济总署儿童急救基金会医务总顾问，世界卫生组织的发起人之一。新中国成立后金宝善先后担任卫生部技术室主任、参事室主任，北京医学院卫生系主任兼保健组织学教研室主任、教授，北京医学院卫生学系（今北京大学医学部公共卫生学院）荣誉主任，金宝善编译了《世界卫生年鉴》，编写了《查阅医学外文期刊的经验简介》,撰写《中华民国医药卫生史料》《中国近代卫生事业》《英汉预防医学名词词汇》。金宝善一生致力于"通过公共卫生解除民众苦难",他立志科学救国、卫生救国,为此兢兢业业,为我国的公共卫生事业和卫生教育事业作出卓越贡献。

编者